W0380770

KNAUR
BALANCE

FELIX KLEMME

NATÜRLICH ABNEHMEN

Wie wir uns von negativen Emotionen befreien können, die unser Essverhalten beherrschen

KNAUR BALANCE

Besuchen Sie uns im Internet:
www.knaur-balance.de

Aus Verantwortung für die Umwelt hat sich die Verlagsgruppe Droemer Knaur zu einer nachhaltigen Buchproduktion verpflichtet. Der bewusste Umgang mit unseren Ressourcen, der Schutz unseres Klimas und der Natur gehören zu unseren obersten Unternehmenszielen. Gemeinsam mit unseren Partnern und Lieferanten setzen wir uns für eine klimaneutrale Buchproduktion ein, die den Erwerb von Klimazertifikaten zur Kompensation des CO_2-Ausstoßes einschließt. Weitere Informationen finden Sie unter: www.klimaneutralerverlag.de

MIX
Papier aus verantwortungsvollen Quellen
FSC® C083411

Originalausgabe Dezember 2020
© 2020 Knaur Verlag
Ein Imprint der Verlagsgruppe
Droemer Knaur GmbH & Co. KG, München
Alle Rechte vorbehalten. Das Werk darf – auch teilweise – nur mit Genehmigung des Verlags wiedergegeben werden.
Bearbeitung: Melle Siegfried
Redaktion: Anke Schenker
Covergestaltung: ZERO Werbeagentur, München
Coverabbildung: Benjamin Kurtz
Satz: Adobe InDesign im Verlag
Druck und Bindung: CPI books GmbH, Leck
ISBN 978-3-426-67556-4

5 4 3 2 1

Inhalt

Vorwort – Warum ich dieses Buch geschrieben habe

Mit diesem Buch möchte ich eine Lanze brechen für alle Menschen, die an Übergewicht leiden, sich in ihrem Körper nicht wohl- oder hilflos und verzweifelt in ihm gefangen fühlen. Ich bin es leid, dass so vielen übergewichtigen Menschen weisgemacht wird, nur durch Sport, eiserne Disziplin, Verzicht und Härte ihr Gewicht reduzieren zu können. Ich bin es ebenso leid, dass Übergewichtigen gesagt wird, dass sie einfach nur weniger oder anders essen sollen. Oft wird ihnen unterstellt, sie seien faul oder dumm. Wenn es so einfach wäre, etwas am Verhalten zu verändern, wären sie die Allerersten, die genau das tun würden. Doch es gibt etwas sehr Mächtiges, das sie daran hindert. Wer ausschließlich versucht, die Ernährung umzustellen, und krampfhaft mit Sport und Bewegung alles daransetzt, Kalorien zu verbrennen, wird auf dem Weg zum Wohlfühlgewicht scheitern.

Niemand ist »schuld« an seinem Übergewicht. Und es ist auch nicht mit »abends keine Kohlenhydrate« oder irgendeiner Reduktionsdiät getan. Diäten sind zum Scheitern verurteilt, da sie die Ursache und Entstehung des Übergewichts außer Acht lassen. Ich habe dieses Buch geschrieben, um dir aufzuzeigen, dass jedes Übergewicht eine Geschichte und damit Ursachen hat und warum du in bestimmte Essverhaltensmuster kommst. Wenn du unbewusstes Verhalten erkennst, kannst du auch die Emotionen erkennen, die dich zum Essen verführen. Sie haben die Macht, dein (Ess-)Verhalten und deine Gesundheit maßgeblich zu beeinflussen und dich in deinem Körper gefangen zu halten. Die Auseinandersetzung und das Erlösen von unterdrückten, ausgeschlossenen oder verborgenen Emotionen bringt dir Freiheit und Leichtigkeit zurück.

Diese Erkenntnis verdanke ich auch meinen Klienten, denen ich an dieser Stelle für all ihre Offenheit und die Offenbarung ihrer Emotionen danke, die sie mit mir geteilt haben. Der Moment, in dem wir unsere verborgenen Ängste, unterdrückte Trauer oder Scham, schmerzliche Erfahrungen, Wut oder Ekel aufdecken und uns diese Gefühle voll und ganz erlauben, ist der Schritt in die Freiheit und in ein neues Lebensgefühl. In diesem Buch werde ich dir aufzeigen, warum Emotionen immer Einfluss auf das Übergewicht haben. Mithilfe vieler Übungsanleitungen und Fragen wirst du Möglichkeiten von mir bekommen, dich von Emotionen zu befreien, die dein Essverhalten beherrschen und dich daran hindern, in deinem Wunschwohlfühlkörper zu sein. Ich wünsche dir ganz viel Vorfreude und Neugierde auf das, was du durch dieses Buch für dich lösen und erfahren darfst.

Von Herzen,
Felix

Einleitung

Die Ursachen für ein zu hohes Körpergewicht sind komplex und bei Weitem vielfältiger, als ein Blick erkennen lässt, der sich ausschließlich auf Nahrung und Bewegung richtet. Wer Übergewicht begreifen will, hat die Verantwortung, den Menschen als komplexes und ganzheitliches Lebewesen zu betrachten. Das Gewicht eines Menschen ist nicht nur anhand der Kalorienaufnahme, des Kalorienverbrauchs, unserer täglich gemachten Schritte, in Kilogramm, Bauchumfang, Blutdruck und Blutwerten zu bemessen. Das größte Paradox unserer modernen Zeit ist, dass wir uns viel zu sehr auf das fokussieren, was wir messen können, und dabei den größten Einflussfaktor auf unsere Gesundheit nicht berücksichtigen. Auch und womöglich gerade deshalb, weil wir diesen Faktor nicht in Zahlen zum Ausdruck bringen können. Genau dieser Parameter ist aber der Taktgeber und Regulator für Essverhalten, Motivation, Immunsystem, Antrieb, Schlafverhalten, Fruchtbarkeit, Stresswahrnehmung und Stressregulation. Ich spreche von unseren Emotionen.

Jede Emotion reguliert und verändert unsere gesamte Körperchemie und damit alle oben genannten Faktoren. Bis heute können wir Wut, Angst, Freude oder Glück nicht einheitlich bemessen oder ihre chemischen Strukturen klar definieren. Schon deshalb nicht, weil Emotionen individuell unterschiedlich erlebt werden und damit eine individuell unterschiedliche Auswirkung auf die Körperchemie eintritt. Wissenschaftlich eindeutig belegt ist allerdings, *dass* chronischer Stress oder traumatische Lebensereignisse unseren Stoffwechsel nachhaltig verändern, Entzündungen im

Körper verursachen und damit Übergewicht und auch Krankheiten auslösen können.

Die Psychoneuroimmunologie (»PNI«) befasst sich als moderne Wissenschaft auf ganzheitliche Art und Weise mit der Komplexität von Gesundheit. Diese Komplexität ist megaspannend und einer der Gründe, warum ich mich schon ab dem Jahr 2008 zwei Jahre lang in PNI habe ausbilden lassen. Seit über nunmehr zehn Jahren arbeite ich als Life Coach, habe mein eigenes Coachingkonzept entwickelt und dabei weitere Faktoren und Aspekte hinzugezogen, die den Rahmen der Psychoneuroimmunologie erweitern. Das von mir entwickelte Modell des *Natural Network* umfasst unser direktes Umfeld – Familie, Freunde, Ausbildung, Beruf und Lebensraum –, das aus meiner Sicht maßgeblichen Einfluss auf die Gesundheit oder eben auch Krankheit hat. Ich habe mich intensiv mit wissenschaftlichen Studien und Schriften auseinandergesetzt, um den Menschen als komplexes, ganzheitliches und (mit-)fühlendes Wesen zu verstehen. Dabei sind mir immer wieder Studien und Erfahrungsberichte über den massiven Einfluss von Gedanken und Emotionen auf unsere Gesundheit begegnet. Nach wie vor wird in unserer Gesellschaft diesen gesundheitlichen Auswirkungen viel zu wenig Bedeutung beigemessen. Oft genug werden sie als unwichtig abgetan oder sogar ins Lächerliche gezogen und nicht selten in die nach wie vor sehr negativ besetzte »Esoterikecke« abgeschoben.

An dieser Stelle möchte ich den Begriff »Esoterik« einmal überprüfen. Das Wort »Esoterik« kommt aus dem Griechischen: Esōterikós bedeutet »innerlich« oder »dem Inneren zugehörig«. Diese Definition ist im spirituellen Sinne zu kurz gegriffen, gibt aber einen Hinweis in die richtige Richtung. Wenn ich also von Emotionen spreche, beziehe ich mich auf das Innere des Menschen. Emotionen und Gedanken, die durch Nervenimpulse, Hormone und Neurotransmitter transportiert und von Organ zu Organ übermittelt werden. So zum Beispiel vom Gehirn zur Nebennierenrinde, wo Stresshormone wie Adrenalin und Cortisol ausgeschüttet werden, die wiederum Einfluss auf den Stoffwechsel und das Immunsystem haben. Stress und Hormonausschüttung entstehen nicht nur dann, wenn wir diesen Stress tatsächlich in unserer Außenwelt erleben, sondern auch dann, wenn wir an etwas denken, das uns gedanklich stresst. Wir sind also in der Lage, »innerlich« Reaktionen und Stoffwechselprozesse in Gang zu setzen, die unabhängig von der Außenwelt sind. Das ist hinlänglich durch die Wissenschaften der Neurologie, Neuroendokrinologie und Endokrinologie untersucht und belegt worden. Jedes Gefühl, das wir empfinden, wird in uns selbst spürbar und erlebbar. Ohne unsere Gefühle könnten wir weder die Welt um uns herum noch uns selbst ganzheitlich erfahren.

Unsere Gedanken und Gefühle werden durch Erfahrungen beeinflusst, die wir zuvor in unserem Leben gemacht und die uns geprägt haben. Bei dieser Prägung nimmt die Kindheit eine besondere Rolle ein, insbesondere bei Erfahrungen, während derer wir intensiven Stress erlebt haben. Wir entwickeln (vor allem unbewusst) Verhaltensmuster, die uns davor »schützen«, erneut schmerzhafte Erfahrungen zu machen. Genau dieses unbewusste Verhalten ist es, was uns lenkt und nicht nur in Bezug auf unser Essverhalten beeinflusst. Wer sein Wohlfühlgewicht erreichen und nachhaltig halten will, muss sich mit seinen unbewussten »Programmen« auseinandersetzen, die sich oft über viele Jahre verfestigt haben. Wer sich allein auf Ernährung und Bewegung fokussiert, wird dabei wieder in alte Verhaltensmuster verfallen, und die Wahrscheinlichkeit dafür ist umso größer, je intensiver die Lebensereignisse der Vergangenheit waren.

> *Übergewicht ist aus meiner Sicht immer ein Zeichen von nicht verarbeiteten Emotionen, die im Körper gefangen sind und damit ein meist unbewusst gelerntes Verhalten auslösen.*

Dabei ist *Verhalten* nicht nur Ess- und Bewegungsverhalten, sondern beispielsweise auch die Entscheidung, abends regelmäßig vor dem Fernseher zu sitzen. Auch Fernsehen ist ein Verhalten, das bei häufigem Konsum Übergewicht verstärken kann.

Ich möchte dich zu einer Reise *deiner* »Offenbarung« einladen. Einer Reise, auf der sich die Emotionen offenbaren, die dich in ein (Ess-)Verhalten lenken, das dich daran hindert, in dem Körper zu leben, den du dir so sehr wünschst. Mit deiner Bereitschaft, dich für deine emotionale Welt zu öffnen, wirst du die größtmögliche Chance bekommen, dich auf den Weg zu dir selbst und zu deinem Wohlfühlgewicht zu machen. Wir nehmen etliche wissenschaftliche Erkenntnisse mit auf die Reise, die dir helfen werden, dein Bewusstsein zu schärfen und deinem Verstand Antworten zu geben. Zudem werden wir mit deinem Unterbewusstsein und deinen Emotionen arbeiten, um gespeicherte hinderliche Programme aufzudecken. Dadurch wirst du die blockierenden Effekte versteckter und gut verschlossener Verhaltensmuster lösen, die dir schaden. Ja, du kannst dich daraus befreien. Durch die Verbindung deines bewussten Verstandes und deines emotionalen Unterbewusstseins kann dein Weg in

die Leichtigkeit und zu deinem Wohlfühlwunschkörper beginnen und nachhaltig erhalten bleiben. Ich werde dich auf dieser Reise erwartungsfrei, in voller Klarheit und sensibel begleiten.
Wenn du in diesem Buch Ernährungstipps, Rezepte oder Trainingsanleitungen erwartest, wirst du dazu nichts finden, denn jetzt geht es darum, die Ursachen zu verstehen, die Übergewicht auslösen, und sie an der Wurzel zu packen. Gesundes, natürliches Essen und richtiges Training sind super,

Ich wünsche allen, die dieses Buch lesen, einen verständnisvolleren und bewussteren Umgang mit sich selbst, mit anderen Übergewichtigen – ja, generell mit allen Menschen. Wenn wir erkennen, welche Emotionen uns zu welchem Verhalten bringen, können wir darauf Einfluss nehmen und unser Leben in neue Richtungen lenken. Mit diesem Buch gebe ich dir Möglichkeiten an die Hand, die Richtung in deinem Leben neu zu bestimmen und selbstbestimmt neue Wege zu gehen. Ich wünsche dir offene Neugierde und eine Portion Vorfreude, dich auf dieses Buch und dich selbst einzulassen, und einen erkenntnisreichen und befreienden Weg auf dieser Reise. Es hält womöglich etwas Wundervolles für dich bereit. Ein Tipp vorab: Um deine neuen Erkenntnisse für dich festzuhalten und zu verstärken, besorg dir ein Heft oder Notizbuch und notiere dir alle Punkte, die für dich wichtig sind. Gib dir die Möglichkeit, direkt in die Veränderung zu gehen, denn Veränderung ist aktiv und beginnt bereits, indem du dir einiger Dinge bewusst wirst. Wenn du dir Fragen selbst beantwortest und die Übungen machst, die ich dir später vorstelle, bist du bereits einen riesigen Schritt weiter.

aber das allein wird nicht dazu führen, dich nachhaltig vom Übergewicht (oder auch Untergewicht) zu befreien. Es geht um viel mehr. Es geht um die Macht der Emotionen – wie sie entstehen, *warum* sie die Macht besitzen, uns zu beherrschen, und was wir tun können, um uns von denjenigen Emotionen zu befreien, die uns im Übergewicht, in Schmerzen oder Krankheit gefangen halten.

Übergewicht – der große Markt der Industrie

Auch heute noch wird Übergewicht nicht ganzheitlich betrachtet und dadurch häufig falsch behandelt. Übergewicht ist nicht die Ursache, sondern das Symptom! Es gibt wohl kaum einen Bereich im Wellness-, Fitness- und Schönheitssektor, der so viel Verwirrung schafft, Mythen und Legenden bereithält wie das Thema Abnehmen. Kein Wunder, denn dahinter verbirgt sich eine riesige Industrie, die darauf wartet, neue Kunden zu gewinnen und an ihnen viel Geld zu verdienen. Dabei kann man zwei Arten von Kunden unterscheiden. Die einen sind die, die eine schnelle und einfache Lösung wollen. »Schnell und einfach« hat eine starke psychologische Wirkung, denn unser Gehirn liebt es, möglichst ohne große Anstrengung etwas zu bekommen. Wenn in diesem Zusammenhang auch noch ein teures Preisschild am Angebot hängt, hat dies eine weitere psychologische Wirkung, weil dadurch das Gefühl von Exklusivität entsteht. Ein oft genutzter psychologischer Marketingtrick, der vermitteln will, dass Teures auch wertvoll, also wirksam sein muss. Wie man bei mir im Rheinland sagt: »Wat nix kost, dat is nix!« Hochdeutsch bedeutet das, was nichts kostet, ist auch nichts.

Exklusive Abos mit Blitzdiäten inkl. Trainingsplan oder Werbeversprechen, die mit einmal Bewegung pro Woche einen Traumkörper vermitteln, sind aus meiner Sicht unseriös und führen meist zu Enttäuschungen, weil die Werbung entweder gar nicht hält, was sie verspricht, oder aber die Ergebnisse nur von kurzer Dauer – weil im Alltag nicht umsetzbar – sind.

Ich möchte dafür sensibilisieren, dass wir unseren Körper nur begrenzt »beschleunigen« können. Eine Veränderung hängt immer davon ab, wie viel Energie unserem Körper zur Verfügung steht und wie viel Zeit er bekommt, sich zu regenerieren, um sich an eine neue Belastung oder neue Bedingungen anzupassen. Unser Körper ist dabei unsere Kompassnadel, die uns die Richtung weist. Schnelles Abnehmen führt in den meisten Fällen auch wieder zu schneller Gewichtszunahme. Die meisten Diäten verursachen aufgrund dieses Prinzips Resignation und Frustration und zerstören die Motivation.

Die andere Gruppe, die für die Industrie interessant ist, sind Menschen mit unzähligen gescheiterten Abnehmversuchen. Diese Gruppe ist zumeist so verzweifelt, dass man ihr nahezu alles verkaufen kann. Pillen, die die Aufnahme von Fett im Körper verhindern sollen; Bauch-weg-Gürtel; Bestrahlung, wodurch angeblich Körperfett verschwindet, oder andere verrückte Dinge, die im schlimmsten Fall sogar gesundheitsgefährdend sind. Bedenklich finde ich immer auch Produkte, die man ein Leben lang zu sich nehmen soll, wie zum Beispiel Abnehmshakes. Auch die Zahl der Bewegungsangebote, die mit dem Versprechen von »einmal wöchentlichem effektivem

Kurztraining« werben, ist in den letzten Jahren rasant angestiegen.
Eine weitere Explosion hat es im Industriezweig der Nahrungsmittel in Bezug auf sogenannte Superfoods gegeben. Auch das wird von der Werbung genutzt, um die Hoffnung auf einfaches Abnehmen und den angestrebten Wunschkörper zu schüren.
Der Erfolg aller drei Produktkategorien ist ein Zeichen der Verzweiflung, Sehnsucht oder auch Unwissenheit bezüglich dessen, was ein gesunder Körper benötigt, um einen natürlichen und nachhaltigen Weg des Abnehmens zu gehen. Die Industrie setzt ihren Fokus nachvollziehbarerweise auf Bewegung und Ernährung, weil damit Produkte verkauft werden können. Allerdings wird der wichtigste Aspekt für ein gesundes und nachhaltiges Abnehmen nicht berücksichtigt: die Auswirkungen von Psyche und Emotionen. Würde man diesen beiden Bereichen Aufmerksamkeit schenken, dann würden sehr viele Menschen echte Abnehmlösungen bekommen. Dies ist nach wie vor eins der größten Probleme unserer modernen Zeit. Denn wir erforschen selten den Weg der Entstehung eines Ungleichgewichts und betreiben damit keine Ursachenforschung darüber, was unser Körper uns zeigen will.

Über die Arbeit mit Emotionen und Gefühlen lassen sich Glaubenssätze und festgefahrene Verhaltensmuster und sogar traumatische Lebenserfahrungen lösen. Das erfordert die Auseinandersetzung, das Coaching und das Arbeiten an sich selbst. Weil die menschliche Psyche sehr komplex ist, braucht es ein ganzheitliches Konzept, um Übergewicht in seiner Gesamtheit zu beleuchten und die Auslöser und Ursachen zu offenbaren. Jedes Übergewicht hat seine ganz individuelle Geschichte, und es bedarf einer umfassenden Arbeit mit den Menschen, um ihnen den Weg zu einem nachhaltigen Wohlfühlkörper zu ermöglichen.

1
Was ist Übergewicht?

Wie schnell sind wir doch dabei, uns und andere als übergewichtig zu betrachten. Aber was genau ist Übergewicht, und ab wann kann man überhaupt von Übergewicht reden? Wer befindet sich *über* seinem persönlichen ... ja, was denn ... Idealgewicht?
Wenn wir uns die Definitionen von Übergewicht ansehen, so gibt es dabei aktuell nur einen einzigen Parameter, der Übergewicht definiert – den Body-Mass-Index (BMI), bei dessen Berechnung ausschließlich Körpergröße und Körpergewicht zugrunde gelegt werden. Der BMI errechnet sich aus dem Körpergewicht geteilt durch die Körpergröße (in Metern) zum Quadrat. Nach den Richtlinien der deutschen Adipositas Gesellschaft gilt ein Mensch als übergewichtig, dessen BMI größer ist als 25. Somit wäre ich mit meinen 89 kg bei einer Körpergröße von 1,88 Meter also auch schon übergewichtig. Der BMI ist ein aus meiner Sicht ungenügender Messwert, da er weder den Anteil des Körperfetts noch den Anteil der Muskelmasse miteinbezieht. Menschen, die beispielsweise aufgrund von körperlicher Fitness eine größere Muskelmasse haben, werden demzufolge auch einen deutlich höheren BMI erreichen.
Jetzt kann man zur Verteidigung sagen, dass sich jemand mit einem fitten Körper selbst nicht als übergewichtig bezeichnen würde. Allerdings weiß ich aus eigener Erfahrung, dass man mit den Angaben über den persönlichen BMI beispielsweise bei Krankenkassen oder auch anderen Versicherungen – wie in meinem Fall – als übergewichtig eingestuft wird und damit in eine höhere Risikogruppe fällt. Schwierig, weil als Bemessungsgrundlage nur ein einziger Wert verwendet wird, der zudem wenig aussagekräftig ist. Deshalb möchte ich an dieser Stelle die gängige Praxis verlassen und stattdessen den Blickwinkel auf Übergewicht erweitern.

Wer Übergewicht ganzheitlich betrachtet, wird erkennen, dass es sich dabei nur um ein Symptom handelt. Unter einem Symptom verstehe ich ein Zeichen des Körpers, das uns darauf aufmerksam machen möchte, dass etwas in uns oder außerhalb von uns aus dem Gleichgewicht geraten ist. Es ist wichtig, von Beginn an zu verstehen, dass Übergewicht immer innere und äußere Einflussfaktoren mit sich bringt. Das Finden der Ursache, also das Aufspüren des eigentlichen Auslösers für das Symptom, ist der wichtigste Teil der Arbeit auf dem Weg zum Wohlfühlgewicht. Hier liegt für mich auch die Definition von Übergewicht: Übergewicht lässt sich nicht allein mithilfe des BMI bemessen. Übergewicht entsteht, wenn das (Ess-)Verhalten so aus dem Ruder läuft, dass du dich in deinem Körper nicht mehr wohlfühlst (das kann natürlich auch bei Untergewicht so sein) und gesundheitliche wie psychische Beeinträchtigungen entstehen. Das Wohlfühlgewicht hingegen ist ein Gewichtsbereich, mit dem du dich rundum gut fühlst und gesundheitlich im grünen Bereich bist.

Es ist offensichtlich, dass Ernährung und Bewegung bei der Entstehung von Übergewicht eine entscheidende Rolle spielen. Ausschließlich diese beiden Faktoren zu betrachten ist allerdings nicht ausreichend, da sie nur einen kleinen Ausschnitt dessen wiedergeben, wie Übergewicht wirklich entsteht. Wer sich beim Abnehmen nur auf Ernährung und Bewegung beschränkt, arbeitet nur an den Symptomen, aber nicht an den Ursachen. Immer mehr Menschen leiden an Stoffwechselerkrankungen, Unterfunktion von Organen, wie zum Beispiel der Schilddrüse, und die Anzahl an Autoimmunerkrankungen wächst seit Jahren stetig. Das Fatale daran ist, dass die meisten Betroffenen glauben, keine Chance zu haben, sich mit einer Stoffwechselerkrankung von ihrem

Übergewicht befreien zu können, und noch weniger eine Möglichkeit sehen, ihre Krankheit zu überwinden.

Übergewicht wie auch Autoimmunerkrankungen haben physische und psychische Komponenten. Die physischen sind die klar messbaren Parameter wie Gewicht, Körperfettanteil, Bauchumfang, Blutdruck, Blutwerte oder Darmgesundheit. Das Gemeine daran ist, dass die Betroffenen häufig gar keine Veränderungen wahrnehmen. Ein erhöhter Blutdruck ist nicht für jeden spürbar. Chronische Entzündungen im Körper merkt man auch nicht zwingend, und Dysfunktionen im Darm sind weitverbreitet. Das alles kann im Laufe der Zeit aber zu gesundheitlichen Problemen führen. Kommen zu einem erhöhten Bauchfettanteil noch andere Risikofaktoren dazu, können Durchblutungsstörungen und Folgeerkrankungen auftreten.

Das metabolische Syndrom

Anhand verschiedener Untersuchungsparameter lassen sich Aussagen und Einschätzungen zum Gesundheitszustand treffen. Wir alle wissen, dass ein zu hohes Körpergewicht das Risiko für bestimmte Erkrankungen erhöht. Das sogenannte metabolische Syndrom ist eine Bezeichnung für das Zusammentreffen mehrerer (messbarer) Risikofaktoren, aus denen im Zusammenhang mit Übergewicht verschiedene Stoffwechselkrankheiten wie Diabetes Typ 2 oder Herz-Kreislauf-Erkrankungen entstehen können. Einige Studien weisen zudem darauf hin, dass ein Zusammenhang zwischen extremem Übergewicht, metabolischem Syndrom und der Entstehung von gewissen Krebsarten besteht. Im Folgenden gebe ich eine Übersicht darüber, was nach Definition der International Diabetes Foundation (IDF) ein metabolisches Syndrom definiert – ein erhöhter Bauchumfang und mindestens zwei weitere Faktoren der Punkte 1 bis 4:

Bauchumfang:

- Bei Männern ≥ 94 cm
- Bei Frauen ≥ 80 cm

1. Nüchternblutzuckerwerte von > 100 mg/dl (> 5,6 mmol/l) oder diagnostizierter Diabetes mellitus,
2. erhöhte Triglyceridwerte > 150 mg/dl (> 1,7 mmol/l) oder bereits eingeleitete Therapie zur Senkung der Triglyceride,
3. niedrige HDL-Werte < 40 mg/dl (< 1,05 mmol/l) bei Männern und < 50 mg/dl (< 1,25 mmol/l) bei Frauen oder bereits eingeleitete Therapie zur Erhöhung des HDL,
4. Bluthochdruck (ab > 130 mmHg systolisch und > 85 mmHg diastolisch) oder bereits behandelte Hypertonie.

Sollte ein metabolisches Syndrom vorliegen, erhöht sich die Gefahr verschiedener Erkrankungen, die ich oben beschrieben habe. Das Gute ist, dass ein metabolisches Syndrom auf natürliche Art und Weise zurück zum gesunden Zustand geführt werden kann. Entscheidend dabei sind natürliche Bewegung, natürliche Ernährung und das Erkennen von Emotionen, die ein Verhalten auslösen, das Übergewicht begünstigt oder verstärkt. Ein metabolisches Syndrom entsteht durch mindestens einen der folgenden Faktoren, wobei meist eine Kombination aller Faktoren zusammenkommt:

1. eine chronisch zu hohe Energiezufuhr über die Ernährung,
2. ein chronischer Mangel an regelmäßiger Bewegung und
3. chronischer erlebter oder erdachter Stress.

Meist beeinflussen sich die drei Bereiche gegenseitig oder verstärken sich untereinander. Entscheidend ist deshalb, ganzheitlich zu arbeiten und auf allen Ebenen Veränderungen anzugehen. Schritt für Schritt und immer unter Berücksichtigung des persönlichen Umfelds und der persönlichen Fähigkeiten und Möglichkeiten.

Stress ist das Gaspedal für Übergewicht. Stress kann im Körper und außerhalb des Körpers entstehen.

Stress, der zum Beispiel durch Zeitdruck oder Ärger entsteht, kann dazu führen, entweder mehr zu essen, sich weniger zu bewegen – oder beides zu tun. Deshalb ist es, wenn man abnehmen möchte, immer erforderlich, äußere und innere Stressauslöser aufzudecken und zu lösen. Stress kann nicht nur durch unser Umfeld und unsere Gedanken ausgelöst werden, sondern auch durch bestimmte Nahrungsmittel, die Entzündungen provozieren, wodurch unser Immunsystem aktiviert und so dem Körper Energie geraubt wird.
Ein Darm, der nicht optimal verdauen und Nährstoffe aufnehmen kann, wird im Körper auf Dauer Energiemangel oder Entzündungen erzeugen. Ebenso wichtig ist es, dass andere Organe wie Leber, Niere und Bauchspeicheldrüse optimal arbeiten. Kann die Bauchspeicheldrüse aufgrund einer zu großen Menge kalorienreicher Kost nicht ausreichend Verdauungsenzyme in den Darm abgeben, wird dies dazu führen, dass der Darm Nährstoffe und Nahrungsbestandteile nicht

optimal aufspaltet und verdaut. Die Folge ist dann wieder Energiemangel, weil dem Körper wichtige Bausteine fehlen, die der Darm unseren Körperzellen nicht zur Verfügung stellen kann. Auch das ist Stress für unseren Körper. Wenn wir müde und abgeschlagen sind, fehlen uns Antrieb und ausreichend Kraft. Dieser Energiemangel macht sich dann auch für unser Umfeld bemerkbar. Gibt es daraufhin Konflikte, wird unser innerer, biochemischer Stress außerhalb unseres Körpers verstärkt und bildet sich wiederum in unserem Körper ab.
Unsere äußere Welt bedingt unsere innere Welt und umgekehrt. Haben wir im Körper Stress, so wird sich dies in unserem Verhalten zeigen. Erleben wir Stress um uns herum, wird dieser Stress entsprechend Stresshormone in uns auslösen und unsere Biochemie verändern. Innerer wie äußerer Stress nehmen Einfluss auf unser Befinden und unsere Gesundheit.

Übergewicht ist die Summe aus innerem und äußerem Stress.

Ich werde im Laufe dieses Buches aufzeigen, wie du dich vom Übergewicht befreien kannst. Und nicht nur vom Übergewicht. Wenn du deinen Emotionen und Gefühlen liebevoll begegnest, wirst du nicht nur ein Ess- und Bewegungsverhalten entwickeln, das dazu führt, dass du abnimmst und dich annimmst. Das Lösen emotionaler Blockaden wird dir gleichzeitig dabei helfen, andere Symptome auf natürliche Art und Weise ganzheitlich so zu behandeln, dass im besten Falle die Symptome dadurch gelöst werden. Hinter jedem Energiemangel versteckt sich eine Emotion, die den Energiefluss im Körper beeinflusst. Als Coach ist es mein Anliegen, diesen Emotionen Raum zu geben und dich in deinem Prozess zu unterstützen. Dieser vertrauensvolle Raum schafft die Basis für eine mögliche Veränderung, die du eigenverantwortlich, unabhängig und selbstbestimmt umsetzen kannst. Damit erreichst du deinen persönlichen Erfolg auch immer durch dein eigenes Handeln.

Woher kommt Übergewicht?

In der Einleitung habe ich bereits angedeutet, dass es immer einen Weg zum Symptom – zum Übergewicht – gibt. Wir lernen ein Leben lang. Jede Erfahrung; jedes Gespräch, das wir führen; alles, was wir lesen, hören oder erleben, nimmt Einfluss auf unser Denken und Handeln. Statt *lernen* könnte ich auch das Wort »Prägung« benutzen. Dinge, die wir immer wieder hören, sagen oder oft genug wiederholen, führen dazu, dass wir es glauben. Aus diesem Glauben entwickelt sich ein ganz bestimmtes Verhalten, das sich dann zu einer Gewohnheit ausbilden kann.
Unter Verhalten verstehe ich das, was wir in uns fühlen und wahrnehmen und durch unseren Körper zum Ausdruck bringen. Dabei ist unser Körper immer die Waage oder die Kompassnadel, die zeigt, was wir in uns spüren oder wohin wir uns orientieren sollen/können/müssen/wollen. Verhalten bildet sich aus unserer Sprache und Mimik, unseren Gedanken und Gefühlen. Dabei gehen wir immer in Verbindung (oder auch in Resonanz) zu unserem Umfeld. Das bedeutet, dass wir auf unser Umfeld reagieren und unser Umfeld gleichzeitig durch unser Verhalten beeinflussen, woraufhin es wiederum auf uns reagiert. Es ist mir an dieser Stelle wichtig, diese Zusammenhänge klar aufzuzeigen, denn durch unser eigenes Verhalten und

das Verhalten anderer entsteht konsequenterweise und auch logischerweise ein Bewegungs- und Ernährungsverhalten.

Dabei gibt es einen weiteren spannenden Aspekt, den es zu verstehen gilt. Aus Sicht der Neurowissenschaft lernen Kinder vor allem von Menschen, die sie respektieren. Dadurch beginnen sie bestimmte Verhaltensweisen zu imitieren, die sie dann schließlich übernehmen. Vor allem Mama und Papa sind hier die wichtigsten Vorbilder.
Die intensivste Prägungsphase haben wir etwa bis zum Alter von sechs Jahren, da unser Bewusstsein erst dann die größten und entscheidenden Entwicklungen macht. Ohne bewussten Verstand sind wir viel weniger kritisch. Das hat den Vorteil, dass wir viel schneller lernen. Andererseits fehlt uns eine gewisse Skepsis, die die Dinge hinterfragt. Was sinnvoll, angeblich richtig oder angeblich falsch ist, lernen wir auch in diesen prägenden ersten sechs Lebensjahren. In dieser Zeit entwickelt sich unser Wertesystem und unsere Vorstellung davon, wie wir die Welt um uns herum begreifen und bewerten. Leben unsere Eltern uns Offenheit und Toleranz vor, werden wir eher zu offenen, selbstbewussten und toleranten Menschen. Wachsen wir in einem rigiden, von Urteilen und Dogmen geprägten Umfeld auf, wird das uns prägen. Doch die Prägung endet nicht mit dem sechsten Lebensjahr, sie ist ein fortschreitender Prozess während unseres gesamten Lebens. Dabei spielen auch andere Lebensbereiche eine Rolle, die ich unter dem Begriff Natural Network zusammengefasst habe.

Das Natural Network umfasst Familie, Freunde, Ausbildung, Beruf und Lebensraum. All diese Faktoren nehmen täglich Einfluss auf unsere Gedanken, Gefühle und unser Verhalten.

Im Laufe des Buches werde ich aufzeigen, wie entscheidend der Einfluss des Natural Network auf das Essverhalten ist und wie er sich auf das Übergewicht auswirkt. An dieser Stelle möchte ich die besondere Rolle und die Bedeutung des Natural Network erklären, weil dies ein wichtiger Aspekt sein wird, um Übergewicht ganzheitlich und in seiner Komplexität zu verstehen. Jedes Übergewicht hat seine eigene Geschichte und seinen ganz individuellen Weg zurückgelegt, um sich auf der Waage sichtbar zu machen. Dabei spielen Emotionen eine entscheidende Rolle, weil sie unser Verhalten beeinflussen.

Die Psychoneuroimmunologie untersucht als komplementäre Wissenschaft die Wirkmechanismen von Gedanken auf das Immunsystem und die Gesundheit. Um herauszufinden, woher eine Emotion kommt, die ein ganz bestimmtes (Ess-) Verhalten auslöst, ist es wichtig zu wissen, wodurch diese Emotion entstanden ist. Den Ursprung bzw. Auslöser dafür finde ich mit meinen Klienten im Coachingprozess. Den prägendsten Einfluss auf unsere Gefühle und Wertesysteme haben unsere Eltern bzw. diejenigen, zu denen wir als Kind die engste Verbindung hatten. Unser Lebensraum nimmt ebenfalls Einfluss auf unsere Gefühle. Es ist ein Unterschied, ob wir in einem behüteten Umfeld aufgewachsen sind oder in einem sozialen Brennpunkt, wo körperliche und emotionale Gewalt an der Tagesordnung waren. Freunde nehmen Einfluss darauf, was wir in unserer Freizeit tun und wie wir uns dabei verhalten. Hatten wir Freunde, die Alkohol tranken und rauchten, oder hatten wir Freunde, die jede freie Minute Sport gemacht haben? Wie ist unser heutiger Freundeskreis? Was tun die Menschen um uns herum und womit beschäftigen sie sich? Inwieweit nehmen sie mit ihrem Verhalten Einfluss auf unser Verhalten? Wie fühlen wir uns dadurch?

Auch das berufliche Umfeld hat Einfluss auf Gefühle, Werte

und Verhalten. Wie sind die Erwartungen an den Job, wie ticken unsere Kollegen, wie viel Konkurrenzdenken und Druck gibt es? Ist das Miteinander wertschätzend, oder werden täglich neue Wege entwickelt, sich gegenseitig zu schaden? All das nimmt Einfluss auf die Art und Weise, was wir fühlen, denken und daraus resultierend tun oder unterlassen. Das Natural Network nimmt maßgeblichen Einfluss auf das Ess*verhalten,* Bewegungs*verhalten* und das persönliche Wertesystem. Darauf basierend entwickeln wir die unterschiedlichsten Verhaltensformen. Genau diese gilt es aufzudecken, um die Wirkungen auf das Unterbewusstsein zu erkennen und damit bewusst zu machen.

> *Das Bewusstwerden ist der Beginn jedes Lernprozesses, denn in dem Moment, in dem wir uns unbewusstes Verhalten bewusst machen, verändern wir unsere Wahrnehmung und können damit bewusste Entscheidungen treffen.*

Verhalten läuft häufig unterbewusst ab. Oder ist dir immer klar, dass du Süßes isst, weil du traurig bist? Und wenn ja, warum genau bist du traurig, und was kannst du dir, statt Süßes zu essen, Gutes tun? Je häufiger wir unbewusstes Verhalten, das uns schadet, erkennen und uns dann im besten Fall ganz bewusst für positives Verhalten entscheiden, desto mehr lehren wir uns, das zu tun, was gut für uns ist, und uns somit aus schädigenden Verhaltensmustern zu lösen. Konkret bedeutet das: Je häufiger du erkennst, dass du Schokolade isst, wenn du traurig bist, und stattdessen beispielsweise schöne Musik anmachst oder dir über eine Herzensübung (die ich später im Übungsteil noch erklären werde) positive Gefühle schenkst, desto häufiger kannst du dich vom Kummeressen lösen. Erst wenn diese Muster erkannt sind, können sie aufgelöst werden. Und dabei möchte unser Verstand verstehen, warum etwas ist, wie es ist, oder woher ein bestimmtes Verhalten kommt. Zumindest will er begreifen, wie es funktionieren kann, dass sich ein jahrelanges oder sogar über Jahrzehnte gelerntes Verhalten innerhalb weniger Minuten nachhaltig auflöst. Es hilft uns sehr, wenn unser Kopf versteht, warum wir ein ganz bestimmtes Verhalten *tun*, was eigentlich fernab jeglicher Logik liegt – und zwar immer wieder.

> *Ich sage bewusst, wir tun ein Verhalten,*
> *weil wir unseren Körper dazu nutzen,*
> *um etwas zu tun, was wir fühlen.*

Deshalb werde ich in diesem Buch Zusammenhänge erklären, wieso, weshalb und warum etwas funktioniert oder warum manche sehr einfachen Dinge sehr effizient sind und nachhaltig wirken. Dazu werde ich intensiv die Wirkungsweise unseres Unterbewusstseins erklären, denn wenn es uns gelingt, dass sich unser Unterbewusstsein von einer versteckten oder unterdrückten Emotion befreien kann, wird uns dies neue Handlungskompetenzen geben und die persönliche Flexibilität erhöhen, was dann zu mehr Zufriedenheit, Leichtigkeit und Gesundheit führt.

Der Moment, in dem sich unterdrückte Emotionen offenbaren, ist nicht nur der Beginn einer Reise zum Wohlfühlgewicht, sondern auch zu einem neuen Leben mit mehr Freude und Gesundheit. Damit wird Abnehmen zu einem ganzheitlichen Prozess und einem Weg, bei dem Psyche, Körper, Gefühle und Umfeld eine Verbindung eingehen und sich positiv beeinflussen und bestärken.

Die prägendsten Einflüsse auf unser Verhalten erfahren wir, wie erwähnt, während unserer Kindheit. Aber auch danach machen wir ein Leben lang neue Erfahrungen. Je massiver eine Erfahrung, desto massiver wird sie gespeichert und desto mehr Einfluss nimmt sie auf unser Verhalten. Ein Autounfall, bei dem man schwer verletzt wurde, wird vom Unterbewusstsein anders abgespeichert als ein Auto, das an der Ampel nur neben uns steht. Der Moment, in dem ein geliebter Mensch stirbt, wird eine andere Erinnerung hinterlassen als ein gemeinsames Mittagessen mit dieser Person. Diese Beispiele gelten allerdings nicht grundsätzlich, denn auch bei einem gemeinsamen Mittagessen kann etwas passieren, was das Unterbewusstsein als traumatisches Lebensereignis speichert. Zum Beispiel wenn der andere mit massiven Vorwürfen und Schuldzuweisungen starke negative Emotionen bewirkt hat, die dazu führten, dass sich daraus chronische Schuldgefühle entwickelten. Auf der anderen Seite könnte das gemeinsame Mittagessen unvergesslich bleiben, weil in diesem Gespräch etwas Wundervolles passierte und eine liebevolle Begegnung oder ein intensives, bewegendes Gespräch stattgefunden hat.

Sobald ein Ereignis starke Emotionen auslöst, wird es mit hoher Wahrscheinlichkeit auch in unserem Körper gespeichert. Traumatischen Lebensereignissen kommt in unserem Unterbewusstsein eine besondere Funktion zu, denn je stärker ein Gefühl erlebt und je bedrohlicher eine Situation erfahren wird, desto wichtiger ist es für das Unterbewusstsein, diese Erfahrung zu speichern, um zukünftig ähnliche Situationen zu erkennen und zu vermeiden. Damit folgt das Unterbewusstsein seiner wichtigsten Funktion – der des Beschützers. Fortan vermeidet es negative Gefühle und sucht positive.

Alles, was wir Menschen tun, basiert auf einem einheitlichen Grundsatz. Wir streben danach, unsere wichtigsten Grundbedürfnisse zu erfüllen.

Die wichtigsten Grundbedürfnisse des Menschen sind: Schutz, Sicherheit, Geborgenheit, Anerkennung, Zugehörigkeit und das Gefühl des Angenommenseins.

Übergewicht entsteht immer durch Verhalten. Dabei ist das Essverhalten die Summe aus anderen Verhaltensmustern, was zu einer ganz bestimmten Ernährungsform und auch zu einer bestimmten Essensmenge führt. Unsere Grundbedürfnisse erfüllen zu wollen bedeutet nicht, dass wir uns auch immer so verhalten, dass unser eigenes Verhalten logisch und – rational betrachtet – sinnvoll erscheint. Deshalb ist es wichtig zu verstehen, dass unser Unterbewusstsein in Bezug auf unsere Verhaltensmuster eine entscheidende Rolle häufig weit weg von unserem logischen Denken einnimmt.

Unser Unterbewusstsein funktioniert wie eine Sicherheitskontrolle am Flughafen. Im Sicherheitsbereich werden die Reiseunterlagen, das Gepäck und auch die Reisenden selbst auf mögliche Gefahren überprüft. Mithilfe eines Körperscanners und anderer technischer Geräte werden wir selbst und unser Gepäck durchleuchtet und gecheckt. Entdeckt ein Kontrollgerät etwas, das nicht den Sicherheitsvorgaben entspricht, schlägt es Alarm. Dann wird das Sicherheitspersonal aktiv und überprüft das gemeldete Problem. Auch wir haben »Körperscanner« installiert, die ständig aktiv sind. Gibt es etwas, das nicht unseren persönlichen Sicherheitsstandards entspricht, schlägt unser Stresssystem Alarm und sorgt dafür, dass wir das Problem lösen. Wir scannen täglich unsere Umgebung nach Gefahren und unseren Körper nach Störungen. Sobald etwas aus unserer persönlichen Norm gerät, meldet sich unser Unterbewusstsein, und wir reagieren darauf blitzschnell mit unseren Emotionen.

Im Verlauf des Buches wirst du verstehen, wie Emotionen wirken und wie wichtig sie für unser Verhalten sind. Schon jetzt möchte ich dich dafür sensibilisieren, dass es durchaus passieren kann, dass sich deine »Sicherheitskontrolle« meldet und womöglich verhindern möchte, dass du eine Übung, die ich dir später vorschlagen werde, auch wirklich durchführst. Vielleicht spürst du auch an anderen Stellen des Buches Widerstand. Bitte frage dich in diesen Momenten, ob sich dein Unterbewusstsein meldet, um dich vor einem möglichen Schaden zu schützen, und ob du wirklich einen Schaden zu erwarten hast. Unser Unterbewusstsein verlässt ungern die gewohnten Pfade, da diese vermeintliche Sicherheit versprechen. Verlassen wir die Komfortzone, gibt es Alarm. Meist steckt aber das größte Potenzial zur Veränderung in genau diesen Übungen oder Geschichten. In diesen Momenten hilft es dir, neugierig zu bleiben und dich den Möglichkeiten zu öffnen, Neues zu erfahren und Neues zu testen.
Ich lade dich dazu ein, Dinge einfach mal auszuprobieren. Immer wieder mache ich die Erfahrung, dass sich viele Menschen Veränderung wünschen, nahezu nach Veränderung schreien, aber oft nicht bereit sind, dann auch wirklich etwas in ihrem Verhalten zu ändern. Veränderung kommt nur dann, wenn wir diese auch selbst aktiv tun. »Es gibt nichts Gutes, außer man tut es« trifft es auf den Punkt, denn wir können nicht einfach Gutes erwarten oder uns eine Veränderung wünschen, ohne etwas dafür zu tun.

Schubladen, die unser Leben einfacher machen

In einer Schublade können wir etwas aufbewahren, und wer Ordnung hält, findet auch schnell, was er sucht. In unserem Unterbewusstsein gibt es ein ganzes Schubladensystem, und die sehr gut sortierten Schubladen können sich in Millisekunden öffnen und unterschiedlichste Reaktionen und Verhaltensmuster auslösen. Alles, was wir über unsere Sinnesorgane wahrnehmen, wird mit den Schubladen abgeglichen. Sobald es Ähnlichkeiten oder Übereinstimmungen mit dem gibt, was wir gerade erfahren, wird die dazu passende Schublade geöffnet. Wir tun dann ein Verhalten, das wir zuvor dort abgelegt haben.
Alles, was wir um uns herum wahrnehmen, ist wie eine Landschaft, von der wir eine Landkarte in uns abspeichern. Diese Landkarte ist geprägt durch unsere persönlichen Erfahrungen, und wir haben stets das Ziel, jedem Verhalten und jeder Erfahrung, die wir in einer Schublade ablegen wollen, einen Sinn zu geben. Das hat den Vorteil, dass wir mithilfe der Schubladen sehr schnell in der Lage sind, Situationen einzuschätzen und darauf zu reagieren. Die Landschaft ist immer so, wie sie ist. Die Art und Weise, wie wir die Landschaft wahrnehmen (und unsere Karte zeichnen), ist individuell. Das ist der Grund, warum Menschen unterschiedliche Landkarten haben bzw. unterschiedlich reagieren, je nachdem, was sie in ein und demselben Moment erfahren. Was für den einen ein Problem darstellt, muss nicht auch zwingend für den anderen eins sein. Wenn jemand Angst hat, mit dem Aufzug zu fahren, trifft das nicht zwangsläufig auch auf jemand anders zu. Für den einen ist der Sportplatz oder das Fitnessstudio das zweite Zuhause, für den anderen ein Albtraum. Die Landschaft ist identisch, die Landkarte und die damit verbundenen Gefühle der Personen sind verschieden.

Dank unserer individuellen Wahrnehmung, Bewertung und Sinngebung haben wir die Fähigkeit, sowohl negative als auch positive Glaubenssätze zu entwickeln. Ein positiver Glaubenssatz ist beispielsweise, alles erreichen zu können, was ich mir vornehme. Ein negativer Glaubenssatz könnte sein, dass Abnehmen immer anstrengend ist und jeder Abnehmversuch in Frust und Resignation endet. Auch Glaubenssätze sind nicht per se problematisch. Sie sind gespeicherte Programme, die wir – unbewusst – extrem schnell abrufen können, ohne dabei viel Energie zu verbrauchen. Genau wie unser Schubladendenken sparen sie uns also Zeit in Entscheidungsprozessen. Allerdings sind sie in Bezug auf unser Verhalten sehr mächtig.

Unser Körper meidet alles, was ihn mehr Energie als notwendig kostet. Das ist der Grund, warum wir uns so schwertun, neue Verhaltensweisen zu lernen bzw. alte Gewohnheiten abzulegen. Unser mächtiges Unterbewusstsein und unsere Emotionen hindern uns daran, weil es ihr Bestreben ist, Energie zu sparen.

In unserer Gesellschaft haben wir für dieses Phänomen eine heute allgemeinhin bekannte Beschreibung gewählt: den inneren Schweinehund. Unser Schweinehund ist nichts anderes als die Herausforderung, bewusste Entscheidungen zu treffen, während unser Unterbewusstsein das evolutionäre Energiesparprogramm fährt. Es handelt sich also nicht allein um eine rationale Entscheidung, sondern vielmehr um einen Bewusstwerdungsprozess: »Aha, meine Schubladen öffnen sich und sagen ›Sport tut weh‹. Wollen wir doch mal gucken, ob das heute auch gilt!« Meiner Erfahrung nach wissen Menschen mit Übergewicht sehr gut, welche Nahrungsmittel gesund sind, dass tägliche Bewegung einer Gewichtsabnahme zuträglich ist und womit sie aufhören müssten, um ihren Körper zu dem Gewicht hinzubewegen, mit dem sie sich wohlfühlen würden. Sie tun es nicht, weil die gelernten Programme so machtvoll sind.

Der Einfluss deines Lebens auf dein Übergewicht

Statt die Frage nur auf Übergewicht zu begrenzen, möchte ich die Frage präzisieren. Wodurch wird ein ganz bestimmtes Verhalten ausgelöst, das mit der Zeit zu Übergewicht führt? Ich möchte hier ganz bewusst noch einmal dafür sensibilisieren, dass Übergewicht die Summe aus Verhaltensweisen ist. Häufen sich also Verhaltensweisen, wie zum Beispiel ständig zu essen, viele Süßigkeiten zu naschen oder Süßes zu trinken, zu große Portionen zu essen, immer Fettiges zu essen, nicht achtsam und bewusst zu essen, sich nicht ausreichend zu bewegen, zu wenig zu schlafen etc., überfüttern wir unser System, und das führt zu Übergewicht. Deshalb ist es wichtig, diese Verhaltensweisen zu erkennen und durch förderliche zu ersetzen.

Warum es so schwer ist, sich mit Verboten oder Verzicht aus dem Übergewicht zu befreien

Der Weg ins Übergewicht wird durch unterschiedliche Wirkmechanismen beeinflusst, insbesondere durch Prägungen in unserer Kindheit. Natürlich erfahren wir auch in unserem

Erwachsenen-Bewusstsein weitere Prägungen, auch wenn diese mehr Zeit benötigen, bis sie sich verankern, weil sie erst einmal an unserem Sicherheitscheck vorbeimüssen.
Woran wir erkennen, dass unser Schubladendenken bzw. unsere Glaubenssätze mit neuen Möglichkeiten konfrontiert werden, möchte ich am Beispiel eines Jobwechsels deutlich machen. Beim neuen Arbeitgeber werden zum Beispiel Dinge, die im alten Job mit »So haben wir das schon immer gemacht« abgehandelt wurden, nun ganz anders, nämlich viel einfacher und effizienter gelöst. Auf eine Art und Weise, die erfahrbaren Erfolg direkt zeitigt. Das kollidiert möglicherweise erst einmal mit unserer Prägung durch den alten Job, denn Neues ist immer unbekannt, und Unbekanntes löst meistens Stress aus. Das merken wir daran, dass sich etwas »komisch« oder »ungewohnt« anfühlt. Dieses komische Gefühl entsteht, weil wir den Ausgang der neuen Situation nicht kennen und unser Sicherheitscheck seine wichtige Rolle als Kontroll- und Steuerinstanz einnimmt. In diesen Momenten fühlen wir uns unwohl und benennen ein neues Verhalten als *befremdlich* oder *ungewohnt*. Wenn sich, wie in diesem Beispiel, durch neues Verhalten ein Vorteil ergibt, der direkt sichtbar und erlebbar wird, werden wir uns von diesem »komischen« Gefühl schnell befreien können. Das Aneignen dieses neuen Verhaltens fällt uns dann relativ leicht. Wir erkennen einen Mehrwert und Nutzen darin. Dieser neue Zustand und diese neue Erfahrung werden durch unsere Emotionen zum Ausdruck gebracht, was das Erlebte noch einmal positiv bestärkt. Immer dann, wenn wir ein Gefühl von mehr Sicherheit, Sinnhaftigkeit und Schutz fühlen, werden wir uns Neues einfach und schnell aneignen. Dies ist umso stärker ausgeprägt, je schneller und einfacher der Effekt spürbar und erlebbar wird. Das ist für unseren rationalen Verstand enorm wichtig. Wir lieben es,

unmittelbares positives Feedback auf das zu bekommen, was wir tun. Genau das ist in diesem Beispiel der Fall.
Beim Abnehmen ist das Feedback meist anders. Einerseits ist der Effekt, wenn du weniger isst, nicht direkt körperlich sichtbar. Bei Sport oder Bewegung ist das Körperfeedback, je nachdem, welche Konstitution du hast, neben Anstrengung möglicherweise auch Schmerz. Diese beiden Faktoren erschweren den Anreiz, dranzubleiben und den Weg, der mit dem Abnehmen in Verbindung steht, auf sich zu nehmen. Diese Anstrengung kostet Energie, und genau diese fehlt dann für Motivation und Antrieb, deine Ernährung nachhaltig umzustellen und deine körperliche Aktivität konstant hochzuhalten. Zudem braucht unser Belohnungssystem erkennbare Erfolgserlebnisse, sonst wird die Motivation gehemmt.
Auf der anderen Seite gibt es etwas, was uns sehr motivieren kann, und zwar Vorbilder und Menschen, die wir sympathisch finden. Vor allem Sympathie ist ein wichtiger Aspekt für unsere Motivation und unser Lernen. Kinder lernen am effektivsten von Menschen, die sie mögen, nehmen sich diese als Vorbild und gucken sich die Verhaltensweisen ab, die sie besonders gut finden. Auch im Erwachsenen-Bewusstsein übernehmen wir am ehesten Verhaltensweisen, die wir als gut bewerten. Inspiriert uns eine Freundin oder ein Freund durch ihr positives Verhalten, tun wir es ihnen gleich. Wir ahmen also nach und beginnen damit, unser eigenes Verhalten und damit alte Prägungen zu verändern.
Sinnhaftigkeit und Sympathie sind die wohl entscheidendsten Faktoren dafür, dass Menschen bereit sind, Energie aufzuwenden. Der Motivationskiller schlechthin ist Sinnlosigkeit oder etwas für jemanden tun zu müssen, den wir unsympathisch finden. Energie wird vor allem dann intensiv verbraucht, wenn wir etwas tun, was uns keine Freude bringt

und uns unfrei fühlen lässt. Das ist der Grund, warum ich in meiner Coachingarbeit niemals Gebote oder Verbote ausspreche, denn die führen nachvollziehbar zu Ablehnung, Disharmonie und Antipathie, und meine Klienten würden sich nicht frei fühlen. Menschen, die so empfinden, werden alles dafür tun, wieder frei zu sein. Das ist auch der Grund dafür, warum Diäten, Verbote, Verzicht und Zwang niemals von Erfolg gekrönt sein werden, denn sie machen die Durchführenden unfrei und ersticken jede Motivation im Keim.

Wir lernen also besonders gerne oder leicht, wenn sich etwas sinnvoll oder erstrebenswert anfühlt. Unsere Motivation steigt von selbst, wenn wir jemanden sympathisch finden. Es gibt daneben noch weitere Aspekte, die dazu beitragen, dass wir lernen. Jede neue Fähigkeit, die wir uns aneignen, durchläuft vorab immer unser Unterbewusstsein, das sie auf die Faktoren Sinn, Freude, Effektivität und Sympathie überprüft. Bevor ich die biochemischen Zusammenhänge erkläre, beginne ich erst einmal mit den sozialen Wirkungen auf unsere Fähigkeit zur Veränderung.

Immer mehr Menschen in unserer westlichen Gesellschaft erfahren in ihrem Alltag Stress. Stress ist für viele Menschen ein Problem und wird als unangenehm und nicht wünschenswert empfunden. Es ergibt also durchaus Sinn, weniger Stress zu haben oder mit dem Stress auf irgendeine Art und Weise besser umzugehen. Hinter dem Wort »besser« verbirgt sich im Übrigen eine Welt unbegrenzter Möglichkeiten. Der Einfachheit halber nehme ich nur zwei Beispiele, wie wir ganz bestimmtes Verhalten tun, um mit Stress besser umzugehen. Der Großteil der Menschen empfindet negativen Stress vor allem im Beruf. Statt sich aktiv der Umgestaltung der Arbeitszeit oder einer bewussten Entspannungstechnik zu widmen, entscheiden sich viele Menschen für einfache und bequeme Linderungsmodelle. Der Stress wird nach Feierabend dadurch »gelindert«, dass man sich für den stressigen Tag belohnt. Essen ist hier häufig ein gelerntes Lernmodell, auf das wir zurückgreifen. Dabei öffnet unser Unterbewusstsein die Schublade: »Essen hilft mir, mich für einen stressigen Tag zu belohnen«, und die Tafel Schokolade oder die Tüte Chips am Abend sind dann das unbewusste und gelernte Verhaltensmodell. Eine zweite Möglichkeit, die häufig als Verstärker zum Essen benutzt wird, ist das allabendliche Fernsehen. Weder das eine noch das andere Verhalten wird uns besser mit Stress umgehen lassen, sondern sowohl unseren Stoffwechsel verlangsamen als auch Übergewicht begünstigen. Gerade Menschen, die sich einsam fühlen, nutzen oft genau diese zwei Verhaltensweisen, um das schlechte Gefühl zu überspielen. Im weiteren Verlauf dieses Buches werde ich erklären, wieso diese vermeintlichen »Lösungen« auf biochemischer Ebene tatsächlich funktionieren und warum dieses Verhalten durchaus zu einem anderen, besseren Gefühl führt.

Übergewicht entsteht also durch Verhalten, das für ein Individuum Sinn ergibt. Sinnvoll aus evolutionärer Sicht war und ist es, Energie zu sparen. Dies tun wir dadurch, dass wir das Organ mit dem höchsten Energieverbrauch – unser Gehirn – schonen, indem wir Mechanismen entwickelt haben, die das unterstützen. Dieses Verhalten basiert auf unserem Schubladendenken und der Entwicklung von Glaubenssätzen. Wenn wir denken, dass Abnehmen sowieso keinen Sinn ergibt, weil es in Frustration endet und nur mit Verboten und Verzicht zu tun hat, werden wir uns diese Mühe sparen und unsere Energie lieber für andere Dinge nutzen. Des Weiteren haben wir Verhaltensmöglichkeiten, die uns darin unterstützen können, mit negativen Gefühlen wie Stress, Trauer, Einsamkeit oder anderen sehr viel einfacher und bequemer umzugehen: Fernsehen und Chips beispielsweise. Viele von diesen Verhaltensmöglichkeiten lösen zwar nicht die Probleme und den Stress, aber sie machen diese aushaltbarer und erträglicher. Aber auch wenn etwas erträglich ist, muss es nach wie vor getragen werden und ist weder gelöst noch befreit.

Nicht dein Mangel an Bewegung oder die Art und Weise deiner Ernährung sind die Ursache für dein Gewicht.

Zu glauben, dass deine Ernährung und deine Bewegung die Ursache für dein Übergewicht sind, ist naheliegend. Aber es ist nur ein Teil der Wahrheit. Denn es gibt Gründe dafür, warum du dich auf eine ganz bestimmte Art und Weise ernährst und wieso dein Schweinehund unüberwindbar erscheint. Diese Gründe findest du meist in deiner Vergangenheit und in deinem Umgang mit deinen Lebenserfahrungen, woraus sich ganz bestimmte Verhaltensweisen entwickelt haben, die dich durch deine Emotionen lenken und zu einer bestimmten Art der Ernährung und Bewegung führen. So ging es auch meiner Klientin Christel (Name geändert):

Christel wollte unbedingt abnehmen. Sie wog 120 kg bei einer Körpergröße von 1,70 Meter. Sie hatte bereits unzählige Diäten gemacht und alle möglichen Ernährungsumstellungen ausprobiert. Einige dieser Maßnahmen waren ziemlich erfolgreich, da sie bis zu 40 kg verlor, allerdings nie so, dass sie das Gewicht auch langfristig hielt. Einmal schaffte es Christel, ihr Gewicht über eineinhalb Jahre hinweg zu halten, doch dann fiel sie in alte Ernährungsmuster zurück. Das war ihr nicht erklärlich, wo sie doch genau wusste, was sie essen *musste*, um abzunehmen. Irgendwann passierte es ihr immer wieder, dass sie einen funktionierenden Plan abbrach, um dann wieder bei ihrem Anfangsgewicht zu landen oder sogar noch schwerer zu sein als vor der Ernährungsumstellung.

Was ist der Grund dafür, dass Christel immer wieder in alte Muster zurückfiel, und welche Zusammenhänge gibt es mit dem Natural Network? Wie wirkt sich das Unterbewusstsein auf das Essverhalten aus? Welches gelernte Verhaltens-»Programm« führt dazu, zum schweren Körper zurückzukommen? Darauf gehe ich später ein und erkläre die Ursachen für Christels Verhalten und warum sie sich davon nicht lösen konnte. Dabei trifft der Satz »Es war einmal ...« den Nagel auf den Kopf, denn wir neigen dazu, uns oder anderen Menschen Geschichten zu erzählen. Sie haben den Sinn, dass wir zum einen selbst besser verstehen, warum etwas ist, wie es ist, und außerdem helfen sie ebenso gut, anderen Menschen zu erklären, warum wir uns auf eine bestimmte Art und Weise verhalten. Anhand dieser »Geschichten« lassen sich unterbewusste Muster gut erkennen. »Ich war schon immer unsportlich«, »Alle Frauen in unserer Familie sind übergewichtig«, »Spätestens mit fünfzig kriegen Männer eben einen Bauch« – all das sind Geschichten, die uns davon abhalten, uns mit den wahren Ursachen unseres Verhaltens auseinanderzusetzen.

Auf dem Weg zu deinem Wunschkörper ist es nötig, einen anderen Umgang mit deinen Erfahrungen zu lernen, deine Geschichten zu hinterfragen und dir überhaupt erst einmal bewusst zu machen, was dich zum Essen treibt. Hast du einmal geprüft, welcher Antrieb dahintersteckt, ganz bestimmte Nahrungsmittel oder auch ganz bestimmte Mengen zu dir zu nehmen? Dazu hilft es, einen kleinen Ausflug in unser Gehirn zu machen. Dort gibt es einen Teil, der für Antrieb und Triebe verantwortlich ist. Dieser Bereich beeinflusst unsere Motivation und damit maßgeblich unser Verhalten. Denn alles, was in uns ausreichend Motivation auslöst, wird uns in Bewegung setzen. Wenn du also abends zum Gefrierschrank gehst, um dir eine Packung Eis zu holen, ist dieser Teil deines Gehirns dein innerer Antreiber. Ich spreche vom *Nucleus accumbens*, dem Belohnungssystem in unserem Gehirn. Dieses Belohnungssystem ist auch gleichzeitig unser Such- und Suchtsystem. Immer dann, wenn wir etwas suchen, schaltet sich der Nucleus accumbens ein und schüttet den Neurotransmitter Dopamin aus, damit du dich in Bewegung setzt – immer mit dem Ziel, am Ende das zu finden, was du dir wünschst. Dopamin kannst du dir vorstellen wie den DJ, der für die Musik auf der Party verantwortlich ist; wie die Luftballons, Luftschlangen und die Kerzen auf der Torte beim Kindergeburtstag oder wie den Turbolader am Auto. Es sorgt dafür, dass sich etwas viel besser anfühlt und mehr Freude macht. Dopamin wird immer dann ausgeschüttet, wenn wir etwas tun, was wir gerne machen (bei mir ist das zum Beispiel Snowboard fahren), etwas besonders Herausforderndes bewältigt haben oder von jemandem ein positives Feedback bekommen.

Daneben gibt es allerdings noch etwas, was einen wahren Dopamin-Turbo in unserem Gehirn auslöst: Zucker. Unser Belohnungssystem liebt Zucker und spielt nahezu verrückt, wenn wir uns größere Mengen davon einverleiben. Das ergibt übrigens total Sinn, denn evolutionär gesehen war es ein absoluter Glücksfall, eine Nahrungsquelle zu finden, die uns die Energieform gibt, die wir am einfachsten aufnehmen und in Fett verwandeln können. Reifes Obst war für die Steinzeitmenschen damals ein Fest! Nicht auszumalen, wie wir wohl

damals durchgedreht sind, wenn wir einmal Honig fanden und auch noch essen konnten. Das war bestimmt ein Gefühl wie Geburtstag, Weihnachten, Ostern und alle Kindergeburtstage zusammen. Auch heute noch zeigt Zucker seine Wirkung auf unser Such-, Sucht- und Belohnungszentrum. Salz und Fett haben übrigens sehr ähnliche Auswirkungen.
Warum aber schaffen wir es nicht, uns von dem Süßkram, dem Salzigen oder Fettigen zu lösen, wenn wir doch unseren klaren Verstand haben, der uns ein eindeutiges Ziel formuliert hat: »Ich will abnehmen. Und dieses Mal schaffe ich es auf jeden Fall und werde nicht wieder scheitern!« Was ist da los, dass wir es nicht schaffen, die Kontrolle zu halten, und uns immer wieder verleiten lassen und das Eis, die Schokolade, die Chips oder die Pizza stärker sind als unser Wille? Dafür ist es notwendig, die Macht unserer Emotionen zu verstehen. Dazu ein weiteres Beispiel aus meiner Coachingarbeit.

PRAXISBEISPIEL – Suche, Sucht und Belohnung

Auch Peter (Name geändert) hatte bereits diverse Versuche unternommen, Gewicht zu verlieren, und einige davon waren erfolgreich, aber er konnte das erreichte Gewicht nicht halten. Peter war alleinstehend und hatte in seinem Job eine hohe Verantwortung. Er selbst war jemand, dem es wichtig war, immer 100 Prozent zu geben und im Idealfall alles richtig zu machen. Er wünschte sich, für seine Arbeit gelobt zu werden. Eine Anerkennung für das, was er täglich leistete, bekam er allerdings nicht. Denn es wurde »eben erwartet, dass man immer 100 Prozent abliefert«, wie er im Coaching sagte. Wenn er abends nach Hause kam, fühlte er sich oft leer und ausgelaugt. Manchmal sogar »ausgesaugt«. So, als wären

Energievampire um ihn herum, die täglich darauf warteten, ihn endlich wieder leer trinken zu können. Zu Hause angekommen, wollte er sich für das belohnen, was er den ganzen Tag über geleistet hatte, denn er brauchte das positive Gefühl, etwas gut und richtig gemacht zu haben. Da ihm dies auf der Arbeit allerdings niemand gab, musste er für sich selbst Lösungsstrategien entwickeln. Lösungen entstehen immer dann, wenn wir etwas tun. »Tun« bedeutet immer Verhalten. Das Verhalten, das Peter meist jeden Abend tat, war, sich selbst für das Geleistete zu belohnen. Dies erreichte er dadurch, dass er sich abends mit Süßigkeiten beschenkte. Dabei wünschte er sich nichts sehnlicher, als mit Anerkennung und Wertschätzung beschenkt zu werden.

Der innere Antreiber, also der »Such-Sensor« oder Such-Detektor, sorgt dafür, dass wir uns mit guten Gefühlen belohnen. Dabei ist es irrelevant, wie wir dieses gute Gefühl bekommen, entscheidend ist, *dass* wir es bekommen. Je einfacher dieses gute Gefühl zu bekommen ist, desto schneller lernt unser Unterbewusstsein, speichert dieses Verhalten als Lösungsstrategie und legt es in eine neue Schublade. Allerdings spielt dabei noch etwas anderes eine Rolle. Nämlich unsere Grundbedürfnisse, vor allem das Bedürfnis nach Nähe und Körperkontakt. Darauf gehe ich später noch einmal ein, wenn es um das Wunderhormon *Oxytocin* geht.

Beim Abnehmen geht es also in erster Linie darum, herauszufinden, was der Auslöser für ein bestimmtes Verhalten ist und welche Gefühle damit in Verbindung stehen. Emotionen sind mächtig. Sie haben die Macht, uns zu kontrollieren, uns gefangen zu halten, uns von anderen oder sogar uns selbst ab- oder auszuschließen, uns übergewichtig oder krank werden zu

lassen. Fehlt etwas, wie im Falle meines Klienten, dann suchen wir nach etwas, womit wir diesen Mangel füllen. Aus diesem Füllen heraus entsteht dann auf Dauer auch mehr Körperfülle. Deshalb ist es entscheidend, Lösungen zu entwickeln.
In meiner Coachingarbeit arbeite ich mit Gehirn und Herz. Das ist entscheidend, weil diese beiden Organe in ständiger Kommunikation miteinander stehen und im Zusammenspiel dabei helfen, Entscheidungen zu treffen. Den wissenschaftlichen Zusammenhang zur Herz-Hirn-Verbindung erkläre ich später in Kapitel 3. Diesen Zusammenhang zu erkennen, wird dir nicht nur helfen, den Unterschied zwischen Wohlfühl- wie auch Übergewicht zu verstehen und dein Verständnis für Übergewicht zu erweitern, er wird dir auch noch viele weitere Aspekte für ein gesundes Leben aufzeigen.

Erinnerst du dich an Christel? Christel hatte bereits 40 kg abgenommen, aber es gelang ihr einfach nicht, dieses Gewicht auch zu halten. Was war die Ursache, und wie sollen positive Gefühle für Christel entstehen, wenn sie immer wieder im Jo-Jo-Effekt landet? Im Coaching arbeite ich mit der Analyse des Natural Networks, um herauszufinden, ob und welche möglichen Lebensereignisse dazu geführt haben, dass sich bestimmte Verhaltensarten entwickelt haben. Bei Christel konnte ich mehrere entscheidende Auslöser aufdecken, werde an dieser Stelle aber nur einen Auslöser erklären, um den Zusammenhang mit später auftretenden Verhaltensmustern deutlich zu machen. Als Christel etwa drei Jahre alt war, wurde ihr kleiner Bruder geboren. Bei der Geburt kam es zu Komplikationen, und der Kleine wäre fast gestorben. Das für die Mutter traumatische Lebensereignis führte dazu, dass sie danach immer in der Angst lebte, dass ihrem Sohn wieder etwas Schlimmes passieren könnte. Diese Angst war von nun an täglich in Christels

Zuhause spürbar. Gefühle werden von uns nicht immer bewusst wahrgenommen, und dennoch strahlen sie auf andere Menschen aus, was wir umgangssprachlich mit »Jemand hat eine bestimmte Ausstrahlung« beschreiben. Insbesondere Kinder sind für diese Schwingungen empfänglich.
Christel nahm die Angst ihrer Mutter wahr, und das verunsicherte sie, sodass auch sie Angst verspürte. Die beste Möglichkeit, um Angst aufzulösen, ist körperlicher Kontakt. Ein Kind, das Angst hat, will so schnell wie möglich zu Mama oder Papa auf den Arm. Dort fühlt es sich sicher und geborgen. Dieses evolutionäre Programm ist ein ganzes Leben in uns aktiv. Wir wollen als erwachsener Mensch zwar nicht mehr auf den Arm, aber in den Arm genommen zu werden hilft enorm. Was bei Körperkontakt passiert, ist in der Biochemie etwas ganz Faszinierendes: Wir schütten das »Kuschelhormon« Oxytocin aus, das in unserem Körper das Gefühl von Vertrauen und Geborgenheit erhöht. Des Weiteren senkt Oxytocin die durch Angst entstehenden Stresshormone und ist in der Lage, Aggressionen zu verringern. Damit ist es zwar kein Superfood, aber ein Superhormon und mein persönliches Superheldenhormon.
So weit, so gut. Aber was hat das mit dem Essverhalten von Christel zu tun? Wie ist es dazu gekommen, dass Christel übergewichtig wurde, und worin besteht der Zusammenhang zwischen dem Trauma ihrer Mutter und ihrem Gewicht? Seit dem Trauma, das die schwierige Geburt ihres Bruders ausgelöst hatte, litt Christels Mutter chronisch unter Verlustängsten, was dazu führte, dass der größte Teil ihrer Aufmerksamkeit auf den kleinen Bruder überging. Christel war also seitdem nicht mehr im Fokus ihrer Mutter. Sie fühlte sich alleingelassen, nicht mehr gesehen und wichtig. Zusätzlich fehlte es ihr sehr, von ihrer Mutter in den Arm genommen zu werden – wie vor der Geburt des Bruders. Christels Vater war

meist arbeiten und auch nie so der »Kuschel-Papa«. Demzufolge fühlte sich Christel einsam, und ihr fehlte das Gefühl von Geborgenheit. Sie begann damit, immer häufiger Süßigkeiten zu naschen, oft auch heimlich. Sie tat unbewusst ein Verhalten, das dazu führte, dass sie auf hormoneller Ebene genau das Hormon produzierte, das sie sich sehnlichst von ihrer Mutter wünschte: Oxytocin. Somit entwickelte sie eine »Lösung«, die ihr auf biochemischer Ebene das gab, was ihr fehlte.

Dieses unbewusste Programm arbeitete noch immer in ihrem erwachsenen Ich, wenn sich ihr Unterbewusstsein beschützt und geborgen fühlen wollte. Dabei wirken sehr oft alle Sinne zusammen: der Geruch von Schokolade; das Geräusch der Alufolie, wenn die Schokolade ausgepackt wird; die Farbe der Verpackung, der Geschmack und das Gefühl, das dann im Körper entsteht, wenn die Schokolade gegessen wird – mit all den dazugehörigen Schritten bis zu dem Punkt, an dem die Schokolade im Körper ihre größte Wirkung entfaltet. Diese Lernerfahrung ist deshalb so massiv, weil sie auf so vielen Wahrnehmungsebenen und Systemen wirkt. Diese Funktionsweise macht sich übrigens auch die Industrie zunutze – über Farben, Formen, Oberflächenstruktur, Duft- und allen möglichen Geschmacksverstärkern. Im Coaching haben wir dann auf allen Ebenen der Wahrnehmungsorgane gearbeitet und konnten Christels emotionale Verbindung zu dieser massiven Lernerfahrung auflösen, wodurch sie ein neues, freies Essverhalten entwickeln konnte.

Anhand dieses Beispiels wird deutlich, dass das Umfeld – in diesem Fall die Mutter – einen essenziellen Einfluss auf die Gefühlswelt des Kindes hat. Das Kind hat immer das Bestreben nach der Sicherung seiner Grundbedürfnisse – Schutz, Geborgenheit, Sicherheit und Anerkennung. Fehlt eines dieser Grundbedürfnisse, beginnt das Unterbewusstsein neue

Lösungen zu entwickeln, um diese Gefühle auf anderem Wege zu erfahren.

Der Einfluss pränataler Prägungen: Wie wir im Mutterleib auf das Leben vorbereitet und programmiert werden

Das Natural Network nimmt nicht erst nach unserer Geburt Einfluss auf uns, sondern bereits bei und vor der Befruchtung. Der Moment, in dem Samenzelle und Eizelle miteinander verschmelzen, ist der Augenblick, in dem das Wunder Mensch auf eine besondere Reise geht. Jede Reise bringt Erfahrungen mit sich und hinterlässt Eindrücke. Von der Befruchtung bis zum Moment der Geburt wird das heranwachsende Baby durch viele Eindrücke geprägt. Nicht nur durch die enge Verbindung zur Mutter, sondern auch durch die sich entwickelnden Sinnesorgane. So hinterlässt auch die Schwangerschaft Eindrücke im heranwachsenden Menschen. Die Nabelschnur ist die Verbindung zwischen Baby und Mama und versorgt das heranwachsende Menschlein über die Plazenta mit Nährstoffen, Sauerstoff, Blut und Hormonen. Damit das Baby vor Giften und anderen Gefahren wie Viren oder Bakterien geschützt ist, hat die Natur die Plazentaschranke als Barriere eingerichtet. Es gibt allerdings Stoffe, die diese Schranke durchdringen können. Alkohol und Nikotin sind dabei wohl die bekanntesten. Aber auch Medikamente und andere Gifte wie Pestizide können das heranwachsende Kind schädigen. Ein nicht ehrenvolles und sehr schädigendes Medikament mit dem Arzneistoff Thalidomid wurde in den 50er- und 60er-Jahren unter dem Markennamen »Contergan« bekannt. Dieser Wirkstoff, der ursprünglich als Beruhigungs-

mittel eingesetzt wurde, führte zu schweren Behinderungen von Babys, deren Mütter das Medikament während der Schwangerschaft eingenommen hatten.
Auch heute gibt es gefährliche chemische Stoffe, die Krankheiten auslösen können, die wir aber nicht unbedingt als Medikament, sondern auch über die Nahrung oder die Umgebung aufnehmen können. Eine Studie aus dem Jahr 2019 zeigte stark erhöhte Autismusraten bei Kindern von Müttern, die in einem Umkreis von zwei Kilometern Pestiziden wie Glyphosat ausgesetzt waren.

Andere, sehr menschliche Wirkungen auf das Baby werden nicht über die Blutbahn, also über die Plazenta und Nabelschnur, sondern elektromagnetisch übertragen. Jedes Organ in unserem Körper hat ein elektromagnetisches Feld und demzufolge eine eigene Schwingung. Bekannt ist das aus dem EKG oder EEG, in dem man das elektromagnetische Feld des Herzens oder des Gehirns misst. Unser stärkstes elektromagnetisches Feld erzeugt unser Herz, vor allem, wenn es auf unsere Gefühle und Emotionen reagiert. Das Herzfeld wirkt als Informationsträger,[1] und auch wenn die Forschung dazu noch in den Kinderschuhen steckt, ist davon auszugehen, dass die Informationen, die mit dem emotionalen Zustand der Mutter verbunden sind, auch vom Kind im Mutterleib empfangen werden. Diese psychobiologischen Informationen der Mutter prägen das Verhalten des Kindes für sein gesamtes Leben, was nicht heißt, dass diese Informationen (sollten sie sich negativ auswirken) nicht überschrieben und verändert werden können. In den Übungen in Kapitel 3 kannst du genau das tun.
Empfindet die Mutter Angst, Sorgen, Trauer, Wut oder Freude, werden diese Gefühle zudem als biochemische Information durch die Hormone und Neurotransmitter über die

Nabelschnur an das Baby übermittelt. Auch durch diese Verbindung spürt das Baby die Gefühle, die die Mutter empfindet. Zusätzlich erhalten auch die Organe und insbesondere das Herz des Kindes, das am 22. Tag nach Befruchtung der Eizelle zu schlagen beginnt, diese Informationen. Damit lernt das Herz des Babys also schon sehr früh, in Kontakt mit Gefühlen zu sein. Ganz nah und sehr eng verbunden mit den Gefühlen der Mutter, die neben der Kommunikation zwischen Mama und Kind im Mutterleib einen wichtigen Teil der Entwicklung des Babys darstellen. Dadurch lernt und erfährt das Kind, die Mama nicht nur anhand von Stimme und Geruch zu erkennen, sondern eben auch über die Gefühle, die neun Monate lang im Mutterleib diese beiden Menschen verbunden haben.

Gefühle und Emotionen haben die Fähigkeit, Epigene ein- oder auszuschalten – wie ein Lichtschalter, der eine Lampe ein- oder ausschaltet. Solange die Birne der Lampe funktioniert, kann der Schalter das Licht ein- oder ausschalten. Ist die Birne defekt, kann das Licht theoretisch noch eingeschaltet werden, es wird aber erst dann wieder brennen, wenn die kaputte Glühbirne durch eine funktionierende ersetzt wurde. Funktioniert allerdings der Schalter nicht mehr, brennt das Licht ständig oder bleibt auf Dauer ausgeschaltet. Epigene sind die Schalter auf unseren Genen und haben die Aufgabe, Gene ein- oder auszuschalten. Das ist eine sehr wichtige Aufgabe, denn manche Gene sollten aktiviert und andere deaktiviert sein. Und zwar auf Dauer. Steht ein Schalter in der falschen Position und kommt es dazu, dass ein Gen aktiviert wird, das eigentlich ausgeschaltet sein sollte, kann dies Auswirkungen auf unsere Gesundheit haben.[2]
Es gibt Studien, die belegen, dass Stress während der Schwangerschaft im späteren Verlauf des Lebens des Kindes Überge-

wicht begünstigen kann. Die Emotionen der Mutter können also Veränderungen an den Epigenen des Ungeborenen bewirken.[3] Das Gute ist, dass wir unsere epigenetischen Schalter ein Leben lang über Nahrung, Bewegung und unsere eigenen Emotionen beeinflussen und verändern können. Fehlt etwas (zum Beispiel wichtige Nährstoffe wie Folsäure oder B-Vitamine) oder ist etwas zu viel (Stress), kann es dazu kommen, dass sich die Schalterfunktion der Epigene verändert. Die Biologie befasst sich dabei im Detail mit der Methylierung, die für die epigenetischen Schalter die wichtigste Bedeutung hat. Grundsätzlich haben intensive emotionale Lebensereignisse unser ganzes Leben lang das Potenzial, Veränderungen an Epigenen auszulösen.[4, 5] Der Mensch ist weder eine Maschine, noch reichen uns ausschließlich eine gesunde Ernährung und Bewegung. Wir sind vor allem *fühlende* Wesen! Es sind unsere Gefühle, mit denen wir uns zum Ausdruck bringen, die unser Antrieb sind und mit deren Hilfe wir die Welt überhaupt erst erfahren. Was wären wir ohne Gefühle? Wie würde Schokolade schmecken ohne Gefühl? Was wäre ein Sonnenuntergang ohne Gefühl? Welche Bedeutung hätte es, wenn ein Mensch uns in den Arm nimmt, von dem wir *denken*, dass er uns liebt, aber wir das nicht *fühlen* können? Welche Bedeutung hätte dann ein Lottogewinn, wenn wir diesen nur denkend erfahren könnten?

Unsere Epigene sind nicht nur Schalter, sie sind Antennen, die auf die Welt, unser Natural Network, reagieren und die Signale an unseren Körper geben, der darauf mit Emotionen reagiert. Dort werden die Informationen verarbeitet, interpretiert und über die Emotionen erfahren, je nachdem, was wir bisher erlebt und gelernt haben. Dies geschieht bereits im Mutterleib. Die Antwort auf die Information ist immer Ver-

halten auf Basis der Emotionen und Gefühle. An dieser Stelle wird deutlich, wie umfangreich und komplex die Wirkungen auf unser Verhalten von dem Moment an sind, wenn unser Herz das erste Mal schlägt. Die allerbeste Erkenntnis der Wissenschaft für mich ist, dass wir unsere Epigene unser gesamtes Leben lang beeinflussen und verändern können.
Falls also mal etwas aus dem Takt gekommen ist oder ein Schalter nicht mehr in der richtigen Position steht, können wir die Position durch unser eigenes Handeln verändern. Sei es durch das, was wir essen, wie wir uns bewegen, worüber wir uns Gedanken machen, mit wem wir uns umgeben, wo und wie wir leben und was wir fühlen. All das sind veränderbare Konstrukte, und damit bestätigt uns diese Erkenntnis der Wissenschaft ein Feld nahezu unbegrenzter Möglichkeiten. Nahezu unbegrenzt, weil es da etwas gibt, was uns daran hindert, in das Feld der unbegrenzten Möglichkeiten zu gelangen. Und das ist das, was wir über uns selbst, über andere und über die Welt der Möglichkeiten glauben. »Ich werde niemals abnehmen können, egal, wie viel Sport ich mache, und egal, welche Ernährungsform ich ausprobiere!« Dies ist ein Satz, den wir irgendwann, wenn wir ihn nur oft genug zu uns selbst gesagt oder von anderen über uns gehört haben, zu glauben beginnen. Dann wird so ein Satz zum Glaubenssatz und somit zu einem mächtigen Instrument.

Beschränkende und begrenzende Glaubenssätze behindern uns darin, das Feld der Möglichkeiten zu nutzen.

Vor allem Menschen in unserem engen Umfeld nehmen durch ihre Art und Weise, wie sie denken, sprechen und handeln, großen Einfluss auf unsere Glaubenssätze. Ich werde noch erklären, was die Gehirnsprache ist und welche wichtige Bedeutung sie für dein Leben hat. Erinnere dich an die Wirkung von Menschen, die uns sympathisch sind. Dies hat eine entscheidende Bedeutung auf unser gesamtes Leben. Vor allem aber entscheidet die Art und Weise, wie wir mit uns selbst sprechen. Es gibt Killersätze, die dir dein Leben und auch dein Körpergewicht schwer machen. Vielleicht kommen dir einige davon ja bekannt vor:

- Das klappt nie.
- Ich bin ein Schokoladenjunkie.
- Abnehmen ist Kampf und eine Qual.
- Ich bin ein Versager.
- Für Sport bin ich nicht geboren.
- Sport ist Mord.
- Ohne meine Schokolade (setze ein Wort deiner Wahl ein) kann ich nicht leben.
- Ich bin einfach ein Genussesser.
- Ich habe keine Zeit für Sport.
- Ich kann mich einfach nicht motivieren.
- Meine Gene hindern mich am Abnehmen. (Womöglich sind es nicht deine Gene, sondern deine *Epigene*. Und die kannst du beeinflussen.)

Diese negativen Glaubenssätze machen Stress und zerstören jede Motivation. Je häufiger wir schlecht mit uns selbst reden, desto schlechter fühlen wir uns. Je schlechter wir uns fühlen, desto mehr Stresshormone produziert unser Körper. Je mehr Stress wir haben, desto mehr »belohnen« oder trösten wir uns mit Nahrungsmitteln, betäuben uns mit Genussmitteln oder behandeln unsere Symptome mit Medikamenten. Zu viel Zucker, zu viel Weizen, zu viele Pestizide über gespritzte Nahrungsmittel, zu viele Antibiotika (sei es durch Medikation oder durch Fleisch aus Massentierhaltung), und durch die regelmäßige Einnahme von Medikamenten reizen wir unser Immunsystem. Mangelnde Bewegung führt zu einem Mangel an jenen wichtigen Zellen, die für unsere Fettverbrennung und Energiebereitstellung verantwortlich sind: den Mitochondrien. Alkohol und Zigaretten sind dann so etwas wie die Kirsche auf der Sahnetorte, die wir dem ungesunden Mix noch als Garnitur aufsetzen können. Im folgenden Kapitel erkläre ich dir, wie wichtig ein gesunder Darm ist und warum dieser Einfluss auf dein Körpergewicht hat.

Deine Basis. Wie deine Darmgesundheit Einfluss auf das Körpergewicht und deine Gesundheit nimmt

Der Darm ist unser größtes Organ und misst über seine Oberflächenstruktur etwa 500 Quadratmeter, womit er die Fläche eines Fußballfeldes hat. Unsere Haut hat gerade einmal eine Fläche von rund zwei Quadratmetern. Unser Darm wird von schätzungsweise 100 Billionen bis einer Billiarde Bakterien besiedelt. Nach der Geburt wächst die Anzahl der Bakterien an und nimmt im Seniorenalter wieder ab. In Summe wiegen diese Bakterien rund 700 Gramm. Sie haben wichtige Aufgaben, denn sie sind nicht nur dafür verantwortlich, Nahrungsbestandteile aufzunehmen und so umzuwandeln, dass unser Körper die Nahrung nutzen kann, sondern den Bakterien kommt darüber hinaus eine wichtige Schutzfunktion zu.

80 Prozent unserer Immunzellen befinden sich im Darm.[6] Die Gesamtheit aller Mikroben in unserem Darm bezeichnet man

als Mikrobiom. Jedes Mikrobiom ist so individuell, wie wir Menschen es sind. Die Zusammensetzung aller Viren, Bakterien und Pilze im Darm wird durch die gleichen Faktoren beeinflusst, die ich bereits zuvor beschrieben habe. Hier noch mal als Wiederholung: Nahrung, Bewegung, Natural Network, Gedanken und Gefühle. Sehr häufig haben wir Belastungen durch Pestizide, Hormone oder Schwermetalle in unserem Körper, die unseren Darm belasten und die Leber und Nieren entgiften müssen. Vor allem chronischer Stress wirkt sich negativ auf unsere Darmgesundheit aus. Ausreichend Licht, der Aufenthalt in der Natur und erholsamer Schlaf stärken unser Immunsystem und bauen Stresshormone ab. Symptome, die dir ein Zeichen geben, dass dein Darm möglicherweise aus der Balance gekommen ist, sind beispielsweise häufige Blähungen, ein aufgedunsener Bauch, Völlegefühl, Schmerzen im Bauchbereich, Verstopfungen oder wiederkehrender Durchfall. Stark riechender Stuhl, entwickelte Nahrungsunverträglichkeiten, Allergien oder allergische Reaktionen sind ebenso ein Anzeichen dafür, dass mit dem Darm nicht alles in Ordnung ist. Da sich der größte Teil unseres Immunsystems im Darm befindet, sind Menschen mit einem gesunden Darm selten krank. Ihr Immunsystem funktioniert und arbeitet gut. Ein funktionierender Darm sorgt dafür, dass wir Nahrungsbestandteile aufspalten und als Energie nutzen können. Doch nicht nur unser Immunsystem benötigt Energie. Alle unsere Organe und jede einzelne Körperzelle sind auf eine ausreichende Energiezufuhr angewiesen.

Unsere Gesundheit steht immer in direktem Zusammenhang mit der Energie, die wir zur Verfügung haben. Energiemangel führt immer zu Einschränkungen unserer körperlichen und psychischen Leistungsfähigkeit.

In meiner Arbeit nutze ich unterschiedliche Fragestellungen, um herauszufinden, ob ein Energiemangel vorliegt. Hier ein paar Fragen an dich, die dir einen Einblick geben, ob du ausreichend Energie zur Verfügung hast.

- Hast du morgens direkt nach dem Aufstehen leichte Schmerzen? Vor allem in Gelenken oder im Rücken?
- Fühlst du dich häufig antriebslos, erschöpft und hast Schwierigkeiten, gut gestimmt und energiegeladen durch den Tag zu gehen?
- Ist dir häufig kalt?
- Hast du Schmerzen in den Fingern oder Gelenken?
- Leidest du häufig unter Kopfschmerzen?
- Hast du häufig Mundgeruch?
- Leidest du unter Blähungen oder einem aufgeblähten Bauch?
- Brauchst du nach körperlicher Aktivität meist mehrere Tage Zeit, um wieder zu Kräften zu kommen?
- Leidest du häufig an wiederkehrenden Infekten?
- Wachst du nachts häufig auf?
- Musst du nachts zwischen 2 und 3 Uhr aufstehen, um Wasser zu lassen?
- Leidest du unter Blasenentzündungen?
- Hast du häufig Muskel- oder Sehnenschmerzen?

Wenn du fünf oder mehr Fragen mit Ja beantwortet hast, ist die Wahrscheinlichkeit eines Energiemangels hoch, und Energiemangel steht meist in Zusammenhang mit deinem Darm. Auf der einen Seite verbraucht er als dein größtes Organ viel Energie, und auf der anderen Seite ist der Energieverbrauch vor allem dann erhöht, wenn der Darm nicht mehr »ganz dicht« ist. Ein durchlässiger Darm schützt deinen Körper nicht mehr optimal vor Viren, Bakterien und anderen potenziellen Gefahren,

die dann über die Darmbarrieren in die Blutbahn gelangen. Sobald deine Darmflora gestört ist, wirkt sich dies auch auf deine Verdauung und die Aufnahme von wichtigen Nährstoffen aus. Sobald es zu Nährstoffmangel kommt, führt dies unweigerlich zu Energiedefiziten, die dann unterschiedliche Symptome auslösen können, von denen eine Auswahl in den Fragen zu finden ist, die ich dir soeben gestellt habe. Nährstoffmangel führt immer auch zu Energiemangel, und beide gemeinsam begünstigen weitere Symptome oder Erkrankungen.[7]
An dieser Stelle möchte ich einen kurzen Blick auf Autoimmunerkrankungen werfen, weil nicht nur immer mehr Menschen daran erkranken, sondern diese häufig auch in Verbindung mit Übergewicht auftreten. Dabei kann Übergewicht eine Autoimmunerkrankung begünstigen, und umgekehrt kann dies genauso funktionieren. Bei einer Autoimmunerkrankung ist das Mikrobiom aus der Balance geraten, und der Darm ist in den meisten Fällen in seiner Immunfunktion beeinträchtigt. Zusätzlich gibt es Belastungen durch Schwermetalle, Medikamente, Antigene (dies sind Strukturen, die das Immunsystem reizen) oder emotionalen Stress, die das Immunsystem aktivieren. Dadurch entsteht für das gesamte Energiesystem im Körper ein chronischer Stresszustand und eine chronische niederschwellige Entzündung (low grade inflammation[8]).
Meiner Erfahrung nach bestätigt sich die wissenschaftliche Annahme, dass Autoimmunerkrankungen vor allem durch emotionale Stresserlebnisse ausgelöst werden.[9, 10, 11, 12] Und es kommen immer mehrere Faktoren zusammen. Bisher bin ich in meiner Arbeit noch nie jemandem mit einer Autoimmunerkrankung begegnet, dessen Erkrankung ausschließlich auf einen einzigen Faktor zurückgeführt werden konnte. In den meisten Fällen spielten traumatische Lebensereignisse eine

Rolle. Ausgelöst wurde die Erkrankung meist nach einer intensiven, meist länger anhaltenden stressigen Lebensphase. Nicht in der akuten Stressphase, da durch den unter akutem Stress entstehenden hohen Cortisolspiegel eine akute, hochgradige Entzündung unterdrückt wird.

Entgegen der noch weitverbreiteten schulmedizinischen Meinung, dass Autoimmunerkrankungen nicht heilbar sind, gibt es durchaus Wege, sich von diesen Erkrankungen zu befreien. Dafür sind eine ganzheitliche Betrachtung und Arbeit am komplexen »System« Mensch erforderlich. Eine Einnahme von Entzündungshemmern, Immunsuppressiva oder anderen Arzneistoffen kann Schmerzen oder Entzündungen verringern – sie wirken jedoch nicht an der Ursache des Problems, sondern behandeln die Symptome. Natürlich sind diese Medikamente gerade in sehr schmerzhaften Phasen eine große Hilfe. Ziel aus meiner ganzheitlichen Gesundheitsperspektive ist es jedoch, die Auslöser und Ursachen für die Symptome im Körper zu finden. Auch hier beachte ich in der Arbeit mit meinen Klienten immer die Darmgesundheit; Stressoren, die in den Körper gelangen können (Antigene u.a. wie oben erklärt); Wirkungen durch das Natural Network, Glaubenssätze und Denkstrukturen und vor allem auch emotionale Eindrücke, die im Leben erfahren wurden und im Unterbewusstsein und im Körper wirken.

Wie gesund ist dein Darm?

Es gibt verschiedene Nahrungsmittel, die den Darm aus der gesunden Balance bringen. Zucker nimmt dabei eine besondere Rolle ein. So unterscheidet sich die Darmflora von übergewichtigen und schlanken Menschen. Hierzu gibt es eine

Studie aus dem Jahr 2013, bei der man Bakterien aus dem Darm übergewichtiger Menschen in den Verdauungstrakt von Mäusen übertragen hat.[13] Die Wissenschaftler konnten beobachten, dass die Mäuse im Anschluss an Körpergewicht und Körperfett zunahmen. Nach einiger Zeit wurden diesen Mäusen Darmbakterien von schlanken Personen verabreicht. Nun nahmen die Mäuse wieder ab und kehrten sogar zu ihrem vorigen Ausgangsgewicht zurück. Zur Kontrolle wurden mehrere Mäuse in einem Käfig gehalten, und nur eine der Mäuse bekam die Darmbakterien einer übergewichtigen Person. Nun blieben alle Mäuse schlank.[14] Hintergrund ist, dass Mäuse gegenseitig Kot fressen und dabei offensichtlich die schlank machenden Bakterien vom Darm der Mäuse so aufgenommen werden, dass diese eine stärkere Wirkung haben. Damit nicht genug. Andere Wissenschaftler haben ein Bakterium entdeckt, das dazu führt, dass Übergewicht und Bluthochdruck sinken und Herz-Kreislauf-Erkrankungen reduziert werden können, wenn es im Darm des Lebewesens vorkommt. Das klingt verlockend, wenn man sich ausmalt, dass einzig und allein das Bakterium ausreichen würde, um diesen Effekt zu erzielen. Die Wahrheit sieht anders aus, denn der Mensch bleibt ein komplexes Wesen in komplexem Kontext aus Natural Network, Nahrung, Bewegung und der Welt der Emotionen.

Die Deutsche Gesellschaft für Ernährung (DGE) empfiehlt für Erwachsene nicht mehr als 50 Gramm Zucker aus freien Zuckern pro Tag. Es ist naheliegend, dass wir bei einer natürlichen und gesunden Lebensweise kaum noch Industriezucker konsumieren würden, denn mit einer natürlichen Ernährung, die vor allem aus Pflanzen, Samen und Nüssen besteht, ist diese Menge kaum zu erreichen. Wer regelmäßig größere

Mengen an Zucker zu sich nimmt, läuft Gefahr, die Zusammensetzung der Bakterien im Darm so zu verändern, dass sich dort Bakterien ansiedeln, die Übergewicht begünstigen. Deshalb ist es wichtig, dem Körper vor allem natürliche Nahrungsmittel zur Verfügung zu stellen.

Der Darm und unser Gehirn stehen in regelmäßiger Kommunikation miteinander. Dabei gelangen 90 Prozent der Informationen vom Darm ins Gehirn und nur zehn Prozent vom Gehirn zum Darm. Offensichtlich benötigt das Gehirn viele Informationen vom Darm, um über dessen Zustand informiert zu sein. Fehlt es an Nährstoffen, wird das Gehirn darüber informiert und sendet das Signal »Hunger«, damit wir uns auf die Suche nach Essbarem machen. Zusätzlich werden wichtige Hormone bzw. Neurotransmitter im Darm produziert, die dann ins Gehirn gelangen. Eines davon ist *Serotonin,* das in uns das Gefühl von Sicherheit und Glück auslöst. Ist die Darmflora gestört, kann es passieren, dass weniger Serotonin gebildet wird, wodurch ein Serotoninmangel entsteht und sich ein Gefühl von Unsicherheit oder einer leichten Verstimmung einstellen kann. Ein chronisches Serotonindefizit kann Depressionen begünstigen oder sogar verursachen.

Ein gesunder und funktionierender Darm ist also durchaus auch für unsere Stimmungslage und psychische Gesundheit wichtig. Um herauszufinden, ob dein Darm gesund ist, gibt es mehrere Möglichkeiten. Genaue Ergebnisse über die Zusammensetzung der Bakterienkulturen im Darm liefert dir eine Stuhlprobe, die du beim Arzt analysieren lassen kannst. Was du dafür brauchst, kannst du dir auch über das Internet besorgen. Neben dieser physiologischen Methode nutze ich einen Fragebogen, um mir ein umfassendes Bild deiner Darmgesundheit zu machen. Dabei beziehe ich alle Faktoren meines ganzheitlichen Coachingansatzes mit ein. Wusstest du, dass auch der Weg unserer Geburt Einfluss auf die Zusammensetzung unseres Mikrobioms nimmt?

Der natürliche Weg in die Welt findet durch den Geburtskanal der Mutter statt. Dort nimmt der Säugling unterschiedliche Mikroben auf, die wichtig für die Entwicklung des Mikrobioms sind. Kindern, die per Kaiserschnitt geboren wurden, fehlen diese wichtigen Bakterienstämme. Aus einem geschwächten Mikrobiom können sich im Laufe des Lebens Allergien, Autoimmunerkrankungen oder andere Krankheiten entwickeln. Auch das Stillen ist ein wichtiger Immunschutz für das Baby, da es über die Brustwarzen und die Muttermilch weitere Bakterien aufnimmt, die das Immunsystem stärken und das Mikrobiom ausbilden. Natürliches Stillen verringert zudem das Risiko, eine Anfälligkeit für Übergewicht, Herz-Kreislauf-Erkrankungen oder Diabetes zu entwickeln. Über die genaue Untersuchung einer Stuhlprobe kann die Zusammensetzung deines Mikrobioms festgestellt werden, woraufhin Empfehlungen gegeben werden können, was für deinen Darm sinnvoll ist und welche Probiotika (Darmbakterien) du ggf. zuführen solltest.

Ein gesunder Darm braucht eine gesunde Umgebung, und die wird dadurch bestimmt, was wir essen. Grundsätzlich empfehle ich natürliche und unbelastete Nahrungsmittel. Auch tägliche Bewegung ist wichtig für eine gesunde Darmflora, denn diese wirkt sich nicht nur positiv auf die Peristaltik, also die Beweglichkeit des Darms, und damit auf die Verdauung aus, sie wirkt auch positiv auf die Energiebereitstellung in unserem gesamten Körper. Chronischer Stress wirkt sich negativ auf die Verdauung aus, da die Stresshormone die Verdauung hemmen oder sogar für eine gewisse Zeit komplett deaktivieren können.[15] Das hätte fatale Folgen, da die Nahrung dann zu lange im Darm verweilt und dort Gärungsprozesse in Gang gesetzt werden, die das gesamte Milieu zum Kippen bringen können. Dadurch können sich Pilze ansiedeln, und es entstehen Giftstoffe, die unseren Körper schädigen und unser Immunsystem permanent aktivieren. All das kostet den Körper sehr viel Energie. Genau diese Energie fehlt uns dann in unserem Lebensalltag.

Ich mag den Begriff »Lebensenergie«, weil er genau das beschreibt, wofür wir die Energie in unserem Körper benötigen. Stress entsteht durch viele Faktoren, und deshalb ist es total wichtig, Stressauslöser – auch im Körper – ausfindig zu machen und dann zu überprüfen, welche von ihnen verändert oder im besten Falle ausgeschaltet werden können.

Zu guter Letzt ist die Natur ein weiterer wichtiger Baustein im Rahmen deiner Gesundheit. Denn draußen tanken wir Licht und das für uns lebensnotwendige Hormon Vitamin D, das für unzählige Körperfunktionen benötigt wird. Auch auf die Darmflora wirkt Vitamin D positiv, und es reguliert unser Immunsystem, wodurch ihm eine große Bedeutung in der Behandlung von Autoimmunerkrankungen zukommt.[16, 17, 18] Die Natur wirkt noch auf vielfältige andere Weise auf unser Immunsystem und die Senkung von Stresshormonen, worauf ich an dieser Stelle aber nicht ausführlich eingehen werde. Wenn dich das interessiert, schau mal in mein Buch »BIN RAUS«, dort habe ich die Wirkungen der Natur auf Immunsystem, Psyche und Stoffwechsel ausführlich beschrieben.

Wer abnehmen will, braucht dafür das richtige Fundament. Genau dieses Fundament bildet unser Darm, indem er im besten Falle so funktioniert, dass er in der Lage ist, Nahrung optimal aufzunehmen, zu verdauen, aufzuspalten und sie

dann unserem Organismus zur Verfügung zu stellen, damit wir daraus Energie für unser Leben ziehen können. Außerdem schützt er uns durch das dort angesiedelte Immunsystem vor möglichen Gefahren wie Viren und Bakterien. Eine gesunde Darmflora schützt uns vor Übergewicht, Herz-Kreislauf- und anderen Erkrankungen. Damit ist unser Darm ein wahres Wunderorgan, dem wir eine besondere Aufmerksamkeit zukommen lassen sollten. Natürliche Nahrung nährt unseren Darm, und damit nährt unser Darm uns.
Wenn du mit dem Auto in den Winterurlaub fahren willst und dir vorab nicht die Zeit nimmst, um zu überprüfen, ob der Motor richtig läuft, ausreichend Motoröl vorhanden ist und Winterreifen aufgezogen sind, bleibst du vielleicht unterwegs liegen. So ist es auch auf der Reise zum Wunschgewicht. Dein Darm ist die Basis und ein wichtiger Garant dafür, dass du am Ziel ankommst. Sport treiben und gesund essen mag von außen betrachtet ausreichend sein. Wenn aber der Darm gar nicht in der Lage ist, Nahrungsmittel aufzunehmen und die darin enthaltenen wichtigen Nährstoffe in den Körper zu befördern, kannst du so gesund essen, wie du willst – es wird immer nur ein kleiner Teil dessen, was eigentlich zur Verfügung steht, genutzt werden können. Gerade bei Übergewichtigen ist die Darmflora häufig auf vor allem zuckerhaltige und fettreiche Ernährung angepasst. Wenn dann die Ernährung umgestellt wird und viele Faserstoffe aus Gemüse und Obst im Darm ankommen, treten nicht selten erst einmal Verdauungsschwierigkeiten auf. Eine ausführliche Analyse deiner Darmgesundheit würde den Rahmen dieses Buches sprengen. Wenn Darmgesundheit dein Thema ist, hast du die Möglichkeit, dir meine ausführliche Anamnese zur Darmgesundheit kostenlos auf meiner Homepage unter www.felixklemme.de/natuerlichessen herunterzuladen.

Bei meiner Arbeit begegne ich sehr häufig Menschen, die abnehmen wollen und bislang noch nie etwas über das Zusammenwirken von Darmgesundheit und Körpergewicht gehört haben. Nicht selten finden wir durch meine Anamnese und auch durch genauere Stuhlproben, die ein Arzt ausgewertet hat, heraus, dass der Darm aus dem Gleichgewicht gekommen ist. Wenn wir uns das an einem anderen Bild verdeutlichen, wird das Ganze noch klarer. Nehmen wir die Zwillinge Tim und Tom. Beide sind superaktiv und treiben vier Mal die Woche Sport. Sie achten auf ihre Ernährung und passen sie ihren sportlichen Belastungen so an, dass sie optimal Leistung bringen können. Tim ist leidenschaftlicher Läufer und absolviert bei jeder Trainingseinheit zwischen 15 und 20 Kilometer, sodass er pro Woche mindestens 60 Kilometer in den Beinen hat. Sein Bruder Tom ist Kraftsportler und trainiert vor allem Muskelmasse. Sein Work-out ist geprägt von schweren Gewichten und wenig Wiederholungen. Tim ist als Langstreckenläufer sehr schlank, und seine Muskulatur ist optimal an Ausdauerbelastungen angepasst. Tom ist bei gleicher Körpergröße 15 kg schwerer und hat eine ganze Menge Muskeln, wodurch er in kurzer Zeit große Gewichte bewegen kann. Tim und Tom sind also optimal an ihre Reize und Belastungen angepasst. Beide könnten von ihrem Erscheinungsbild her und von den Funktionen ihrer Biochemie kaum unterschiedlicher sein. Würden die beiden die Sportarten tauschen, hätten sie erhebliche Schwierigkeiten, auch nur ansatzweise ähnliche Leistungen zu erbringen wie der andere. Es würde sicher eine längere Zeit benötigen, um den Körper der jeweiligen Belastung anzupassen.

So ist es auch mit den Bakterien in unserem Darm. Wenn die Bakterien sehr viel Zucker bekommen und wenig Faserstoffe aus Gemüse und Obst, sind sie sehr viel besser an Zucker angepasst. Wer also seine Nahrung umstellt und bislang sehr viel einfache Zucker zu sich genommen hat, sollte nicht überrascht sein, wenn der Darm das erst einmal nicht so gut verdauen kann, weil die nötigen Bakterien dafür möglicherweise nicht ausreichend vorhanden sind. Also darf der Darm sich nun an diese neue »Belastung« gewöhnen und anpassen. Wenn der Bauch bei einer Ernährungsumstellung etwas rumpelt oder die Verdauung nicht ganz reibungslos funktioniert, weißt du nun, womit das zusammenhängen kann. Bitte mach dir das bewusst, wenn du deine Ernährung umstellst, und sei geduldig, dass dein Darm und auch dein gesamter Organismus Zeit brauchen, sich auf das Neue einzustellen. Es kann helfen, Pre- oder auch Probiotika einzunehmen, die dem Darm Bakterien zur Verfügung stellen, die bisher zu schwach vertreten waren und sich nun ansiedeln, um ihn bei seiner neuen Belastung zu unterstützen.

Warum dein Darm dein Gehirn steuert

Unser Darm besteht aus mindestens 100 Billionen Mikroben. All diese Mikroben produzieren chemische Stoffe, die dem Körper zur Verfügung gestellt werden, um ihm zu dienen und das Immunsystem zu stärken. Die Mikroben spalten die Nahrung in ihre Bestandteile auf – in Vitamine, Mineralien, Spurenelemente und natürlich auch Kohlenhydrate, Eiweiß und Fette. Die Kontrolle über die Menge und Qualität der Nährstoffe in unserem Körper wird durch unser Gehirn kontrolliert, das wiederum die entscheidenden Informationen aus der (vor nicht allzu langer Zeit von der Wissenschaft entdeckten und beschriebenen) Mikrobiom-Darm-Gehirn-Achse bekommt. Die Darmbakterien stehen in ständigem Informationsaustausch mit dem Darm, und der Darm kommuniziert

beständig mit unserem Gehirn. Fehlt uns Energie oder gibt es einen Nährstoffmangel, sorgt unser Gehirn dafür, die entsprechenden Hormone und Emotionen in Bewegung zu setzen, die wiederum uns in Bewegung setzen, damit wir uns auf Nahrungssuche begeben, um den Mangel zu beheben.
Bei einer funktionierenden Kommunikation zwischen Mikrobiom, Darm und Gehirn kann unser Gehirn die ankommenden Informationen aus dem Darm richtig deuten. Liegt beispielsweise ein Vitamin-C-Mangel vor, würden wir, insofern wir uns natürlich ernähren, mit hoher Wahrscheinlichkeit Appetit auf Johannisbeeren, Kiwis, Zitrusfrüchte oder Sanddorn bekommen, die hohe Mengen an Vitamin C enthalten. Bei einem möglichen Vitamin-E-Defizit hätten wir womöglich Appetit auf Fenchel, Walnüsse, Schwarzwurzel oder Paprika. Bei vielen Menschen ist die natürliche Kommunikation der Mikrobiom-Darm-Gehirn-Achse fehlerhaft, und es gelingt dem Gehirn nicht mehr, die Informationen sensibel zu empfangen. Das ist in etwa so, als würdest du nur noch Wortfetzen verstehen, wenn jemand mit dir spricht. Die Informationen, die im Gehirn ankommen, könnten womöglich zu aussehen:
»Hallo, Gehirn. Begib dich auf die Suche. Hunger. Danke.«

Die eigentliche Information, die im Gehirn hätte ankommen sollen, wäre diese gewesen:
»Hallo, liebes Gehirn. Wir haben hier einen Mangel an Vitamin C. Deine Organe haben Appetit auf Johannisbeeren. Begib dich auf die Suche. Danke dir!«

Bei diesem Bild denke ich immer gerne an die Zeichentrickserie »Es war einmal das Leben« aus den 80er-Jahren, in der unser Körper und unsere Biochemie auf kindliche und

wundervolle Art und Weise erklärt wurden. Fakt ist: Die Kommunikation in unserem Körper läuft zu einem großen Teil über unsere Biochemie. Damit Informationen gelesen und interpretiert werden können, brauchen unsere Zellen entsprechende Empfangsstationen, die wie Antennen funktionieren. Sie sind die Rezeptoren und befinden sich überall in unserem Körper. Je nachdem, wie viele Reize auf unsere Rezeptoren (Antennen) einwirken, kann es sein, dass die Empfangsstation (Zelle und Organ) nicht mehr oder sehr intensiv auf den ankommenden Reiz reagiert. Vor allem Zucker hat mächtige Wirkungen auf unser Gehirn und löst dort an den Empfangsstationen immer ein buntes Fest von gut gelaunten Emotionen aus. Deshalb wollen wir auch immer mehr davon und »hören« den Ruf nach Nährstoffen nicht mehr.
Da wir in unserer evolutionären Geschichte eigentlich immer nur natürliche Nahrungsquellen hatten, war ein Nährstoffmangel, wenn überhaupt, nur dann gegeben, wenn es Nahrungsknappheit gab. Genau dies war auch eine der Haupttodesursachen, denn vor Hunderten oder Tausenden von Jahren sind wir meist an Unterernährung gestorben, weil uns Energiereserven in Form von Fettdepots fehlten. Große Mengen an Zucker bringen dem Körper die beste und schnellste Möglichkeit, Körperfett einzulagern. Deshalb ist unser Gehirn darauf ausgerichtet, Zucker stets eine wichtige, wenn nicht sogar die wichtigste Bedeutung zu geben. Denk noch mal an das reife Obst und die Steinzeitmenschen. Sobald du also zuckerhaltige Nahrungsmittel isst, diese in deinem Darm aufgenommen wurden und über die Informationszentrale im Gehirn angekommen sind, wird die Information sein: »YEAH! Was für ein Glückstag! Es gibt viel Zucker und damit die Möglichkeit, Reserven zu sammeln und die Speicher zu füllen. Bleib dran, so lange du kannst!«

Du siehst, wir können nicht wirklich etwas dafür, dass unser Köper Zucker so sehr liebt. Das ist ein evolutionär überlebenswichtiges Programm. Nur dass es in unserer Gesellschaft heute anders als in der Steinzeit jeden Tag etwas zu essen und allzeit Zugriff auf Zucker gibt. Die Zeiten haben sich geändert, die Rezeptoren nicht. Eines haben alle Rezeptoren in unserem Körper gemeinsam. Wenn es Reize gibt, die sehr oft und in hohen Mengen vorkommen, dann gewöhnen sie sich an diesen Reiz oder sie reagieren nicht mehr so stark darauf, um die Empfangsstation (die Zelle) zu schützen. Um zurück zu einem natürlichen Körperzustand zu kommen, bei dem unsere Biochemie in eine gesunde Balance gelangen kann, ist es erforderlich, uns neu zu programmieren. Dabei müssen wir unsere Rezeptoren wieder darauf trainieren, welche Mengen gesund sind und in welchen Intervallen sie Informationen bekommen. Damit können sie in ihre ursprüngliche und natürliche Funktion zurückfinden. Heilfasten oder Intervallfasten ist ein hilfreiches Mittel, dies zu erreichen. Der Einfachheit halber empfehle ich an dieser Stelle intermittierendes Fasten, bei dem du an wenigstens drei Tagen in der Woche nur jeweils zwei Mahlzeiten pro Tag zu dir nimmst. Beispielsweise Mittag- und Abendessen.

Im Darm werden durch die dort angesiedelten Bakterien beispielsweise Vitamine aufgenommen, die zur Bildung wichtiger Botenstoffe notwendig sind. Serotonin ist so ein Botenstoff, der sich zu 90 Prozent in Magen und Darm befindet. Serotonin ist für unser Gehirn ein wichtiger Neurotransmitter, der unsere Stimmung, unseren Antrieb und auch unsere Bewusstseinslage beeinflusst. Studien haben herausgefunden, dass es einen Zusammenhang zwischen einer funktionierenden Darmflora und psychischer Stabilität gibt, der durch ausreichende Mengen Serotonin aufrechterhalten wird. Eine Studie aus dem Jahr 2019 zeigte bei einer Reduzierung des Serotonins im Darm eine gleichzeitige Reduktion im Gehirn. Die Wissenschaft hat einen Namen für die Verbindung zwischen Darm und Gehirn: die Darm-Hirn-Achse. Über diese Verbindung stehen Darm und Hirn in ständiger Kommunikation. Gerät das mikrobielle Gleichgewicht im Darm durcheinander, wirkt sich das nicht nur auf die Verdauung und das Immunsystem aus, es kann auch das Nervensystem beeinflussen.[19] Neueste Studien zeigen einen Zusammenhang zwischen Darmflora und Autismus sowie Entzündungsreaktionen oder Depressionen.[20,21]

Die Wirkungen einer gesunden Darmflora wurden auf vielfache Weise in Tierversuchen mit Mäusen untersucht, und es zeigt sich, dass eine gesunde Darmflora auch einen positiven Einfluss auf die Psyche nimmt. Bei Untersuchungen am Menschen konnten einige dieser Ergebnisse bestätigt werden. Menschen mit Depressionen oder depressiven Verstimmungen zeigen eine verringerte Serotoninwirkung im Gehirn, die schulmedizinisch über Medikamente wie Serotonin-Wiederaufnahmehemmer behandelt wird. Diese Medikamente wirken allerdings nur symptomatisch, indem sie an den Nervenverbindungen des Gehirns die Serotoninkonzentration an den synaptischen Spalten erhöhen, sie regulieren jedoch nicht die natürliche Produktion und Balance von Serotonin im Körper.
Ein gesunder Darm sorgt für eine gesunde Psyche. Das liegt auf der Hand, wenn wir uns klarmachen, dass der Darm als unser größtes und einziges Organ verantwortlich für die Aufnahme von Nährstoffen aus unserer Ernährung ist. Serotonin ist dabei nicht nur ein wichtiger Bestandteil für unser Gehirn und unsere Stimmung, sondern vor allem auch für die Fähigkeit unseres Darms, Nährstoffe aufzunehmen und dem Körper zur Verfügung zu stellen.

Viele B-Vitamine spielen in unterschiedlichen Stoffwechselprozessen eine wichtige Rolle. So kann beispielsweise ein Mangel an Vitamin B_6 auch Einfluss auf unsere Psyche haben, da es für die Bildung von wichtigen Botenstoffen wie zum Beispiel Serotonin oder auch GABA im Gehirn zuständig ist, die eine stresshemmende Wirkung haben. Vitamin B_6 kann aber nur gebildet werden, wenn der Darm gesund ist. Dasselbe gilt für andere B-Vitamine und selbstverständlich alle anderen Nährstoffe, die wir über unseren Darm aufnehmen wollen – wir können sie nur aufnehmen, wenn unser Darm dazu in der Lage ist. Ein fitter Darm sorgt also nicht nur für körperliche, sondern auch für geistige Fitness.

Warum dein Darm die Macht hat, dein Verhalten zu steuern

Dein Darm sendet Signale an dein Gehirn. Darüber hinaus ist er verantwortlich dafür, ein lebenswichtiges Hormon zu produzieren, durch das wir uns sicher und glücklich fühlen können. Im Kapitel zuvor habe ich bereits ausführlich über dieses Hormon gesprochen: Serotonin. Genau dieses Hormon wird zum größten Teil im Darm gebildet, und seine Produktion ist bei Menschen mit Übergewicht oft gestört oder reduziert. Das ist deshalb fatal, weil es Einfluss auf deine Gedanken und dein Befinden nimmt. Serotonin löst das Gefühl von Sicherheit aus und erfüllt damit eines der wichtigsten Grundbedürfnisse unseres Seins. Fehlt uns das Gefühl, in Sicherheit zu sein, antwortet der Körper mit Stress. Nun wirken Stresshormone auf Organe und Andockstellen (Rezeptoren) mit dem Ziel, dieses Problem so schnell wie möglich zu lösen. Der Darm sendet Signale ans Gehirn, um dich dazu zu bewegen, den Stress und

den Serotoninmangel zu beheben. Deshalb schickt er dich auf die Suche nach Nahrungsmitteln, die das Gefühl von Glück und Sicherheit erzeugen können. Das sind Kohlenhydrate, Süßigkeiten und insbesondere Schokolade. Solange dein Darm nicht im Gleichgewicht ist, ist damit auch dein »innerer Schweinehund« stärker als dein Wissen darüber, welches Essen gut für dich ist, was dich nährt und was du eigentlich essen solltest, um abzunehmen.
Dein Darm beeinflusst den »inneren Schweinehund« mit seinen Signalen maßgeblich. Nicht umsonst kommt dem Darm heute auch die Bedeutung eines zweiten Gehirns zu, das dafür Sorge trägt, dass es uns gut geht und wir ausreichend mit Energie und Nährstoffen versorgt sind. Voraussetzung dafür ist eine gesunde Darmflora. Wer also ständig Süßigkeiten und Fast Food futtert, viel Stress hat, regelmäßig Medikamente nehmen muss oder in den letzten Jahren häufig Antibiotika eingenommen hat, läuft Gefahr, aus der Balance zu geraten, sodass sich im Darm Bakterienstämme ansiedeln, die sich dann eben auch an genau die vorliegenden »Nahrungsmittel« anpassen. Ich schreibe »Nahrungsmittel« deshalb in Anführungszeichen, weil uns Fast Food keine Nährstoffe liefert, uns also nicht nährt. Manche Formen von Bakterien können dennoch daraus Energie gewinnen, die aber nicht unbedingt dem Gastgeber – also uns – zugutekommt.

Weitere Grundbedürfnisse des Menschen sind Geborgenheit und Vertrauen. Beides erzeugt in uns das Gefühl, zugehörig zu sein, und hemmt Stresshormone. Als soziale Lebewesen lieben wir das Leben in der Gemeinschaft und sind auf soziale Verbindungen angewiesen. So wie wir diese Verbindung in der Außenwelt (also in der Welt **um** unseren Körper herum) erfahren, so erfahren wir über biochemische Botenstoffe diese

Verbindung auch **in** unserem Körper. Das Hormon, das uns verbunden, geborgen, vertraut und zugehörig fühlen lässt, ist Oxytocin, das auch als das »Kuschelhormon« bekannt ist. Fühlen wir uns einsam und verlassen, wäre es hilfreich, wenn wir in unserem Körper das Hormon Oxytocin erzeugen könnten. Es wäre also so etwas wie eine ME-dizin (me = engl. für ich/mich), die in uns selbst entsteht. Das Faszinierende ist, dass wir die Menge an Oxytocin auf unterschiedliche Arten regulieren können. An dieser Stelle erkläre ich vorerst nur einen Weg, wie wir dieses Hormon erhöhen können. Später werde ich noch weitere Möglichkeiten aufzeigen, wie wir auf einfache, natürliche und wundervolle Weise Hormone in uns selbst produzieren können, die unseren Stress reduzieren, Einfluss auf unser Essverhalten nehmen und so wirken wie ein ME-dikament.

In dem Moment, in dem wir Nahrung zu uns nehmen, schüttet der Körper Oxytocin aus. Das erscheint logisch, denn schon von Geburt an haben wir mit der Nahrungsaufnahme auch das Gefühl von Geborgenheit in uns gespeichert – wenn wir auf der Haut unserer Mutter liegen und selig an der Brust trinken. Es gibt wohl kaum einen schöneren Ort für Babys, als ganz nah bei Mama zu sein und Nahrung zu sich zu nehmen. So reagiert unser Körper bis heute auf Nahrungszufuhr mit der Ausschüttung von Oxytocin, und wir fühlen uns in dem Moment beschützt und geborgen. In meiner Arbeit mit übergewichtigen Menschen höre ich immer wieder, dass sich viele von ihnen einsam, unglücklich oder verlassen fühlen. Diese Momente werden erträglicher, wenn sie etwas essen. Nahrungsaufnahme führt also zu einem besseren Gefühl, und Oxytocin ist dabei ein wichtiges Hormon, das mit diesen Gefühlen in Verbindung steht, was viele wissenschaftliche Studien belegen.

Verschiedene Arten von Hunger

Jeder Mensch kennt das Gefühl, hungrig zu sein. Aber wer von uns hat schon einmal existenziellen Hunger erlebt? Vielleicht noch unsere Eltern in der Nachkriegszeit, aber in Europa ist die Versorgung mit Nahrungsmitteln seit langer Zeit sicher. Ich möchte, um dich zu sensibilisieren und Hunger als Gefühl und Grundbedürfnis klarer einzuordnen, an dieser Stelle den Blick auf die Welt richten.

- Alle zehn Sekunden stirbt auf unserem Planeten ein Kind unter fünf Jahren an den Folgen von Hunger. Etwa 2 000 000 000 (2 Milliarden) Menschen leiden an Mangelernährung und 822 000 000 (822 Millionen) hungern.

Physiologischer Hunger

Experten unterscheiden drei Arten von physiologischem Hunger.

- *Chronischer Hunger* wird als Zustand dauerhafter Unterernährung bezeichnet. Dabei fehlt dem Körper nicht nur ausreichend Energie, sondern auch die nötige Versorgung mit Vitaminen, Mineralien, Spurenelementen oder auch sauberem Trinkwasser. Wasser ist das wichtigste Nahrungsmittel für unser Überleben, denn nach nur wenigen Tagen ohne Wasser verdurstet der Körper. Ohne Nahrung kommt der Körper, abhängig von den Energiereserven, mehrere Wochen aus.
- *Akuter Hunger* bezieht sich auf eine Energiezufuhr, die unter dem täglichen Kalorienbedarf liegt, der nach der Welthungerhilfe mit 1800 Kilokalorien bemessen wird.

Auch hier liegt ein Nährstoffmangel vor, da der Körper nicht ausreichend mit lebenswichtigen Nährstoffen versorgt werden kann.

- *Verborgener Hunger* bezeichnet den chronischen Mangel an wichtigen Nährstoffen. Dies betrifft auch Menschen in den modernen Industrienationen. Ursache dafür ist einseitige Ernährung, eine zu geringe Aufnahme von Gemüse, Obst und anderen nährstoffreichen Lebensmitteln. Ebenso kann eine gestörte oder kranke Darmflora einen chronischen Nährstoffmangel verstärken oder auslösen, da die Nährstoffe dann nicht mehr über den Darm aufgenommen werden können.

Hunger meldet sich immer dann, wenn unser Körper Energie und Nährstoffe benötigt. Der tägliche Kalorienbedarf ist von vielen Faktoren abhängig. Nicht nur die Körpergröße und das Gewicht bestimmen den Bedarf, auch die Körperkonstitution ist entscheidend. Muskeln benötigen mehr Energie als Fettzellen. Stress wirkt ebenso auf den Kalorienverbrauch mit ein. Dabei hat Stress viele Facetten. Hitze- oder Kältereize durch das Klima, psychoemotionaler und sozialer Stress, Entzündungen im Körper, Krankheit, sehr hohe oder sehr niedrige körperliche Belastungen sind ebenso Stressoren, die den Kalorienbedarf und Stoffwechsel beeinflussen. Jede einzelne Körperzelle ist von Energie abhängig und wird durch viele Faktoren beeinflusst, die nicht nur in unserem Körper ablaufen, sondern auch durch das beeinflusst werden, was außerhalb geschieht.

Einfach gesagt wirkt die äußere Welt auf die innere Welt (Stoffwechsel, Zellen, Organe, Gedanken, Gefühle), und umgekehrt nimmt die innere Welt Einfluss auf die äußere Welt (Natural Network, Verhalten, Sprache, Werte). Hunger signalisiert uns, dass unser Körper Bedarf an Energie und Nährstoffen hat. Essen wir natürliches Essen, sättigt uns das, und der Hunger vergeht. In unserem gut durchgetakteten modernen Leben essen wir allerdings häufig nicht, weil wir hungrig sind, sondern weil wir uns an ganz bestimmte Tagesabläufe angepasst haben. Frühstück nach dem Aufstehen, Mittagessen in der Mittagspause und abends zur geregelten Zeit Abendessen. Hast du in diesen Momenten wirklich Hunger oder folgst du nur dem Takt des Alltags?

Iss, wenn du hungrig bist!

So banal diese Aufforderung klingt, so wichtig ist sie. Alle »Ich muss jetzt essen, weil«-Konstrukte gehen an deinem natürlichen physiologischen Hunger vorbei. Frag dich jedes Mal, wenn du planst, etwas zu essen: »Bin ich wirklich hungrig?« Wenn du dir unsicher bist, achte einmal darauf, ob du vielleicht Durst hast, und trinke ein Glas Wasser. Und wenn du hungrig bist, nimm dir Zeit beim Essen und ernähre dich natürlich! Isst du nährstoffarme Lebensmittel, bekommt dein Körper nicht das, was er für ein optimales Funktionieren benötigt. Er wird dir so lange Hunger signalisieren, bis er Nährstoffe erhält. Erst dann ist er »satt«, weil gut versorgt.
Warte nicht auf den Heißhunger, sondern iss eine nahrhafte (natürliche) Mahlzeit, wenn sich dein Magen leer oder dein Kopf komisch leicht anfühlt. Iss nur so viel, bis du leicht gesättigt bist.

Eine besondere Form von Hunger – emotionaler Hunger

Manchmal müssen wir erst wieder lernen, wie sich körperlicher Hunger anfühlt. Probier es aus und iss einmal so lange nichts, bis du wirklich Hunger spürst. Wenn du häufig ans Essen denkst, ohne körperlichen Hunger zu haben, hast du es vielleicht mit einer besonderen Form von Hunger zu tun. Es gibt neben dem körperlichen Hunger noch eine andere Art, wie wir Hunger empfinden können, nämlich emotional. Auch hier geht es um Energie. Eine Emotion ist immer verbunden mit Energie, die in Bewegung geht. Was genau eine Emotion ist, wie sie entsteht, was das mit Energie zu tun hat und was der Unterschied zum Gefühl ist, werde ich dir im nächsten Kapitel noch genauer erklären. Emotionaler Hunger jedenfalls hat andere Auslöser als der physiologische Hunger, doch es gibt etwas, was beide miteinander verbindet. Beide resultieren aus einem Mangelzustand. Die Information, die dabei an das Gehirn gesendet wird, ist ähnlich: »Behebe den Mangel und stille das Hunger*gefühl.*«

Eine Auswahl unterschiedlicher Mangelzustände, die emotionalen Hunger auslösen können:
Trauer, Einsamkeit, Wut, Angst, Verzweiflung, Langeweile, Frust, Ärger, Scham, Hass, Schmerz, Orientierungslosigkeit, Hilflosigkeit, Mangel (materieller Art oder Gefühlsmangel), Verlust (Dissoziation), Tod.

Der natürliche Weg, diesen Mangel zu beheben, ist anders als beim physiologischen Hunger nicht Essen. Emotionalen Hunger stillst du über positive Gefühle. Aus meiner Sicht können alle Mangelzustände über diese Gefühle gelöst werden.

Gefühle, die emotionalen Hunger stillen können: Verbundenheit, Dankbarkeit, Nähe, Liebe, Geborgenheit, Anerkennung, Sicherheit, Schutz, Zugehörigkeit, Freude, Freiheit.

Lebensfreude entsteht, wenn wir diese positiven Gefühle liebevoll annehmen und in unserem Leben aktiv leben. Emotionale Mangelzustände entstehen, wenn wir versuchen, eine Emotion oder mehrere Emotionen zu verdrängen, oder wir von einer Emotion beherrscht werden, die Kontrolle über uns hat. Dahinter verbergen sich mehrere Gefahren, die weitreichende Folgen nicht nur für das Körpergewicht, sondern vor allem auch für die Gesundheit haben können. Die Wirkungen, die sie dabei über Psyche, Hormone, Stoffwechsel, Epigene und Gene auf unsere Zellen ausüben, können so massiv sein, dass sich daraus Krankheiten entwickeln können. Ein medizinisches Krankheitsbild, das sich durch psychoemotionalen Stress entwickeln kann, ist das Broken-Heart-Syndrom (Stress-Kardiomyopathie), das im schlimmsten Fall sogar zum Tod führen kann. Auslöser dafür sind Stresshormone, die einen Herz-Kreislauf-Stillstand verursachen können. Aber auch andere Erkrankungen wie Autoimmunerkrankungen, Adipositas, Herz-Kreislauf-Erkrankungen bis hin zu Krebs können durch emotionalen Stress entstehen.

Hunger, der durch Emotionen ausgelöst wird, hat eine enorme Energie. Je nachdem, welche Emotion in uns wirkt, kann diese Energie sehr kraftvoll sein und unterschiedlichste Wirkungen auf unsere Physiologie und Biochemie haben. Dies gilt für negative und positive Gefühle gleichermaßen. Dass Stress Stresshormone im Körper auslöst, weißt du sicherlich schon lange. Aber wusstest du, dass Liebe und Dankbarkeit sehr

starke Auswirkungen auf Hormone haben, die in uns positive Gefühle bewirken und erwiesenermaßen unsere Gesundheit fördern (Serotonin, Endorphin, Oxytocin)?
Essen bietet die Möglichkeit, Stress zu »entschärfen« und kurzzeitig positive Gefühle zu erzeugen. Nur lösen kann es den Stress nicht und auch nicht den generellen Mangel an positiven Gefühlen. Das ist ein Trugschluss. Ganz im Gegenteil; Stress und negative Gefühle durch Essen in Schach halten zu wollen, führt in einen negativen Kreislauf: Wir tun uns etwas »Gutes«, was gegen unser besseres Wissen geschieht, und verachten uns im Anschluss daran (weil wir es ja eigentlich besser wussten), was zu mehr negativen Gefühlen und mehr Stress führt. Die »Lösung« ist erneutes Essen – und das macht Abnehmen unmöglich. Die klassische Schulmedizin ist uns hierbei keine Hilfe, denn sie schenkt Emotionen und Gefühlen bislang wenig Aufmerksamkeit.
Anders ist es im Bereich der alternativen Medizin, bei Entspannungstechniken wie Yoga, Thai-Chi, Meditation oder auch bewusstem Körpertraining. Unterschiedliche wissenschaftliche Studien belegen, welche positiven Auswirkungen Meditation oder andere Praktiken auf den Körper haben. Wir können dadurch unsere eigene Apotheke biochemischer Botenstoffe herstellen, Energien bewegen und Epigene verändern und damit zu unserer eigenen ME-dizin werden.

Im folgenden Kapitel werden wir uns dem emotionalen Hunger widmen, wir werden uns die Macht und die Wirkungen von Emotionen genauer ansehen und auch die wissenschaftlichen Zusammenhänge damit verknüpfen. So kannst du Übergewicht nicht nur genauer verstehen, sondern auch ursachenbezogene Lösungen entwickeln, die weitaus wichtiger sind, als einen Ernährungs- oder Trainingsplan einzuhalten.

2

Emotionen als Ursache von Übergewicht

Die Welt der Emotionen wird im Bereich des Abnehmens bis heute wenig beachtet und in ihrer Wichtigkeit unterschätzt. Solange der Fokus nur auf Ernährung und Bewegung liegt, wird es keine tiefgehenden und schon gar keine nachhaltigen Gewichtsveränderungen geben. Es ist wichtig zu verstehen, dass unterdrückte oder eingesperrte Emotionen immer wieder Verhaltensmuster auslösen, die Übergewicht begünstigen. Erst wenn es uns gelingt, diese Gefühle zu erkennen, wird es möglich sein, gesundes und positives Essverhalten zu erreichen.

Gefühl und Emotion – Was ist der Unterschied?

»Gefühl oder Emotion ist doch das Gleiche. Oder nicht?« Das höre ich immer wieder, wenn es um diese beiden Worte geht. Die Frage ist: Stimmt das? Ist ein Gefühl wirklich das Gleiche wie eine Emotion? Oder ist diese Unterscheidung nur etwas, das sich Wissenschaftler ausgedacht haben, um ein und demselben Ding eine unterschiedliche Bedeutung zu geben? Das erste Mal in Kontakt mit der Unterscheidung dieser beiden Worte kam ich vor etwa acht Jahren, als ich eine Fortbildung in England besuchte und der Seminarleiter davon sprach, dass es da einen Unterschied gebe zwischen *feeling* und *emotion*. In der englischen Sprache wird der Unterschied auch schneller deutlich, weil uns bei *emotion* das Wort *motion* ins Auge springt. In der deutschen Sprache ist dies gar nicht so offensichtlich. *Motion* heißt aus dem Englischen übersetzt Bewegung, und genau diese Bedeutung ist wichtig, was ich gleich genauer erklären werde. Im Lateinischen kommt Emotion von *emovere*, was herausbewegen und emporwühlen bedeutet. Häufig wird im Englischen auch der Anfangsbuchstabe E von Emotion mit dem Wort *energy* in Verbindung gebracht. Für mich ergibt dieser Gedanke total Sinn, denn um etwas zu bewegen, braucht es Energie.

Babys und Kleinkinder sind noch nicht in der Lage, ihre Emotionen über ihren willentlichen Verstand zu beeinflussen oder zu unterdrücken. Sind sie hungrig oder durstig, bringen sie sich über ihre Emotionen zum Ausdruck. Die Art und Weise der Körpersprache wird zu Beginn noch eher zurückhaltend sein, um auf sich aufmerksam zu machen. Erfolgt dann von Mama oder Papa nicht die erhoffte Reaktion, verändert sich das zurückhaltende Glucksen in ein Quengeln oder Schreien. Folgt auch dann keine angemessene Reaktion, wird das Schreien lauter und energischer, und auch der Körper des Babys wird sich energischer bewegen und zum Ausdruck bringen. Sobald man sich des Kindes annimmt und die Grundbedürfnisse gestillt werden, wird es auch dann für alle Beteiligten stiller, und die nervenaufreibende Energie beruhigt sich wieder, was sich unvermittelt auch an der Körpersprache zeigt. Was das Baby noch nicht sagen kann, »sagt« sein Körper.

Neben diesem Beispiel gibt es weitere Situationen, in denen sich Kinder vor allem über die Sprache des Körpers zum Ausdruck bringen. Angst wird anders ausgedrückt als das Bedürfnis nach Nahrung, wobei sich auch Angst entwickeln kann, wenn kein Körperkontakt stattfindet. Das Bedürfnis des Kindes, möglichst viel Körperkontakt zu haben, wird durch Lächeln und andere positive Ausdrucksformen »formuliert«, was die Eltern und andere Schutzpersonen dazu bringt, für das Kind zu sorgen. Dieses Verhalten ist angeboren und hat starke Auswirkungen auf das Immunsystem und den Umgang mit Stress im späteren Leben.

All diese emotionalen Verhaltensweisen sind in unseren Zellen genetisch verankert, um unsere Grundbedürfnisse und auch unser Überleben zu sichern. Du weißt es bereits aus Kapitel 1, aber ich wiederhole es noch einmal, da unsere Grundbedürfnisse als Motivatoren für unser Verhalten immens wichtig sind: Wärme, Schutz, Sicherheit, Nahrung, Körperkontakt, Körperhygiene, Verbindung. Das Verhalten aufgrund unserer Grundbedürfnisse passiert instinktiv und unverzüglich, und wir können nicht *nicht* kommunizieren. Solange wir Energie in uns haben, die sich durch unseren Körper bewegt, bringen wir uns durch sie zum Ausdruck. Emotionen sind damit ein wichtiger Teil von Körpersprache, Mimik und Verhalten. Wir behalten unser gesamtes Leben bestimmte emotionale Bewegungsmuster bei. Diese nennt man Mikromimik oder auch Mikroexpression, und darunter versteht man kleinste Bewegungen, die insbesondere in unserem Gesicht zum Ausdruck kommen.

Der amerikanische Anthropologe und Psychologe Paul Akman untersuchte den Ausdruck von emotionalen Mustern und beschreibt sieben Grundemotionen: Ekel, Angst, Ärger, Traurigkeit, Verachtung, Freude und Überraschung. Nach Akman bleiben diese Grundemotionen unser Leben lang bestehen und sind universell. Das bedeutet, sie sind kulturübergreifend und werden weltweit von Menschen direkt und unbewusst erkannt und interpretiert. Ein Lächeln oder der Ausdruck des Erschreckens wird von Völkern im südamerikanischen Regenwald genauso verstanden wie in Australien oder Norwegen. Es ist nahezu unmöglich, diese Grundemotionen zu lenken, zu unterdrücken oder zu kontrollieren. Sie sind so eng mit unserem Unterbewusstsein und unseren körperlichen, energetischen Reaktionen verbunden, dass wir sie nicht beeinflussen können. Es gibt Spezialisten, die in der Lage sind, kleinste Veränderungen in Körpersprache und Mimik zu deuten, wodurch sie Emotionen einordnen und sogar erkennen können, ob jemand die Wahrheit sagt oder lügt. In diesem Zusammenhang passt das Sprichwort »Kinder lügen nicht«. Dass das stimmt, wird nachvollziehbar, wenn man den Unterschied zwischen Emotionen und Gefühlen versteht.

Emotionen sind die Sprache unseres Körpers

Über Emotionen drückt sich unser Körper aus. Mimik, Gestik und Verhalten. Emotionen bringen uns in Bewegung und sind damit ein wichtiger Antreiber für das, was wir tun. Emotionen sind Energien, die sich durch unseren Körper bewegen. Solange wir diese Energien nicht bewusst wahrnehmen und erspüren, bewegen sie sich unterhalb unseres Bewusstseins und sind somit für uns *unbewusst*. In dem Moment, in dem wir uns dieser Energien bewusst werden und sie spüren – wie zum Beispiel eine Anspannung im Magen oder ein Kribbeln in den Händen, einen Kloß im Hals oder Schmetterlinge im Bauch –, können wir die Emotionen lokalisieren. Nun wird uns also die Bewegung unseres Magens, der sich gerade zusammenzieht, bewusst. Oder wir spüren, wie sich unsere Kehle zuschnürt und uns »die Spucke wegbleibt«, weil der Mund ganz trocken wird.
Im Laufe unserer Kindheit lernen wir, unsere Gefühle zu deuten und mit Worten zu benennen. Als Baby und Kleinkind können wir das noch nicht. Dennoch fühlen wir die Emotionen, die sich durch unseren Körper bewegen. Unsere Eltern können unsere Emotionen deuten und sagen dann: »Oh, jetzt hast du dich aber erschreckt!« oder »Meine Güte, bist du bockig und wütend. Ich mag das gar nicht!« Irgendwann haben die Worte Angst, Wut, Zorn, Freude, Glück oder

Liebe für uns eine Bedeutung, und wir können ihnen Empfindungen zuordnen – die Gefühle.

Emotionen und Gefühle

Emotionen sind die Sprache des Körpers. Gefühle sind die Sprache des Geistes, des Bewusstseins und der gesprochenen Sprache. Emotionen sind eine Form von Energie, die wir auf Zellebene erfahren. Durch unser Bewusstsein lernen wir, Emotionen zu deuten, zu erkennen und als Gefühle zu benennen.

Eine Emotion kann unterschiedliche Gefühle »produzieren«:
Emotion: ein Ziehen im Magen
Gefühle: »Ich habe Hunger!«, »Ich bin nervös …«, »Ich habe Angst vor der Höhe!«, »Ich bin verliebt«, »Ich habe ein komisches Gefühl bei der Sache«, »Ich bin aufgeregt und gespannt«.

Wir benennen die Energien, die sich in unserem Körper und uns in Richtung eines bestimmten Verhaltens bewegen, mit Worten, die unser Empfinden ausdrücken. So werden Emotionen zu Gefühlen.

Es gibt eine spannende Studie aus dem Jahr 2014, in der 700 Asiaten und Europäer zu unterschiedlichen Gefühlen untersucht und befragt wurden. Es zeigte sich, dass die Gefühle an ähnlichen Punkten im Körper und in ähnlicher Intensität spürbar waren. So spürten die Teilnehmer Angst, Wut, Freude oder Liebe auf sehr ähnliche Art und Weise. Es scheint also bei uns Menschen eine Art universelles Empfinden von Emotionen zu geben. Das ergibt Sinn, denn es hilft unserer Lebensform Mensch sehr, wenn wir in Europa, Amerika, Afrika, Südamerika oder Asien Wut oder Ärger bei jemandem erkennen. Es wäre nicht besonders förderlich für unsere Evolution gewesen, wenn die menschlichen Empfindungen von Land zu Land oder Kontinent zu Kontinent anders zum Ausdruck gebracht würden. Die Vorstellung, dass wir jemanden, der lächelt, als offen, freundlich und einladend empfinden, er aber eigentlich voller Wut und Zorn ist, würde sicher zu Konflikten und unschönen Auseinandersetzungen geführt haben. Gut, dass die Natur dies für uns eindeutig eingerichtet hat.

Neben dieser universellen emotionalen Körpersprache gibt es allerdings noch eine innere Form, mit der wir uns erfahren. Ich nenne sie *Eindruck*, weil das klarer beschreibt, was dabei in uns passiert. Jeder Mensch sammelt in seinem Leben unterschiedliche Erfahrungen, und wir alle haben ein absolut individuelles Erfahrungsrepertoire. Anders ausgedrückt haben wir alle unser ganz eigenes, persönliches Archiv, in dem die unterschiedlichsten Erlebnisse abgelegt sind. Alles, was wir in unserem Leben erfahren, hinterlässt Spuren. Manche sind kurz nach dem Erlebnis gleich wieder verschwunden und hinterlassen nur kleinste Eindrücke. Andere Spuren wiederum sind tief, und der Eindruck ist deutlicher zu sehen. Ein Unfall, den wir nur mit viel Glück überlebt haben, hinterlässt tiefe Spuren in Körper und Unterbewusstsein.

Die Eindrücke, die wir in unserem Archiv speichern, nehmen wir über unsere Sinne auf. Was haben wir gesehen, gehört, gerochen, geschmeckt oder gefühlt? Die Erfahrung wird mit verschiedenen Markierungen versehen, vor allem, je intensiver das Erlebnis war. Besonders an das Feuerwerk der Emotionen, das beim ersten Verliebtsein durch unseren Körper sprühte, können wir uns gut erinnern.

Im Laufe unseres Lebens sammeln wir also viele, sehr viele Erfahrungen in den unterschiedlichsten Situationen und Momenten. Und es gibt immer eine *erste Erfahrung*. Häufig sind diese ersten Erfahrungen sehr prägend, weil ein starker Reiz in Verbindung mit einem sehr emotionalen Anteil vorlag. Das bedeutet, dass die Menge der Energie, die durch unseren Körper strömt oder schießt, bleibende Spuren hinterlässt. Ein Windzug ist nicht besonders »aussagekräftig«. Ein Sturm oder gar ein Orkan hingegen schon. Ein ruhiges Gespräch ist relativ unspektakulär, aber das Verhalten eines Vaters, der cholerisch ist und sich häufig laut und sehr aggressiv verhält, kann in unserem Körper und Unterbewusstsein eingespeichert und dort als kleine Filmrolle im Archiv immer wieder abgespielt werden. Dadurch wird erklärbar, warum wir als Erwachsene in Situationen, in denen jemand laut oder aggressiv ist, unser Verhalten so anpassen, wie wir dies als Kind getan haben, als wir unseren Vater cholerisch erlebt haben. Unser Unterbewusstsein interpretiert das Verhalten des lauten Gegenübers und ordnet es unmittelbar dem zu, was wir Nützliches und Sinnvolles in Bezug auf diese Situation gelernt haben. So kann es sein, dass wir uns dann »kleinmachen«, still werden und uns dem Aggressor gegenüber unscheinbar und unterwürfig zeigen. Dies wird sich auch durch unsere Mimik und Körpersprache zum Ausdruck bringen.

Auch wenn wir uns möglicherweise oft genug wünschen, uns endlich einmal aufzurichten gegenüber jemandem, der sich aggressiv und laut verhält, ist unser gelerntes Programm des Kleinmachens stärker. Das kann uns im erwachsenen Bewusstsein auf Dauer unzufrieden stimmen und sogar weitere Gefühle von Hilflosigkeit, Wut oder Verzweiflung erzeugen, die wir gegen uns selbst richten. Erkennen wir diese Emotionen nicht als Relikte der Vergangenheit, versuchen wir, das Unbehagen,

Emotionen und Gefühle

Emotionen sind Energien in unserem Körper, die sich bewegen.

(Das Herz schlägt jeden Augenblick, ohne dass wir uns dessen bewusst sind.)

Emotionen erzeugen Bewegung in unserem Körper.

(Verliebt sein lässt das Herz schneller schlagen.)

Emotionen bewirken, dass wir unseren Körper in Bewegung bringen.

(Verliebt sein bewegt uns zu dem Menschen unserer Begierde.)

Emotionen erzeugen Wirkungen auf andere Menschen.

(Mit etwas Glück erzeugen unsere positiven Emotionen Interesse bei unserem Gegenüber.)

Emotionen können aus uns herauskommend andere Menschen in Bewegung versetzen.

(Im besten Falle entwickelt sich ein Verliebtsein beim Gegenüber.)

In dem Moment, in dem wir uns unserer Emotionen bewusst werden, können wir ihnen eine Bedeutung geben.

(»Ich habe Schmetterlinge im Bauch.«)

Erhalten Emotionen eine Bedeutung, können wir sie als Gefühl benennen.

(»Ich bin verliebt und von Kopf bis Fuß auf Liebe eingestellt.«)

Gefühle helfen uns dabei, uns bewusster wahrzunehmen, und geben uns die Möglichkeit, unser Verhalten zu lenken.

(»Ich bin Hals über Kopf verliebt, warte aber erst einmal ab, bis ich meine Gefühle offenbare.«)

das durch sie entsteht, mit Mitteln zu lösen, die mit der Ursache nichts zu tun haben: Wir entwickeln ein Verhalten, das uns zum Beispiel zum Essen treibt, um über bestimmte Nahrungsmittel bessere Gefühle zu bekommen. Vor allem Zucker sorgt dafür, dass wir uns besser fühlen. So kann es passieren, dass wir beginnen, schlechte Gefühle mit Nahrungsmitteln zu verändern bzw. zu betäuben. Je nachdem, in welcher Intensität und Häufigkeit wir das tun, nimmt das Einfluss auf unser Körpergewicht und auf unsere Lebensenergie.

Warum wir nicht tun, was wir (besser) wissen

Menschen, die das Ziel haben, abzunehmen, wissen sehr genau, was sie essen sollten und wie viel Bewegung gut wäre, um Körperfett zu verlieren. Sie sind sich dessen bewusst, dass ihr Ernährungs- und Bewegungsverhalten möglicherweise einiger Verbesserungen bedarf. Womöglich tun sie sogar schon sehr viele Dinge, die »richtig« sind, und trotzdem wird die Zahl auf der Waage nicht kleiner. Es fällt ihnen schwer, etwas zu verändern. Irgendetwas hindert sie daran.

Wie kann es sein, dass wir trotz unseres messerscharfen Verstandes nicht das tun, was uns guttut und uns unsere Ziele erreichen lässt? Wieso fällt es so schwer, bestimmte Essgewohnheiten abzulegen oder ein anderes Bewegungsverhalten anzufangen? Am Wissen liegt es nicht. Am Bewusstsein auch nicht. Woran liegt es dann? Es geht um etwas, das *nicht* offensichtlich ist. Es scheint etwas zu geben, das sich in uns versteckt und auf mysteriöse Art und Weise lenkt. So etwas wie eine

Fernsteuerung, die per Knopfdruck den Kanal ändert und ein anderes Programm abspielt. Was aber ist es, was uns zu augenscheinlich unvernünftigem Verhalten treibt und daran hindert, unsere Ziele oder unseren Wunschkörper zu erreichen?
Es ist etwas, das sich unterhalb unseres Bewusstseins abspielt und an das wir nicht so einfach herankommen. Unter dem Bewusstsein liegt das Unterbewusstsein. Doch was genau ist das Unterbewusstsein? Noch wichtiger ist die Frage, *wie* es arbeitet und *wofür* es das tut. Dafür ist es wichtig, noch einmal daran zu denken, dass unser Gehirn und unser Körper darauf ausgerichtet sind, Energie zu sparen. Je mehr Energie wir einsparen, desto mehr können wir die frei werdende Energie nutzen, um unser Leben zu gestalten. Wir haben dann mehr Kraft, mehr Ausdauer, mehr Kreativität und mehr Möglichkeiten, Dinge oder uns selbst zu bewegen.

Einfach gesagt: Je mehr Energie wir zur Verfügung haben, desto mehr können wir erschaffen (leisten).

Nun ist es häufig so, dass viele Menschen antriebslos sind, unmotiviert oder sich geschwächt fühlen. Oder es ist – wie im einleitenden Beispiel beschrieben – so, dass sie, *obwohl* sie *wissen*, was besser wäre, nicht das tun, was sie *wissen,* sondern sich *trotzdem* ungesund ernähren und sich *trotzdem* zu wenig bewegen. Veränderung ist anstrengend …
Eine effiziente Möglichkeit für unser Gehirn, Energie zu sparen, ist das Aneignen von Gewohnheiten. Sobald wir uns an etwas gewöhnt haben, brauchen wir nicht mehr lange darüber nachzudenken, was wir tun müssen oder wie und wofür wir etwas tun. Zähneputzen ist dafür ein einfaches und greifbares Beispiel. Warum wir es tun, ist klar: Es dient dazu, möglichst lange gesunde Zähne zu haben, damit wir in der Lage sind,

Nahrungsmittel zu zerkauen und Magen und Darm optimal auf die Verwertung von Nährstoffen vorzubereiten. Wir vermeiden damit unangenehmes Bohren und Schmerzen beim Zahnarzt. Darüber hinaus helfen uns gesunde und weiße Zähne in der Kommunikation mit anderen Menschen, denn sie lassen uns sympathisch wirken. Wir fühlen uns damit zugehörig und nicht ausgeschlossen – vor allem deshalb, weil wir in Gesellschaft freizügig lachen und unsere Zähne zeigen können. Wer sich beim Lachen schämt, die Zähne zu zeigen, unterdrückt damit auch automatisch das freie und positive Gefühl, was mit dem Lachen einhergeht. Zähneputzen ist also absolut sinnvoll und hilft uns auf vielen Ebenen, gesund zu bleiben, soziale Bindungen zu stärken, Nährstoffmängel zu vermeiden und darüber hinaus unangenehmen Situationen zu entgehen, die bei einem Zahnarztbesuch entstehen können.
Aber all diese Dinge machen wir uns ja nicht vor oder während des Zähneputzens bewusst, sondern unser Unterbewusstsein hat gespeichert, dass dieses Verhalten Vorteile für uns hat, und deshalb – und wegen der Gewohnheit, die uns unsere Eltern aus eben genannten Gründen konsequent beigebracht haben – investieren wir morgens und abends wenigstens jeweils drei Minuten unserer Zeit in all diese Vorteile. Wenn wir all das vor jedem Zähneputzen durchgehen wollten, verlören wir Zeit und Energie. Noch mehr Zeit und Energie würden wir verlieren, würden wir beginnen, Vor- und Nachteile abzuwägen – oder lange Sitzungen beim Zahnarzt zu absolvieren. Effizient ist also, dieses Verhalten als *sinnvoll und nützlich* zu speichern und als Gewohnheit zu etablieren. Ohne Wenn und Aber und ohne sich viele Gedanken darüber machen zu müssen. Damit wandert ein Verhalten aus unserem Bewusstsein in die Ebene des Unterbewusstseins.

Unser Unterbewusstsein – das Archiv des Lebens

In unserem Unterbewusstsein sind wie in einem Archiv alle möglichen Bücher und Filmrollen eingelagert, die die unterschiedlichsten Geschichten enthalten, die wir im Laufe unseres Lebens erlebt haben. Viele davon haben wir selbst geschrieben. Andere haben wir geschenkt bekommen. Mehr noch. Es gibt sogar sehr alte Geschichten, die wir als Erbe von unseren Eltern, Großeltern und den Generationen davor übernommen haben. Täglich greifen wir auf die dort lagernden Bücher und Filme zu und tauchen in die Geschichten und Märchen unseres großen unterirdischen Archivs ein, das wir Unterbewusstsein nennen. Wir finden dort Kurzfilme über das Zähneputzen, wie wir ordentlich am Tisch sitzen, wie es Messer und Gabel zu halten gilt oder warum Schmatzen und Rülpsen beim Essen nicht besonders vorteilhaft sind.

In unserem Archiv finden wir auch Bücher über den Sinn des Lebens. Manchmal können wir das Gefühl haben, als würden dort einige Seiten fehlen. Wir können uns schnulzige Filme ansehen darüber, was es bedeutet, verliebt zu sein, oder auch Romane über Traurigkeit, Einsamkeit und Verlassenheit lesen. Es gibt sogar Bücher, die uns weismachen wollen, dass wir bestimmte Dinge nicht können oder ganz besonders gut können. Beispielsweise, dass wir *nicht* für Sport geboren sind, aber *dafür*, dick zu sein, weil unsere Familie schon immer dick war. Manche Geschichten ergeben Sinn, helfen uns und machen uns stark. Andere erscheinen uns sinnlos, beengen uns, machen uns schwach oder zwingen uns in ein Verhalten, das wir nicht tun wollen.

All das findet unabhängig von unserem Verstand statt. Da

wäre es doch spannend, Wege zu finden, um in unserem unterirdischen Archiv die Geschichten und Märchen aussortieren zu können, die uns blockieren. In den nächsten Kapiteln werde ich dir zeigen, wie das funktioniert und was du tun kannst, um in deinem Archiv ordentlich aufzuräumen und dich von emotionalen Blockaden zu befreien, die dein Essverhalten beherrschen.

Gefühle – der Cocktail unserer Emotionen

Warst du schon einmal in einer richtig guten Cocktailbar? Exzellente Barkeeper sind so etwas wie Sterneköche. Sie verstehen es, mit der richtigen Auswahl an Zutaten und einer entsprechenden Zubereitung ein unglaubliches Geschmackserlebnis zu zaubern. So ist es auch mit unseren Gefühlen. Ein Gefühl kannst du dir vorstellen wir einen Cocktail auf Basis von Emotionen. Dabei entscheiden die Menge und die Art der Emotion darüber, wie das Gefühl erlebt wird.
Um es dir an einem einfachen Beispiel zu verdeutlichen, nehme ich das Gefühl der Freude. Du kannst dich sicher an Situationen erinnern, in denen du dich gefreut hast. Vielleicht hast du dich darüber gefreut, in der Schule eine gute Note bekommen zu haben, oder es hat dich gefreut, einen guten Freund nach längerer Zeit wiederzusehen. Möglicherweise gibt es auch einen Lieblingsort, der in dir Freude aufsteigen lässt. Und im besten Falle empfindest du gerade Freude beim Lesen dieses Buches, weil du denkst, dass es dazu beitragen kann, deine Lebensfreude nachhaltig wachsen zu lassen.
Es gibt unzählige Momente, in denen du Freude gespürt hast,

und jeder einzelne wird sich ähnlich, aber doch unterschiedlich anfühlen. Das Rezept ist ein anderes. Also die Menge und die Art und Weise der Zutaten, um deine Emotionen zu variieren. Dabei gibt es kein Standardrezept. Gefühle sind von Mensch zu Mensch unterschiedlich, da sie davon abhängig sind, wie und mit welcher Intensität wir Gefühle erleben. Genau das macht uns individuell, denn jeder Mensch hat sein ganz persönliches Rezept für den Cocktail Freude, Mut, Glück, Angst, Sorge, Leichtigkeit, Vertrauen und all die anderen Gefühle. Jede Erfahrung unseres Lebens bringt eine unterschiedliche Würze und einen ganz eigenen Geschmack mit sich. Was dem einen schmeckt, muss dem anderen nicht auch schmecken. Es heißt nicht umsonst, dass Geschmäcker verschieden sind, und das betrifft auch unsere innere Welt.

Neben dem, was wir selbst erfahren und fühlen, gibt es noch einen anderen Teil, der uns in der Art und Weise beeinflusst, wie wir Gefühlscocktails entwickeln. So wie ein Sternekoch oder ein Barkeeper von jemandem sein Handwerk lernt, so tun wir das auch. Denn wir lernen vor allem in den ersten Lebensjahren, was unsere Eltern und andere Respektspersonen uns mit auf den Lebensweg geben und welche Werte für sie wichtig und richtig sind. Durch ihre Vorgaben lernen wir überhaupt erst, Gefühlen eine Bedeutung zu geben. Wer Limette, Rum, Rohrzucker und Eiswürfel in einer bestimmten Art und Weise und Dosierung mixt, wird einen Cocktail erhalten, der Caipirinha heißt. Der Name gibt also den Zutaten und der Mischung eine verständliche Bedeutung, sodass der Barkeeper auch weiß, was er zubereiten darf, wenn du an der Theke deine Bestellung aufgibst. So ist es auch mit unseren Gefühlen. Wir lernen, was Angst, Freude, Liebe, Mut, Ärger, Zorn, Wankelmut, Hochmut, Stolz oder Arroganz ist. Wir erfahren immer mehr über die unterschiedlichen Rezepte der

Gefühlswelt des menschlichen Seins und können damit unsere Welt besser verstehen. Diese Bedeutungen geben uns eine Orientierung im sozialen Miteinander, und sie bilden in uns eine individuelle Landkarte, die uns sagt, wie wir die Welt um uns herum sehen. Wir können damit das Verhalten von anderen Menschen einordnen und für uns nachvollziehen.

Da, wie wir bereits festgestellt haben, jeder Mensch individuell ist, hat er auch seine ganz eigene, absolut einzigartige Landkarte von seiner Welt – ganz klar, denn wir alle nehmen unterschiedlich wahr und bewerten individuell. Wer dem einen sympathisch erscheint, kann jemand anderem unsympathisch sein. Es kann sein, dass jemand sein Gegenüber als arrogant und eingebildet empfindet, während ein anderer diese Wahrnehmung überhaupt nicht teilt. Wieder jemand wirkt auf den einen unsympathisch, weil er verschlossen und zurückhaltend ist, während er von jemand anderem als ruhig und friedlich empfunden wird. Wer redselig und aufgeschlossen ist, kann als aufdringlich (»Der redet aber viel, wenn der Tag lang ist!«) oder auch freundlich (»Was für ein offener Mensch!«) angesehen werden.

Wir vergleichen die Welt, die wir erleben, mit dem, was wir auf unserer Karte ablesen können. Unsere Landkarte hilft uns, uns zu orientieren, und unsere Cocktails können uns auf der Reise durch die Welt das Leben versüßen oder versalzen. Je nachdem, welche Gefühlscocktails wir täglich zu uns nehmen, macht das Reisen Spaß, oder es macht die Reise zu einem anstrengenden Durcheinander. Im schlimmsten Fall hat man das Gefühl, die Orientierung verloren zu haben, fast so, als sei man durch den ein oder anderen Cocktail etwas angetrunken und benebelt. Das Tolle ist, dass wir Einfluss darauf nehmen können, welche Gefühle wir fühlen, also ob wir einen schmackhaften Cocktail zu uns nehmen oder einen, der uns bitter aufstößt. Wir haben die Fähigkeit, frei zu entscheiden, und können damit unsere Körperchemie lenken und verändern. Diese bewusste Veränderung kann eine sehr starke Wirkung haben und ein wichtiges Werkzeug auf dem Weg zum Wohlfühlgewicht sein. Um dir zu verdeutlichen, wie Emotionen und Gefühle wirken, warum Erinnerungen zu den Zutaten deines persönlichen Cocktails gehören und wie sie deine ganz persönliche Kartografie auf deiner Landkarte kreieren, möchte ich dich zu einer Übung einladen.

ÜBUNG – Ruhe finden

Schließe deine Augen. Nimm langsam fünf tiefe und bewusste Atemzüge. Folge aufmerksam deinem Atem und spüre, wie er in dich hinein- und wieder aus dir herausströmt. Nimm deinen Körper wahr. Gib dir für diesen Prozess ein paar Minuten Zeit, bis du das Gefühl hast, ruhig oder ruhiger zu sein. Begib dich dann gedanklich an einen Ort, an dem du gerne bist, und verweile dort, so lange du möchtest. Sobald du das Gefühl hast, dass es genug ist, kannst du dich aus deinen Gedanken wieder lösen. Nimm noch einmal fünf tiefe Atemzüge und komm mit jedem Atemzug langsam wieder im Hier und Jetzt an. Öffne deine Augen.

Hast du dir Zeit gegeben, um in das Gefühl der Ruhe zu kommen? Wie hast du das gemacht? Hast du an etwas gedacht, was du schon einmal erlebt hast? Über welche Sinne bist du zum Gefühl der Ruhe gekommen? Hast du etwas gesehen oder gehört? Vielleicht hast du auch etwas geschmeckt oder gerochen. Womöglich hast du auch etwas auf deinem Körper gespürt, vielleicht die Wärme von Sonnenstrahlen oder einen sanften Wind, der über die Haut streichelt? Vielleicht hast du auch gespürt, wie sich *in* deinem Körper das Gefühl von Ruhe

anfühlt und was sich dadurch im Körper verändert. Du wirst dich wahrscheinlich an eine Situation erinnert haben, in der du das Gefühl der Ruhe empfunden hast.
Mit einer Übung wie dieser mixt du in deinem Körper eine biochemische Rezeptur, die dir das Gefühl der Ruhe vermittelt und erlebbar macht. Damit lenkst du ein Gefühl über deinen Verstand. Ruhe ist übrigens auch eine Form von Bewegung. Nur eben eine langsame, ruhige Form der Bewegung. Deine Atmung beruhigt sich, dein Herz schlägt langsamer, und dein Blutdruck sinkt. In diesem Zustand kann der Körper höhere Mengen an Immunzellen produzieren und Entzündungsprozesse verringern.
Studien, die Wirkungen von Meditationen auf Heilungsprozesse untersucht haben, zeigen, dass sich durch meditative Zustände oder auch Qigong-Übungen die Körperchemie dahingehend verändert, dass verschiedene Entzündungsmarker, die im Blut nachweisbar sind, reduziert oder Enzyme, die unsere DNA schützen, erhöht werden. Ruhe hat einen positiven Effekt auf unser Immunsystem. Wir sind in der Lage, durch bewusste Entscheidungen positive Gefühle zu fühlen, die dann in unserem Körper erinnert werden und als Emotionen und Energie in Bewegung kommen – und damit unsere Körperchemie verändern. Damit können wir nicht nur etwas Gutes für unsere Gesundheit tun, sondern auch maßgeblich Einfluss auf unser Körpergewicht nehmen. Alte Erinnerungen und Lebenserfahrungen blockieren uns jedoch oft darin, positiv zu denken und damit entsprechende Gefühle und eine heilende Körperchemie zu produzieren.
Deshalb ist es wichtig, dich von Emotionen zu lösen, die dich blockieren, denn blockierte Emotionen haben die Fähigkeit, dich in Verhaltensmustern gefangen zu halten, die dich in ein Essverhalten treiben, was du nicht mehr steuern kannst.

Selbst der kleine Schweinehund, der dich hier und dort etwas naschen lässt, steht in Zusammenhang mit deinen Emotionen und Lebenserfahrungen, die dich zu dem Menschen machen, der du bist. Mit allen Ecken, Kanten und Verhaltensmustern.

Wie wir Lebenserfahrungen in unserem Körper über Emotionen speichern

Ich werde mich wahrscheinlich mein gesamtes Leben an meine allererste Tiefschneeabfahrt mit meinem Snowboard erinnern. Diese Abfahrt schenkte mir ein Gefühl, das ich bis zu diesem Zeitpunkt noch nie erlebt hatte. Es fühlte sich an, als würde ich sanft durch Wolken gleiten. Fast so, als schwebte ich. Dieses sanfte Gefühl unter mir und die weichen Bewegungen, die ich im fluffigen Schnee vollführen konnte, waren traumhaft. Das Geräusch des dahinstiebenden Pulverschnees und die Schneekristalle, die nach jedem Bogen, den ich machte, in die Luft wirbelten und hinter mir in der Sonne glitzerten, werden für immer in mir gespeichert sein. Auch jetzt, während ich diese Zeilen schreibe, fühle ich mich in die Situation zurückversetzt, als ich auf meinem Brett stand und jeden einzelnen Moment mit all meinen Sinnen in mir aufsog. Mein gesamter Körper war hoch sensibilisiert auf das, was da gerade passierte. Meine Körperbewegungen, die sprudelnde Energie, die ich in meinem Körper spüren konnte, die kalte Luft und der Geruch von Schnee, das Glitzern der Eiskristalle und die Kälte auf meiner Haut. Momente und Gefühle, die mich wirklich be-**Eindruck**-ten! Eindrücke für mein Unterbewusstsein, die mich seitdem begleiten und in mir bis heute eine tiefe Faszination, Neugierde und Lust auslösen, wieder mit meinem Snowboard ein paar sanfte Turns in den Tiefschnee zu ziehen.

Dies sind positive Eindrücke, die wir erleben und die in unserem Archiv abgelegt werden. Mir ist an dieser Stelle wichtig zu verdeutlichen, dass wir diese Eindrücke und damit uns selbst vor allem durch unseren Körper erfahren.

Körpergedächtnis

Was wir erleben, speichern wir nicht nur in unserem Gehirn, sondern auch in unserem Körper. Der Ausdruck dafür ist *Körpergedächtnis*.

Dass unser Körper Einfluss auf unsere Gefühle hat, zeigen eindrucksvolle Studien. Bei einer dieser Studien führte ein waagerecht zwischen den Zähnen gehaltener Stift dazu, dass Probanden Zeichentrickfilme als witziger empfanden, als wenn sie den Stift zwischen ihren Lippen hielten. Menschen, die in einer zusammengekauerten Position saßen, erinnerten sich vor allem an negative Erlebnisse, wohingegen sie in einer aufrechten Körperhaltung eher an positive Erfahrungen dachten. Ich fand auch noch eine weitere spannende Studie, die allen zu denken geben sollte, die es in Erwägung ziehen, sich Botox in die Stirn spritzen zu lassen, um weniger Falten zu haben. Hier zeigte sich nämlich, dass Menschen mit einer mit Botox behandelten Stirn Schwierigkeiten hatten, Zusammenhänge zu verstehen, wenn sie etwas lasen, bei dem Kritik zum Ausdruck gebracht wurde. Denn auch unser Stirnrunzeln

erzeugt in uns Gefühle, die wir über den Körperausdruck in uns erleben und damit auch begreifen können.
Und weil das Thema so hoch spannend ist, möchte ich ein letztes Beispiel aufzeigen, wie wir positive Gefühle in uns spüren, wenn wir einen äußeren Reiz erfahren. Eine Studie aus dem Jahr 2008 zeigte, dass Menschen, die eine heiße Tasse Kaffee in der Hand hielten, Bilder von Personen als positiver und wärmer empfanden, als wenn sie einen Eiskaffee in der Hand hielten. Die physische Wärme des Getränks setzte sich als psychologischer Eindruck fort. Unser Körper ist ein wichtiges Resonanz-»Instrument«, das in uns die unterschiedlichsten Klänge und Eindrücke zum Schwingen bringt.

Neben diesen Erfahrungen, die wir über unseren Körper wahrnehmen und die sich dann in unserem Verstand zeigen und bemerkbar machen, sind es vor allem negative Erlebnisse, die tiefere Eindrücke hinterlassen. Gerade sie sind es, die unser Ernährungsverhalten massiv beeinflussen und steuern können. In Momenten, in denen wir eine intensive negative Erfahrung machen, ist unser gesamter Körper sehr aufmerksam. Er zeichnet in diesen Situationen alles auf, was er wahrnimmt. In wichtigen Filmszenen passiert etwas Ähnliches, denn dann ruft der Regisseur laut: »Action!«, und alle Beteiligten am Filmset sind in höchster Konzentration und Aufmerksamkeit, um die Szene »optimal in den Kasten« zu kriegen, wie man in der Filmbranche so schön zu sagen pflegt. So ist es auch in unserem Körper. Unser Filmset, das wir im Außen wahrnehmen, erleben wir in unserem Inneren über unsere Körperzellen, Organe und unser Gehirn. Sie widmen sich voll und ganz diesem einen Moment und saugen alles auf, was gerade passiert. Ist die Situation möglicherweise bedrohlich, weil wir in einem Konflikt mit einer anderen Person sind, so wird unser Unterbewusstsein sehr schnell zwischen drei Möglichkeiten wählen:

- Flucht,
- Kampf,
- Erstarren/tot stellen.

Je nachdem, welche Entscheidung das Unterbewusstsein trifft, wird sich im Anschluss zeigen, ob die gewählte Strategie die richtige war. Kommen wir aus der bedrohlichen Situation lebendig heraus, so wird das Unterbewusstsein dies als Erfolgsstrategie abspeichern und in unserem Archiv einlagern. Auch dann, wenn wir schmerzliche Erfahrungen gemacht haben. Gelingt es uns, in bedrohlichen oder unangenehmen Situationen Mittel zu finden, die uns den Moment besser aushalten lassen, werden diese Mittel als »wichtig« gespeichert. Denn sollte es etwas geben, was uns eine unangenehme Situation besser durchstehen – quasi überleben – lässt, ist es hilfreich zu wissen, *was* das ist! Was das sein kann, woher es kommt und wie es sich auswirkt, möchte ich anhand eines Beispiels aus meiner Coachingarbeit beschreiben.

PRAXISBEISPIEL – Warum Schokolade gegen Angst und Einsamkeit hilft

Eine Klientin von mir versuchte seit einigen Jahrzehnten, ihr Übergewicht in den Griff zu bekommen. Unzählige Diäten, viele Mitgliedschaften in unterschiedlichen Fitnessstudios und alle möglichen Abnehmversuche lagen hinter ihr. Nichts von alledem hatte dazu geführt, ihr Wunschgewicht zu erreichen. So saß sie bei mir im Coaching und brachte ihr bis dato höchstes Gewicht auf die Waage. Das Erste, was sie sagte, war:

»Felix, ich weiß, was ich tun müsste. Ich weiß genau, welche Nahrungsmittel mir guttun und mich abnehmen lassen. Ich weiß auch, dass mir Sport guttut und dass ich damit abnehme. Aber ich schaffe es einfach nicht, all dieses Wissen auf Dauer umzusetzen! Immer wieder falle ich zurück in Verhaltensweisen, die mich falsch essen lassen, die meinen Schweinehund stärker machen als alles, was ich weiß und was ich tun sollte! Das muss endlich ein Ende haben. Ich muss endlich einen Weg finden, diesen dicken Körper loszuwerden! So darf es nicht weitergehen. Ich will das nicht mehr. Ich kann das nicht mehr. Und ich habe einfach keine Lust mehr!«
Aus ihren Worten sprachen so viel Verzweiflung und so viel Kampf. Ihre Körpersprache und Mimik zeigten deutlich, wie anstrengend und schmerzhaft ihr Weg bis dahin gewesen war und wie sehr sie sich bemühte. Sie wirkte erschöpft. So wie sich Menschen fühlen, die von einem langen Kampf zurückkehren und sich endlich einmal hinsetzen und ausruhen dürfen. All ihre Versuche hatten sie sehr viel Energie gekostet. All das zehrte sichtbar an ihren Kräften.

Paradoxerweise ist es sehr oft so, dass Menschen mit hohen Energiereserven in Form von Körperfett einen Energiemangel haben. Eigentlich müsste es genau andersherum sein. Aber viel Energie in Form von Körperfett bedeutet nicht automatisch auch mehr Energie, die der Körper effizient nutzen kann. Diese Klientin ist beispielhaft für viele Menschen, die den Wunsch haben abzunehmen. Die meisten achten akribisch darauf, was sie essen, wie viel sie essen und wann sie essen. Es werden Punkte oder Kalorien gezählt. Was die Bewegung angeht, arbeiten sich viele im wahrsten Sinne des Wortes daran ab. Sie arbeiten hart an sich, indem sie viel Sport machen. Sie gehen laufen, ins Fitnessstudio oder sie besuchen Kurse und machen alles Mögliche,

um ihren Kalorienumsatz zu steigern. Sie zählen Schritte, und jede Kalorie, die verbrannt wurde, ist dann noch nicht genug. Sie sind gefangen in einem Kreislauf von Verzicht und Kontrolle. Damit lösen sie sich aus einem der wichtigsten Grundbedürfnisse, dem Gefühl der Freiheit. Vor allem Kontrolle vermittelt uns oft das Gefühl, in der Lage zu sein, alles zu überblicken und das Steuer in der Hand zu halten.
So war es in der Vergangenheit auch bei meiner Klientin. Sie hatte all das durch, war erschöpft und hatte keine Lust mehr, wieder einen dieser erbärmlichen und anstrengenden Versuche auf sich zu nehmen. Etwas in ihrem Unterbewusstsein hatte die Kontrolle über sie. Diese Emotionen schafften es, sie jeden Abend dazu zu bringen, sich vor dem Zubettgehen mit einer Tafel Schokolade auf die Couch zu setzen und diese bis auf das letzte Stückchen aufzuessen. Das tat sie jeden Abend. Warum, lag außerhalb ihres Verstandes, und sie schaffte es nicht, sich aus diesem Verhalten zu befreien. Also arbeitete ich im Coaching mit ihr daran, den Auslöser dafür zu suchen. Es offenbarte sich eine Situation in ihrer Kindheit, in der sie etwa vier Jahre alt war. Sie erinnerte sich, dass sie allein zu Hause war. Sie sah sich in der Küche stehen und nach Mama und Papa rufen. Niemand antwortete. Niemand war da, sie war mutterseelenallein. In ihrer Angst ging sie an einen Küchenschrank, in dem Süßigkeiten aufbewahrt wurden. Dort fand sie eine Tafel Schokolade, nahm sie und setzte sich in der Küche auf die Bank am Esstisch. Sie begann, die Schokolade zu essen, und spürte, wie die Angst in ihrem Körper weniger wurde. Es stellte sich Ruhe ein, und sie begann, die Einsamkeit und das Gefühl des Verlassenseins zu vergessen. Damit hatten wir den Ursprung dessen offenbart, was ihr Unterbewusstsein seit nunmehr über 40 Jahren als sinnvolles und nützliches Verhalten in ihrem Archiv abgespeichert hatte. »Wenn ich mich

einsam fühle oder Angst habe, hilft mir Schokolade, mich besser und sicherer zu fühlen.«

Als wir daran arbeiteten, weinte sie sehr, und ihr Körper arbeitete stark. Doch nachdem sich die Emotionen gelöst hatten, war auch sie gelöster. Wir hatten den Ursprung ihres Verhaltens entdeckt. Um diesen Prozess abzuschließen und meiner Klientin neue Handlungsmöglichkeiten und Freiheiten zu geben, damit sie abends nicht mehr zur Tafel Schokolade greifen musste, verband ich das Unterbewusstsein mit dem Bewusstsein. Dabei konnte der Verstand das bis dahin gelebte unbewusste Programm erkennen und ausschalten.
Meist ist das Unterbewusstsein schon im Moment des Nacherlebens der Situation von damals neu verbunden, weil ich in meiner Coachingarbeit Unterbewusstsein und Bewusstsein anspreche. Die Erinnerung wird mit neuen Erfahrungen überschrieben, sodass die Angst aus der damaligen Situation des Allein-gelassen-Werdens aufgelöst wird. So war es auch bei meiner Klientin, die nach dem Coaching abends kein Verlangen mehr nach Schokolade verspürte. Ihr war bewusst geworden, woher dieses Verhalten kam und welchen Sinn es als Kind für sie hatte. Durch das Coaching hatte die Schokolade an Wichtigkeit für sie verloren, sie konnte nun andere Entscheidungen treffen und war frei von dem alten unbewussten Film ihres Archivs.
Was war also bei meiner Klientin passiert, als sie als kleines Kind diese Situation der Angst und Einsamkeit erlebte? Hatte sie gekämpft, war sie geflüchtet oder hatte sie sich tot gestellt? Sie war geflüchtet. Auf den ersten Blick mag das nicht deutlich werden, da sie ja nicht weggerannt ist. Deshalb versuche ich, den Ablauf ihrer Lösungsstrategie in einfachen Schritten zu erklären.

Lösungsstrategie »Flucht«

- Erkennen der Situation: »Ich bin allein.«
- Suchen nach einer Lösung. Flucht: »Weg von der Angst!« Emotionen leiten den Körper, um nach etwas zu suchen, was das Gefühl der Angst reduziert.
- Finden einer Lösungsstrategie: »Schokolade schenkt gute Gefühle auf psychischer und physischer Ebene.« Erinnerungen an schöne Momente, in denen gemeinsam mit Familienmitgliedern gegessen wurde. Miteinander, zusammen sein. On top löst Zucker in Gehirn und Körper Botenstoffe aus, die uns besser fühlen lassen: Dopamin (»JA, mehr davon!«), Serotonin (»Sicherheit«) und Oxytocin (»Geborgenheit«).
- Lernerfahrung: Körper und Geist lernen, dass Schokolade eine gute Fluchtstrategie ist, um das Gefühl von Einsamkeit, Angst und Stress zu verringern.

Wichtigstes Ziel für unseren Körper und unser Unterbewusstsein ist es, uns vor Gefahren zu schützen. Deshalb speichern wir – zum größten Teil in unserem Unterbewusstsein – Erlebnisse, die für uns gefährlich waren, um damit in Zukunft auf diese oder ähnliche Situationen gut vorbereitet zu sein. Daraus entwickeln wir dann im Laufe unseres Lebens ein angepasstes und unbewusstes Verhalten, das sich in vielfältiger Art und Weise auf andere Lebenssituationen übertragen lässt.

ÜBUNG – Gefühle erfahren

Erinnere dich an einen Moment in deinem Leben, als du etwas wirklich Außergewöhnliches erlebt hast. Vielleicht eine erste Motorradfahrt oder eine megacoole Party, dein erstes Verliebtsein, ein Eisbad, der Moment, als du den Gipfel eines Berges bestiegen hast, oder ein Musikkonzert. Schließe für diese Übung deine Augen und spüre in dich hinein. Was kannst du in deinem Körper wahrnehmen? Gib dir einige Minuten Zeit für diese Übung und öffne deine Augen erst dann, wenn du das Gefühl hast, die Erinnerung für dich nachvollzogen zu haben.

Nun möchte ich dir zu der Übung ein paar Fragen stellen. Bitte notiere dir die Antworten.
Welche Gefühle konntest du während deiner Erinnerungen spüren? Wie hat sich dein Körper angefühlt? Konntest du Bewegungen in deinem Körper wahrnehmen? Hat sich dein Magen zusammengezogen, oder hat sich etwas in deinem Körper gelöst, geöffnet oder geweitet? Hat sich deine Atmung verändert? Wie ist deine Körpertemperatur? Hat sich dein Herzschlag verändert? Hast du womöglich geschwitzt?

Intensive oder, wie ich sage, *krasse* Erlebnisse erfahren wir vor allem über unseren Körper. Denn durch ihn haben wir die Möglichkeit, den Moment mit all unseren Sinnen zu spüren. Eine vielleicht seltsame Vorstellung, aber überleg einmal, wie es wäre, wenn wir einfach nur einen Kopf ohne Körper hätten. Dann hätten wir womöglich Verstand und Bewusstsein, allerdings keine Möglichkeit, uns auf vielfältige Art und Weise in der Welt zu erfahren. Emotionen und Gefühle machen uns lebendig. Unser Körpergedächtnis besitzt die Fähigkeit, sich an alle Erfahrungen unseres Lebens zu erinnern. Wenn wir also beispielsweise die Erfahrung machen, dass wir in einer (vielleicht nur vermeintlich) gefährlichen Situation eine Möglichkeit finden, das negative Empfinden in unserem Körper in ein positives zu verändern, werden wir diese Erfahrung im Körper und im Gehirn speichern. Je intensiver das positive Gefühl, desto wahrscheinlicher werden wir dieses Erlebnis auf mehreren Ebenen oder, anders gesagt, in möglichst vielen Zellen unseres Körpers speichern. Wir legen diese Erfahrung als sinnvolle Erfahrung in unser Archiv ab. So wie dies bei meiner Klientin war, die in ihrem Gefühl der Verlassenheit und der Angst eine positive Lösung fand, indem sie sich mithilfe der Schokolade ein gutes Körpergefühl *machte.* Das Wort »machen« hat hier eine wichtige Bedeutung, denn dies ist ein wichtiger Teil der Erinnerung, die mit im Archiv abgelegt wird. Wir wissen von nun an, was wir machen können, wenn etwas Ähnliches passiert.

Die gemachte Erfahrung wird vor allem durch den Körper, der dort entstehenden Körperchemie und den damit verbundenen Emotionen zu einer sehr machtvollen Erfahrung, die sich auf der Ebene des Unterbewusstseins abspielt. Damit bekommt der Begriff »Resonanzkörper« eine besondere Bedeutung. Denn unser Körper geht in Resonanz mit dem, was wir erfahren. Unsere Innenwelt ist in Verbindung mit der Außenwelt, und daraus ergibt sich ein Gefühl. So ist es auch, wenn wir eine intensive Erfahrung machen, die mit unserem Körper in eine starke Resonanz geht und die Schwingung uns positiv stimmt. Kein Wunder, dass wir durch unseren Körper die Welt intensiver erleben. Da kann dann eine Tafel Schokolade durchaus die richtige Melodie für uns sein, mit der wir unsere Stimmung aufhellen. Oder ein Glas Wein oder etwas anderes. Gibt es etwas, was du dazu benutzt, um deine Stimmung aufzuhellen, und wenn ja, was ist es?

Warum Emotionen die Macht haben, Übergewicht auszulösen

Bevor ich erkläre, warum Emotionen die Macht haben, Übergewicht auszulösen, schenke ich dir fünf Sätze Zeit, um dein Unterbewusstsein für die dann folgenden wichtigen Informationen zu öffnen und zu sensibilisieren. Noch einmal als Erinnerung und als Anker für dich:
Wir erfahren uns durch Emotionen, die sich als Energie durch unseren Körper bewegen. Diese Energie können wir wahrnehmen und als Gefühl deuten und benennen. Intensive Lebensereignisse prägen uns und werden als emotionaler Eindruck oder Abdruck, als individuelles Gefühl gespeichert. Negative Erfahrungen nutzt unser Unterbewusstsein dafür, uns vor erneuten schmerzlichen Erfahrungen zu schützen, indem es Ereignisse erinnert, die wir auf ähnliche Art und Weise erlebt haben. Daraus ergibt sich ein Verhalten, das wir zum damaligen Zeitpunkt als sinnvoll gespeichert haben.

Unser Verhalten entsteht durch unsere Emotionen. Du bist jederzeit in der Lage, dich an etwas aus deinem Leben zu erinnern. An etwas Schönes oder etwas, was dich traurig gemacht hat. In beiden Fällen wird in dir die entsprechende Körperchemie entstehen, die du zum Zeitpunkt des Erlebnisses hattest. Ebenso werden sich automatisch, weil unbewusst, deine Verhaltensmuster an die Körperchemie anpassen. Es gibt unterschiedliche Programme, die in deinem Archiv abgelegt sind. Wichtigste Eigenschaft aller ist es, deinen gesamten Organismus vor Schäden zu schützen. Dabei gibt es eine Vielzahl an Lösungsprogrammen, die du nutzen kannst. Ein übergewichtiger Körper hat gegenüber einem sehr schlanken

oder unterernährten Körper den Vorteil, dass er gegenüber physischen Einwirkungen besser geschützt ist. Ein Sumoringer, der mindestens 150 kg auf die Waage bringt, ist durch sein Körperfett gut vor Angriffen seines Gegners geschützt und darüber hinaus nur sehr schwer zu Boden zu (b)ringen. Nicht selten erfüllt ein übergewichtiger Körper eine unbewusste Schutzfunktion, weil im Archiv der Person Masse als sinnvolles Verhaltensprogramm abgelegt wurde.
In meinem ersten Buch *Natürlich sein* habe ich den Satz formuliert: »Je schwerer ein Mensch ist, desto mehr hat er (vergeblich) nach einer Lösung für ein oder mehrere Probleme gesucht.« Auch heute bleibe ich bei dieser These, denn im Laufe des Lebens hat sich die betroffene Person Verhaltensmuster angeeignet, die das Ziel hatten, Probleme durch Essen zu lösen. Dadurch konnten jedoch die Probleme nicht gelöst, sondern nur betäubt oder unterdrückt werden.

Warum Schokolade, Chips, Wein und Co. sinnvoll und nützlich sind

Eine andere Klientin von mir aß jeden Abend eine Tüte Chips und trank zwei Gläser Rotwein, und das über viele Jahrzehnte hinweg. Sie hatte bereits alles Mögliche versucht, sich aus diesem Verhalten zu lösen. Ihr großer Wunsch war es, endlich ihr Wunschgewicht zu erreichen, aber wie ferngesteuert *musste* sie jeden Abend ihre Tüte Chips essen und ihre zwei Gläser Rotwein trinken. Tagsüber war sie klar und bewusst. Sie aß gesund, spielte Tennis und ging dreimal wöchentlich ins Fitnessstudio. Abends zu Hause gab es irgendwann diesen Moment, an dem sie scheinbar aus ihrem klaren Verstand trat und in ein Verhalten ging, was sie an sich verabscheute. Sie hasste sich dafür. Sie hielt sich für dumm, ignorant und fühlte sich als Versagerin. Obwohl sie wusste, dass sich durch dieses Verhalten ihr Körpergewicht nicht verringern würde, konnte sie ihr allabendliches Verhalten nicht lassen. Obwohl sie wusste, wie viele Kalorien und Punkte sie zu sich nahm – sie hatte es schon mehrfach berechnet –, schaffte sie es nicht, ihr Verhalten zu ändern. Obwohl sie wusste, wie viel Bewegung sie aufbringen musste und wie viel Anstrengung es kostete, die Punkte und Kalorien wieder zu verbrennen, konnte sie ihre Finger nicht davonlassen. Fast so, als wäre sie von einem Dämon besessen, der ihr befahl, Chips zu futtern und Wein zu trinken.

Sie war weder dumm noch ignorant, noch saß irgendein Dämon in ihr. Es gab etwas, das in ihrem *Archiv* abgelegt war und unterhalb ihres Bewusstseins einen Nutzen in diesem Verhalten sah. Die entscheidende Frage war, welcher Nutzen das sein sollte. Wofür, bitte schön, sollte dieses Verhalten sinnvoll sein? Das herauszufinden, ist der Teil meiner Coachingarbeit, der besonders spannend ist, denn hier werde ich zu Sherlock Holmes, darf mich auf die Reise ins Unterbewusstsein begeben und gemeinsam mit meinen Klienten die Geheimnisse der Archive lüften. Natürlich nur, wenn ich auch die Erlaubnis dazu erhalte.

Im Fall meiner Klientin war es so, dass sie zwei Verhaltensweisen hatte, die sie ändern wollte. Einerseits die Tüte Chips und andererseits die zwei Gläser Rotwein. Nachdem ich ihr die Zusammenhänge des Natural Networks – und die in ihrer Kindheit und Jugend entstandenen Prägungen – erklärt hatte, machten wir eine Übung, in der ich sie mit ihrem Unterbewusstsein in Kontakt brachte. Die Übung, die ich Herzverbindung nenne, werde ich dir in Kapitel 3 vorstellen.

Damit bekommst du das Handwerkszeug, mit dem du die Verhaltensmuster aus deinem Unterbewusstsein offenbar werden lassen kannst, die dich in ungewünschtes Essverhalten treiben.
Nach wenigen Minuten teilte mir meine Klientin ein Bild mit, wo sie sich als Kind auf einer Familienfeier sah. Sie saß an einem großen Tisch, und um sie herum waren ihre Eltern, ihre Geschwister und einige andere Familienangehörige. Es war der Geburtstag ihrer Oma, den sie Jahr für Jahr feierten und bei dem die gesamte Familie zusammenkam. Für meine Klientin war dies ein besonderes Fest, weil sie dort nicht nur bei ihrer geliebten Oma sein konnte, sondern auch viele andere geliebte Menschen um sie versammelt waren. Sie fühlte sich geborgen und glücklich in dieser großen Runde. Es war ein Gefühl, das sie sonst in dieser Art in ihrem Alltag nie hatte. So weit, so gut. Ich fragte sie, ob ihr an diesem Tisch etwas auffalle oder ob sie etwas sehen oder wahrnehmen könne. Für einen Moment lang wurde sie still. Ihre Augen waren während der ganzen Zeit geschlossen, und ab und zu flatterten ihre Augenlider. Das passiert sehr häufig in dieser Art des Coachings. Der Grund dafür ist, dass sich vor dem inneren Auge Bilder zeigen, die dann verarbeitet werden. Das Flattern der Augenlider zeigt an, dass das Gehirn gerade eine Menge Daten verarbeitet, die das Unterbewusstsein zur Verfügung stellt. Dann sagte sie plötzlich: »Krass! Das gibt es ja nicht. Da stehen Rotweingläser auf dem Tisch. Und meine Oma und meine Tante prosten sich gerade zu.« Als sie das aussprach, begann sie ganz sanft zu weinen. Etwas in ihr löste sich. Das ist sehr oft der Moment, in dem Informationen aus dem Unterbewusstsein in das Bewusstsein gelangen und der Verstand nun erkennt, was da eigentlich passiert ist und wofür es gut war. Dann sagte sie: »Meine Oma und meine

Tante waren damals für mich neben meiner Mama die Menschen, die ich am meisten geliebt habe, und am Geburtstag meiner Oma waren sie immer zusammen und waren sich so nah.« Ich ließ die Worte wirken und sagte nichts zu ihr. Nach einigen weiteren Minuten löste ich mit ihr die Herzverbindung wieder auf, und wir sprachen noch einmal über das gerade Erlebte. Meine Klientin schilderte mir, dass sich ihr Körper ganz anders anfühle als vorher. Sie hatte das Gefühl, dass sich »etwas gelöst hatte« und es sich anfühle, als sei da »etwas gegangen und klar geworden«. Ich bat sie, noch einmal die Augen zu schließen und daran zu denken, wie sie sich heute Abend eine Flasche Rotwein öffnet und genüsslich ein Glas trinkt. »Ich komme da nicht dran«, sagte sie, »ich habe gar kein Bedürfnis, etwas zu trinken.« Sie sagte mir, dass dies nicht mehr notwendig sei, denn sie habe das Gefühl, als seien ihre Tante und ihre Oma nun ganz nah bei ihr. Ganz nah an ihrem Herzen. »Da brauche ich keinen Wein mehr.« Spannend war, dass sie sagte, dass sie auch die Chips nicht mehr bräuchte.

Was war da passiert? Das Unterbewusstsein meiner Klientin hatte seinerzeit ein Lebensereignis registriert, das sie mit mehreren positiven Gefühlen verbunden hatte. Hier noch einmal zusammengefasst die positiven Ereignisse und die entsprechenden Gefühle, die sich ihr gezeigt haben:

- besonderes Ereignis: Geburtstag und gute Stimmung;
- Gesellschaft in der Familie: Zugehörigkeit;
- für sie sehr wichtige Menschen waren dort versammelt: Gefühl von Vertrauen, Liebe und Verbundenheit;
- Beobachten und Abschauen von Verhalten, das Menschen vormachen, die Vorbild sind: Rotwein als Zeremonie von Verbundenheit, Vertrauen, Gemeinschaft, Liebe;

- Interpretation: Wein verbindet und ist der visuelle Verstärker der zuvor beschriebenen Gefühle;
- Speichern dieses positiven emotionalen Ereignisses: Festhalten an dem, was man erlebt und gefühlt hat;
- Diese visuelle und kinästhetische Erfahrung wird im Archiv des Unterbewusstseins abgelegt. Immer dann, wenn meine Klientin diese Gefühle hervorrufen wollte, konnte sie dies über das Trinken von Rotwein erreichen.

Diese Abläufe und das Speichern dieser Erlebnisse passieren »unter« unserem Bewusstsein, und sie passieren vor allem durch die Energien, die wir in diesem Moment erleben. Je intensiver die Empfindungen sind, desto tiefer der *Eindruck* in unseren Körperzellen. Das Unterbewusstsein meiner Klientin speicherte also ein Verhaltensprogramm, das sie dazu befähigt hatte, positive Gefühle zu erzeugen. Diese Gefühle konnte sie *machen,* indem sie ein Verhalten imitierte, das für sie der Inbegriff von Vertrauen, Liebe, Verbundenheit und Gemeinschaft war. Der Haken daran ist, dass sich unser Unterbewusstsein an diese Bilder erinnert, der Verstand jedoch nicht. Deshalb war es für meine Klientin auch so schwer, an diese Erinnerungen und an die damit verbundenen Gefühle heranzukommen. Darüber hinaus entstehen diese Gefühle zwar ansatzweise durch das Nachahmen eines vermeintlich sinnvollen Verhaltens, aber sie sind nicht dieselben, wie in der Gemeinschaft mit ihrer Tante und Oma zu sein. Das echte Gefühlserlebnis dazu fehlt, und damit blieb nach dem Weintrinken und Chipsessen immer ein Gefühl der Leere zurück. Auch das beschrieb meine Klientin, dass sie sich nach der Tüte Chips und dem Wein immer leer fühlte, obwohl es ihr währenddessen gut ging.
Ich erlebe häufig in den Coachings, dass das Lösen eines Themas gleichzeitig ein oder mehrere andere Themen mit

löst. In meiner Vorstellung sehe ich das Unterbewusstsein mit einem Kescher durch den Körper laufen und alles einfangen, was an diesem einen Bild dranhängt, damit der Körper und das Bewusstsein in die Lösung und Heilung gehen können. Nach diesem Coaching hat meine Klientin übrigens kein Verlangen mehr nach Wein und Chips gehabt. Sie gönnt sich ganz bewusst mal ein Glas Wein und freut sich in diesen Momenten darüber, dass sie das Geheimnis hinter ihrem ehemaligen täglichen Verhalten offenbaren und lösen konnte.

Es muss also nicht immer eine negative Erfahrung sein, die ein Essverhalten auslöst, das uns ins Übergewicht treibt. Hierzu habe ich noch ein Beispiel aus meiner Coachingarbeit.

PRAXISBEISPIEL – Warum Emotionen die Macht haben, dich daran zu hindern, dein Wunschgewicht zu erreichen

Ein Klient von mir, in Partnerschaft lebend mit kleiner Tochter, sehr erfolgreicher Vertriebler im Außendienst, schaffte es einfach nicht, die letzten sieben Kilogramm bis zu seinem Wohlfühlgewicht abzunehmen. Das Verrückte war, dass er fünf bis sechs Mal die Woche Sport trieb. Er trainierte zwei Mal die Woche draußen und machte Ganzkörpertraining zu jeweils 60 Minuten. Zwei weitere Male ging er mindestens 45 Minuten laufen. Einmal die Woche machte er intensives Krafttraining für ebenfalls eine ganze Stunde. Über gesunde Ernährung wusste er Bescheid. Er hatte viel gelesen und auch das ein oder andere Seminar zu diesem Thema besucht. Doch sein Gewicht stand. Es wollte einfach nicht auf seine gewünschten 82 Kilo runter.

Er war ein »Genuss-Esser«, wie er sich selbst nannte. Er liebte es, ausgiebig zu essen. Er liebte mehrere Gänge, und er gönnte es sich, beim Essen über die Stränge zu schlagen. Für ihn war Essen ein Moment, in dem er sich belohnen durfte. Eine Art Insel der Freiheit, in der er sich austoben und einfach mal loslassen konnte. Im Coaching sagte er, dass er *wisse,* dass er zu viel isst. Er wisse, dass die großen Mengen das Problem seien. Er wisse auch, dass er zu oft zu viele Süßigkeiten esse, und ebenso wisse er, dass er das »einfach« lassen könne. Aber er *müsse* sich ja auch mal etwas *gönnen,* und Essen war seine ganz persönliche *Belohnung.* Das Spannende an seiner Argumentation war, dass er eine ganze Kette von Argumenten aneinanderreihen konnte, mit denen er sich selbst und auch anderen sein eigenes Verhalten nachvollziehbar begreiflich machen konnte. Und zwar auf eine Art und Weise, dass man von außen betrachtet sagen würde: »Ja, stimmt. Das kann ich total nachvollziehen, und das ist auch sein gutes Recht. Warum sollte er sich nichts gönnen neben seiner intensiven, zeitaufwendigen Arbeit und dem vielen Sport?«

Darum geht es aber nicht. Denn alle Argumente dieser Welt ändern nichts daran, dass er sich in seinem Körper unwohl fühlte und gerne sieben Kilogramm abgenommen hätte. Deshalb fragte ich ihn, ob es etwas anderes gebe, das ihm ein ähnliches Gefühl schenken könne wie die Art und Weise seines Essverhaltens. Er dachte nicht lange nach, und seine Antwort war: »Ja, klar. Sport!« Auch das erschien logisch und nachvollziehbar. Um aber herauszufinden, welches unbewusste Programm in ihm aktiv war, war es notwendig, weitere Fragen zu stellen. Deshalb fragte ich ihn, ob es einen Unterschied zwischen Essen und Sport für ihn gebe. Seine Antwort dauerte etwas länger. »Beide helfen mir dabei, mit meinem Stress besser umzugehen. Wobei ich beim Sport definitiv mehr Stress abbauen kann als beim Essen. Aber wenn ich esse, dann kann ich abschalten.« – »Ist das beim Sport nicht auch so?«, fragte ich. Erneutes Nachdenken. Stille. »Na ja. Also. Beim Sport bringe ich den Stress aus meinem Körper. Beim Essen komme ich zur Ruhe.«

Essen bedeutete also, zur Ruhe zu kommen. An dieser Stelle beendete ich vorerst meine Fragen und bat meinen Klienten, die Augen zu schließen, um mit ihm eine Übung zu machen, die ihn in Kontakt mit seinem Unterbewusstsein bringen sollte. Nach ein paar Minuten war er in einem ruhigen und entspannten Zustand. Sein gesamter Körper und auch sein Gedankenkarussell hatten sich beruhigt. »Wenn es eine perfekte Situation gäbe, in der du dein Essen in vollen Zügen genießen kannst, welche wäre das?«, fragte ich ihn. Stille. Ich sah, dass sich einige Emotionen durch den Körper bewegten. Die Augenlider flatterten, sein Kopf, seine Arme und auch sein Oberkörper bewegten sich minimal. Er schluckte und wollte etwas sagen, aber es kam kein Wort heraus. Ein Kloß steckte in seinem Hals. Er schluckte noch einmal und sagte gepresst: »Ich sitze mit meiner Frau und meiner Tochter beim Abendessen.« Stille und erneutes Schlucken. Sein Körper bewegte sich stärker als zuvor. »Ich bin so viel unterwegs. So selten zu Hause. Und meine Tochter sehe ich fast nur am Wochenende.« Stille. Er schluckte noch einmal, und ich sah, dass er gerade gegen seine Tränen ankämpfte. Er wollte stark bleiben in diesem Moment. Auch wenn er tief in Kontakt mit seinem Unterbewusstsein war, hatte sein Verstand noch immer die Kontrolle über sein Verhalten. Er setzte erneut an: »Wenn ich endlich diesen Moment mit meiner Frau und meiner Tochter habe, möchte ich ihn so lange wie möglich erhalten und dieses Miteinander in vollen Zügen genießen.«

»Also ergibt es total Sinn, viel zu essen, um diesen Moment einfach zu verlängern?«, fragte ich. »Ja, na klar!« – »Das macht total Sinn«, sagte ich. Mein Klient öffnete die Augen und schaute mich an. »Willst du mich verarschen?!«, fragte er. Und ich sagte: »Nein, das macht total Sinn. Denn damit hast du ja die Zeit verlängert, in der ihr gemeinsam zusammensitzen könnt. Das ist eine Lösung.« Er war erstaunt, irritiert, und es schien, als hätte er gerade die Offenbarung seines Lebens erfahren. Seine erste Aufregung verschwand, und sein gesamter Körper wurde ruhig. Er atmete tief ein und dann in einem langen Atemzug aus. Sein Blick war nun ganz klar, und er sagte: »Mir war nie bewusst, dass ich diese Momente mit meiner Familie in die Länge ziehe, indem ich der Einzige am Tisch bin, der noch etwas isst. Mir ist außerdem gerade bewusst geworden, dass ich mich als Kind ähnlich verhalten habe, wenn mein Vater am Wochenende endlich mal Zeit für uns Kinder hatte. Damals habe ich auch mehr gegessen, damit wir länger zusammen am Tisch sitzen konnten. Das war unser Wochenendritual. Verrückt!«
Dies war der Moment, in dem sein Verstand die emotionalen Muster seines Essverhaltens auflösen konnte. Nun war ihm klar, warum er sich so verhielt und dass jedes Mal, wenn er mehr aß als nötig, sein Unterbewusstsein ihn an die Momente erinnerte, die er als so wertvoll erachtete. Mir war wichtig, ihm noch weitere Handlungskompetenzen an die Hand zu geben, deshalb fragte ich, wie er sich vorstellen könne, in Zukunft mehr Zeit mit seinen Lieben zu verbringen. Darauf folgten mehr als eine Handvoll absolut klarer und sinnvoller Lösungsansätze, die sich vor allem für ihn total stimmig anfühlten.
Ein halbes Jahr nach diesem Coaching hatten wir wieder Kontakt, und er hatte in dieser Zeit fünf Kilogramm abge-

nommen. Er war sehr zufrieden und berichtete, dass sich sein Essverhalten »wie von Zauberhand« verändert hatte. Er trainierte weniger und kam dafür früher nach Hause, sodass er mehr Zeit mit seinen Liebsten hatte. Obwohl er weniger Sport machte, hatte er abgenommen, was ihm all die Jahre zuvor nicht gelungen war, weil er die Emotionen nicht aufdecken konnte, die ihn unbewusst gelenkt hatten. Nun waren sie offenbar so eindeutig zu fühlen, dass sich daraus neue Entscheidungen entwickelt hatten und sein neues Verhalten zu mehr Freizeit mit den Menschen führte, die ihm gefehlt hatten.

Es müssen nicht immer Erfahrungen sein, die wir in unserer Kindheit oder Jugend gemacht haben. In den meisten Fällen spielen sie aber eine Rolle oder beeinflussen bzw. verstärken die Emotionen und ein Verhalten, das wir in unserem erwachsenen Ich tun. Bei meinem Klienten lag der Ursprung in seiner Kindheit. Der entscheidende Verstärker für sein Verhalten kam allerdings im Erwachsenenalter dazu.
Ein Ungleichgewicht in unserem Körper entsteht immer dann, wenn uns etwas fehlt (wie hier die Zeit mit der Familie) oder wenn uns etwas zu viel ist (zum Beispiel die Arbeit und der Stress). Dann finden wir Lösungsstrategien, die unser Ess*verhalten* beeinflussen, mit dem wir uns dann bessere Gefühle *machen*. Dabei ist es wichtig zu erkennen, dass unser Organismus die für ihn besten Lösungen wählt, die er in intensiven oder wichtigen Lebenssituationen wahrgenommen und emotional erlebt hat. Diese »Lösungen« können sich als unbewusstes Programm ein ganzes Leben lang zeigen und immer wieder abgerufen und abgespielt werden.

Bewusstsein und Unterbewusstsein – sei auf der Hut

Ich möchte dich an dieser Stelle für etwas sehr Wichtiges sensibilisieren. Es kann dir passieren, dass du womöglich ungeduldig wirst, weil du endlich Lösungen für dein Übergewicht bekommen möchtest. Ich habe das Buch so aufgebaut, dass du nach und nach tiefer in deine unbewussten Programme eintauchen wirst, um deine emotionalen Muster zu lösen, die dich womöglich blockieren oder gefangen halten. Bleib aufmerksam und achte darauf, ob du das Gefühl bekommst, dich vor Dingen, die dir in den Übungen begegnen, verschließen zu wollen. Das ist oft ein Zeichen dafür, dass dein Unterbewusstsein neue Erfahrungen zu verhindern versucht, weil es an altbekannten Verhaltensmustern festhält. Je aufmerksamer du dabei bist, desto wacher ist dein Bewusstsein.

Gelerntes, unbewusstes Verhalten steht immer in gewisser Konkurrenz zu neuen Erfahrungen. Vor allem dann, wenn es um negative Erinnerungen geht und Schutzmechanismen dabei aktiviert werden. Das Gute daran ist, dass du die Emotionen erkennen und dir bewusst machen kannst.

Sobald du Emotionen mit deinem Bewusstsein greifen kannst, bist du in der Lage, sie zu lenken. Und genau das ist der entscheidende Punkt, um den es in den folgenden Kapiteln geht. Womöglich spürt dein Unterbewusstsein schon jetzt, dass dort Fallbeispiele, Geschichten und Übungen für dich bereitstehen, die das Potenzial haben, dich in einen tiefgehenden Veränderungsprozess zu bringen. Die Herausforderung wird sein, mit den Gefühlen umzugehen, die dabei entstehen. So wie sich dir beim Lesen unterschiedliche und womöglich unangenehme Gefühle zeigen können, so geht es dir auch in deinem Alltag. In diesen Momenten kann Essen eine Strategie sein, bestimmte Gefühle in den Griff zu bekommen, und genau deshalb ist es wichtig herauszufinden, welche Emotionen dich zum Essen treiben. Wenn du über dein Bewusstsein die Verbindung zu deinem Körper verlierst, läufst du Gefahr, dass die Emotionen dich lenken, statt dass du die Emotionen lenkst. Es ist nicht notwendig, Gefühle und Emotionen zu kontrollieren, denn damit würdest du dich selbst manipulieren. Es geht darum, Gefühle und Emotionen zu erkennen, anzunehmen und dir ihrer bewusst zu werden. Aus diesem Bewusstsein heraus hast du die Fähigkeit, Einfluss auf dein Essverhalten zu nehmen und dich von Verhaltensmustern zu befreien, die dich in deinem Körper gefangen halten. Du darfst lernen, mit deinem Körper in einer klaren, freien, wertschätzenden, aufmerksamen und liebevollen Verbindung zu sein, in der du dessen Veränderungen und Bewegungen klarer und sensibler wahrnehmen kannst. Du bist damit in der Lage, unterschiedliche Energien genauer zu erkennen. Es könnte dir passieren, dass du das Gefühl bekommst, als würde sich ein Nebel auflösen und du könntest die Umgebung um dich herum besser sehen und wahrnehmen. Du wirst auch dich selbst anders wahrnehmen und intensiver spüren.

Du kannst diesen Weg angstfrei gehen, denn ich werde dich in diesem Buch sehr aufmerksam, bewusst und liebevoll begleiten. Du wirst unterwegs erkennen, dass sich dir viele Muster offenbaren. Nimm diese Offenbarungen an und sei dankbar dafür, dass du sie aufdeckst. Sie sind wichtig für deinen neuen Weg, der ohne Diät, ohne Zwang, ohne Verzicht und mit neuen, positiven Gefühlen vor dir liegt. Auch jetzt schon.

Was es bedeutet, ein Geschenk zu bekommen

Im Coaching wird oft gefragt: »Was ist das Geschenk dahinter?« Diese Frage dient dazu, einen Zusammenhang herzustellen, was ein Mensch aus einer Erfahrung lernen durfte und welche wichtige Erkenntnis sich daraus ableiten lässt. Manchmal gibt es in unserem Archiv einen Film, der immer mal wieder abgespielt wird oder sogar unbemerkt in Dauerschleife läuft. Wir haben uns daran gewöhnt, dass wir gar nicht bemerken, welchen Einfluss dieser Film auf unser Leben nimmt. Wir verlaufen uns immer wieder in einem bestimmten Verhaltensmuster und haben keine Chance, da rauszukommen. Auch dann nicht, wenn wir *wissen,* dass dieses Verhalten total doof ist und uns nicht weiterbringt. Es gibt scheinbar keine Möglichkeit, die Stopptaste zu drücken.

Vielleicht ist dieser Film ein Geschenk, das wir bekommen haben, obwohl wir es gar nicht wollten. Der Höflichkeit halber waren wir so nett und haben das Geschenk angenommen, so wie wir das schon oft genug getan haben, wenn wir mit etwas beschenkt wurden, was wir uns weder gewünscht haben noch eine sinnvolle Verwendung dafür hatten. Was aber möchte uns dieses Geschenk zeigen? Was können wir durch dieses Geschenk lernen? Eine Möglichkeit könnte sein, dass wir lernen, Nein zu sagen. Also: »Nein, danke, das Geschenk ist eine nette Idee, aber ich möchte es nicht haben.« Das Geschenk dahinter ist also, dass wir dadurch lernen, uns eindeutig zum Ausdruck zu bringen und zu sagen, was wir wollen und was wir nicht wollen. Wir haben die Aufgabe und Eigenverantwortung zu entscheiden, welche Einstellungen, Glaubenssätze oder anderen Dinge wir einfach annehmen, oder deutlich zu machen, was wir *nicht* wollen und wozu wir *nicht* bereit sind.

Das ist natürlich nicht immer möglich. Im Kindesalter sind wir beispielsweise noch nicht in der Lage, Nein zu sagen und uns selbstbewusst und eindeutig von anderen Menschen oder Dingen abzugrenzen. Zusätzlich sind Kinder Erwachsenen körperlich unterlegen. So bleibt uns oft keine andere Wahl, als etwas anzunehmen oder im schlimmsten Falle etwas über uns ergehen zu lassen. Gerade Menschen, die in ihrer Kindheit emotionalen oder körperlichen Missbrauch erfahren mussten, haben gar keine Wahl. Missbrauch ist ein hoch sensibles Feld. Er kann im Laufe des gesamten Lebens stattfinden, und immer geht es dabei um Grenzüberschreitung, Machtmissbrauch und Einbruch in das Selbst. Wahlmöglichkeiten wird es in diesem Moment nicht geben, und die Gefühle von Angst oder Panik sind meist so mächtig, dass man sich der Situation ergibt. Hier nach einem »Geschenk dahinter« zu fragen, erzeugt nicht selten Wut, Hass oder auch Schuldgefühle. Grundsätzlich geht es bei dem *»Geschenk dahinter«* nie darum, eine Bewertung vorzunehmen, sondern zu prüfen, was neben den negativen, einschneidenden Erfahrungen daraus möglicherweise entstanden sein oder entstehen kann, was einen stärkenden Effekt hat. Das Wort »Geschenk« ist aber für die meisten Menschen mit etwas so Positivem verknüpft, dass es als Affront empfunden wird, wenn wir eine negative Erfahrung oder ein Trauma als Geschenk ansehen sollen.

Das Wort »Geschenk« kommt vom germanischen Wort »Schenke«, was wir heute noch als Wirtshaus kennen. Dort wurden über den Ausschank Getränke aus- bzw. eingeschenkt. Genau genommen könnten wir also auch danach fragen, was wir eingeschenkt bekommen haben und welche Auswirkungen das auf uns hatte. In etwa so, als wäre man eine Nacht in einer Schenke versackt und habe zu viel Alkohol

getrunken. Die Nachwirkungen bekommt man am nächsten Tag intensiv zu spüren. Kater lässt grüßen.
So kann es auch mit Erfahrungen sein, die wir »eingeschenkt« bekommen und die katerähnliche Symptome auslösen können, die sich im Laufe unseres Lebens immer wieder bemerkbar machen. Die Frage nach dem Geschenk dahinter ist also das, was wir daraus lernen können. Nie wieder Alkohol? Nie wieder einen Fuß in eine Schenke setzen? Den Umgang mit Alkohol anders gestalten? Bestimmte Schenken oder Geschenke meiden? Sich dessen bewusst zu sein, was die Nachwirkungen mit uns machen? Es gibt noch viele andere Erkenntnisse, die man daraus ziehen kann. Wichtig beim Erkennen eines Geschenks ist es, nicht in eine Bewertung zu gehen, sondern vielmehr zu erkennen, was daran sinnvoll und was *nicht* hilfreich war. Was werde ich in Zukunft anders machen? Wie konnte mir diese Erfahrung, die mir das Leben eingeschenkt hat, dabei helfen, diese Erkenntnis und damit Klarheit zu gewinnen? Auf welcher Ebene hat mich die Erfahrung stärker, sensibler oder empathischer gemacht? Welche Erfahrung habe ich gemacht, die andere Menschen nicht oder vielleicht auch gemacht haben? Wem kann ich dank dieser Erfahrungen helfen, und wofür kann ich das, was passiert ist, für mich und andere sinnvoll nutzen?

Mehr Selbstbewusstsein

Viele Menschen wünschen sich mehr Selbstbewusstsein. Damit werden Gefühle wie Stärke, Mut und die Fähigkeit, sich selbst zum Ausdruck zu bringen, verbunden. Viel einfacher und klarer ist es, das Wort in zwei Teile zu zerlegen und diese als eindeutige Beschreibung für dessen Bedeutung zu benutzen. Es geht bei Selbstbewusstsein darum, sich seiner selbst bewusst zu sein und daraus dem Selbst Bewusstsein zu geben. Wie bin ich mir denn selbst bewusst? Wofür ist Selbstbewusstsein wichtig, wenn du abnehmen willst? Wenn du den Wunsch hast, Gewicht zu verlieren, geht es dabei ausschließlich um dich selbst. Wenn du verstehen willst, warum du ein ganz bestimmtes Verhalten tust, das du ändern willst, aber nicht änderst, ist es entscheidend herauszufinden, was dich daran hindert. Du bist gefordert, dir bewusst zu machen, wodurch ein bestimmtes Verhalten ausgelöst wird. Genau das bedeutet, sich seiner selbst bewusst zu sein. Selbstbewusstsein ist ein Blick nach innen, zu deinen Emotionen, Gefühlen und Gedanken, die dich in dir selbst bewegen und dich begleiten. Je mehr du dir darüber bewusst wirst, wie die unterschiedlichen Gefühle in dir entstanden sind und entstehen und welche äußeren Faktoren dich dabei beeinflussen können, desto größer wird dein Selbstbewusstsein und desto mehr Möglichkeiten und Flexibilität hast du, Entscheidungen zu treffen, die du wirklich treffen möchtest.

Immer wieder erlebe ich, dass Menschen Angst davor haben, sich mit sich selbst zu befassen und sich ihrer selbst bewusst zu werden. Oft weil Ängste andere schmerzhafte Erfahrungen überlagern und die Angst davor, alte Wunden aufzureißen und sich dann mit Erinnerungen auseinandersetzen zu müssen, die so gut verdrängt oder betäubt worden sind, überwiegt. Die Angst wird durch das Nichtbewusstsein und Verdrängung betäubt – das Werkzeug dafür ist meist Essen. Das eigentliche Wunder verbirgt sich immer hinter der Angst und dem Schmerz. Wenn wir uns erlauben und trauen, durch die Angst und durch den Schmerz zu gehen, dann dürfen wir neue Gefühle entdecken und erfahren. Der Weg zum Selbstbewusstsein geht mithilfe anderer Menschen, die uns begleiten, leichter, wir tragen jedoch selbst die Verantwortung, uns mit uns selbst auseinanderzusetzen und unsere eigenen Gefühle zu erkennen. So wie wir heute medizinisch die Möglichkeit haben, Schmerzen bei einer Geburt zu betäuben, können wir uns auch mithilfe von Essen betäuben. Beides sind Möglichkeiten. Beide fordern dazu auf, sich mit den Gefühlen von Angst und Schmerzen bewusst auseinanderzusetzen. Hinter jedem Schmerz liegt ein wundervolles Geschenk. Deshalb habe ich auch das Beispiel der Geburt angeführt, die uns mit der reinen Energie der Liebe beschenkt. Ein hohes Selbstbewusstsein wird dazu führen, dass du mehr Sicherheit, mehr Vertrauen und auch mehr Energie haben wirst, denn dann bist du in einer engen Verbindung mit dir selbst, hast ein klares Gefühl für deinen Körper, kannst deine Empfindungen einordnen und interpretieren und bist bereit, ihnen zu folgen. Damit bringt ein hohes Selbstbewusstsein eine Menge Energie in deinen Körper, die du nutzen kannst.

Emotionen und Energien erkennen

Wie oft am Tag nimmst du dir Zeit, in dich hineinzuspüren und dir deiner Gefühle bewusst zu werden? Damit kannst du für dich prüfen, in welcher Energie du dich gerade bewegst. Ich mag hier das Wort »bewegen«, denn wir Menschen bewegen uns tatsächlich, auch wenn wir sitzen, stehen oder liegen. Die Bewegung findet zwar nicht immer äußerlich sichtbar statt, dennoch ist in uns immer Bewegung. Wenn ich dich jetzt frage, wie es dir geht, ist dies ja von der Wortbedeutung her auch eine Frage nach deiner Bewegungsform »gehen«.

Ich könnte dies auch noch verstärken, indem ich dich frage, wie es bei dir läuft, und deine Antwort könnte sein, dass du das Gefühl hast, dass dir die Zeit davonrennt.

Genug der Wortspielerei, wobei ich diese Spiele liebe, denn sie zeigen uns immer wieder auf, wie sensibel und klar uns die Sprache (meist unbewusst) auf Wesentliches hinweist. Und im Wort »wesentlich« steckt ja auch das Wort »Wesen«, das sich meist auf uns menschliche Wesen bezieht. Wenn du also die bewegten Energien in dir spürst, kannst du dir bewusst machen, was du fühlst. Du kannst sagen, wie es dir geht oder wie es gerade läuft.

In meiner Coachingarbeit erlebe ich es immer wieder, dass Menschen eher selten bewusst in sich hineinfühlen. Stattdessen *machen* und *tun* sie jeden Tag, was gemacht und getan werden *muss*. Aufstehen, arbeiten, einkaufen, kochen, essen, telefonieren, Nachrichten schauen, zu Bett gehen. Sogar Schlafen gehört zum Pflichtprogramm. Viele Dinge, die Menschen tun, werden verknüpft mit einem *Müssen* und nicht mit einem *Können*. Wer das Gefühl hat, etwas zu müssen, ist in seinem Handeln nicht frei – und oft auch nicht in seinem Denken. Das Müssen verändert die Stoffwechsellage hin zu Stress, was sich wiederum auf die Energie im Körper auswirkt, die dann in Bewegung ist. Stress bedeutet für den Körper die Bereitstellung aller zur Verfügung stehender Energieressourcen, was sie auf Dauer verbraucht. Häufig ist es so, dass wir im wahrsten Sinne des Wortes in Emotionen feststecken. Das geschieht, wenn wir uns nicht bewusst machen, woher diese Energie eigentlich kommt, wo im Körper sie sich bewegt und was das mit unserem Körper macht. Wenn ich mich über jemanden ärgere, dann ist das für einen Moment lang okay. Wenn ich aber im Ärger bleibe und ihn nicht bewusst löse oder beende, kann es passieren, dass ich in der Energie des

Ärgers gefangen bleibe und damit unnötig Energie verliere, die mir sonst für andere Dinge zur Verfügung stehen würde. Zu verstehen, wie wir die Energie in unserem Körper lenken können, bringt uns in die Freiheit, zu entscheiden und unser Leben so zu steuern, wie wir es uns wünschen.

Was ist eigentlich Energie?

An dieser Stelle ist es wichtig zu verstehen, dass unser menschlicher Körper aus Energie besteht. Nicht nur über die Nahrung nehmen wir Energie in Form von Kalorien auf, sondern in unserem Körper wird kontinuierlich Energie bewegt. Menschen, die abnehmen wollen, richten ihren Fokus meist auf die Energie, die sie zu sich nehmen oder die sie verbrennen. Deshalb wird auf Kalorien oder Punkte geachtet. Auf der anderen Seite werden dann Schritte gezählt, es wird der Puls im Auge behalten, um daran zu messen, wie viele Kalorien man verbrannt hat, immer mit dem Ziel vor Augen, ein Energiedefizit zu erzeugen. Die weitverbreitete Botschaft, Abnehmen gehe nur über ein Energiedefizit, ist nicht nur nicht ganz richtig, sondern auch gefährlich. Unser Körper, genauer gesagt unser Organismus mit seinen Organen und Billionen von Zellen, hat das Bestreben, immer eine optimale Energiebalance zu erreichen und zu erhalten. Entsteht ein Energiedefizit, suchen Zellen, Organe und der Organismus Mensch nach Lösungen, um dieses zu beheben.

Auch wenn Menschen mit Übergewicht augenscheinlich zu viel Energie mit sich herumtragen, bedeutet das nicht, dass die Körperzellen ausreichend Energie zur Verfügung haben. Und genau das ist das Problem. Ein Zuviel an Körperfett kann den Energiefluss im Körper verringern, indem beispielsweise Ent-

zündungsmediatoren im Blut und in den Organen Energie blockieren oder in hohem Maß verbrauchen. Auch kann Energie nicht optimal genutzt werden, wenn aufgrund von zu geringer Bewegung bestimmte Zellen (die Mitochondrien), die den Fettstoffwechsel regeln, nur in geringer Anzahl im Körper verfügbar sind. Nährstoffmangel behindert ebenfalls den Energiefluss, weshalb eine vollwertige, natürliche Ernährung wichtig ist (vgl. hierzu mein Buch *Natürlich essen*).
Nicht nur Nahrungsmittel, sondern auch Emotionen haben die Fähigkeit, uns Energie zur Verfügung zu stellen. Dafür ist es notwendig, dass sie sich frei durch den Körper bewegen können. Ist das nicht möglich, sind sie an einer Stelle gefangen und können dort zu einer Blockade auf Zellebene oder im Organ führen. Emotionen sind für unser Leben, Überleben und die Möglichkeiten, wie wir die Welt um uns herum erfahren, wesentlich. Ohne Emotionen könnten wir gefährliche Situationen nicht richtig einordnen, um dann zum Beispiel vor einem Löwen zu flüchten. Es gäbe keine Information in unserem Körper, die in uns Angst auslöst und in Bewegung setzt. Genauso wenig würden wir uns zu einem attraktiven Menschen hingezogen fühlen und uns in jemanden verlieben können, weil in uns nicht das Bedürfnis entstehen würde, sich dieser Person zu nähern und in Kontakt mit ihr zu kommen. Genauso benötigt es Energie, um Wertvolles zu erhalten. Jede Beziehung lebt davon, sich ständig aufeinander zu beziehen und damit die Beziehung lebendig zu erhalten.
Diese drei Bewegungsformen sind auch auf Zellebene in unserem Körper zu beobachten. Zellen bewegen sich auf etwas zu, wie beispielsweise Makrophagen (Immunzellen), um unerwünschte Bakterien oder andere Eindringlinge aufzunehmen und unschädlich zu machen. Unsere Körperzellen können sich auch von etwas wegbewegen. Wenn beispielsweise Gifte in unseren Körper

gelangen, ziehen sich Zellstrukturen zurück. Zuletzt ist es wichtig, Zellen und Organe zu erhalten, die für unseren Organismus lebenswichtig sind. In unserem Körper wie außerhalb unseres Körpers gilt dasselbe: Wenn wir etwas Anziehendes sehen, bewegen wir uns darauf zu. »Giftige« Menschen meiden wir und bewegen uns von ihnen weg. Das Eigenheim, einen geliebten Beruf und gute Freunde wollen wir erhalten. Energie ist das Potenzial der Möglichkeiten. Energie gibt uns die Möglichkeit, zu erschaffen. Das umfasst alles, was wir durch unser Denken, Fühlen, Sprechen, Handeln und unseren Körper tun können. Aus meiner Sicht gibt es drei grundlegende energetische Bewegungsformen, die uns in unserem Verhalten lenken. Diese Bewegungsformen werden ausgelöst durch unterschiedliche Energien, die durch Emotionen entstehen. Diese sind:

- *Hin zu.* Sich öffnen. »Ich mag dich!« (Liebe, Geborgenheit und Schutz)
- *Weg von.* Sich verschließen. »Ich mag dich nicht!« (Angst, Scham, Wut)
- *Bleiben.* Einen Zustand aufrechterhalten. »Das möchte ich erhalten.« (Sicherheit, Verbindung, Wachstum)

Emotionen bewegen sich in und außerhalb unseres Körpers. Über unseren Verstand sind wir in der Lage, die Emotionen im Körper zu orten und als Gefühl zu benennen. Gefühle, die wir uns nicht erlauben, die wir unterdrücken oder von uns wegzuschieben versuchen, können sich im Körper nicht mehr frei bewegen und werden dadurch radikal. Sie versuchen sich mit aller Kraft bemerkbar zu machen. Das zeigt sich im Verhalten oder als körperliches Symptom. Vor allem unangenehme Gefühle versuchen wir zu betäuben oder zu unterdrücken. Dabei ist Essen eine Möglichkeit, die Symptome zu bekämpfen und mithilfe der biochemischen Wirkungen auf

Gehirn und Körper, die ich im ersten Kapitel beschrieben habe, andere, positivere Gefühle zu erzeugen. Essen ist aber keine Lösung für das eigentliche Problem, sondern wirkt dann wie eine chemische Pille, die ein Symptom wie Schmerz, Trauer oder Angst vorübergehend hemmt.

Essen als Lösung

Im Folgenden werde ich dir Zusammenhänge und Wirkmechanismen von Gefühlen und Emotionen aufzeigen, die Übergewicht beeinflussen, auslösen oder verstärken können.

Essen gegen Einsamkeit

Viele Menschen fühlen sich einsam. Doch viele von ihnen sind objektiv gar nicht einsam, weil sie Menschen um sich herum haben, mit denen sie Zeit verbringen. Entscheidend ist aber dabei nicht, was sie objektiv haben, sondern was sie subjektiv empfinden.
Einsamkeit ist ein Gefühl, das psychoemotional Stresshormone ausschüttet, denn Menschen haben als soziale Wesen immer das Bestreben nach Gemeinschaft und Zugehörigkeit. Ob nun also tatsächlich menschliche Kontakte fehlen oder ob das Gefühl der Einsamkeit »nur« empfunden wird – beides kann Auslöser für ein Essverhalten sein, das zu Übergewicht führt. Im Abschnitt »Was Essen mit Liebe zu tun hat« erkläre ich die Zusammenhänge von psychologischen, emotionalen, biochemischen und sozialen Wirkungen von Essen auf den

Menschen. Steckt in der Einsamkeit die Angst, sich auf Menschen zuzubewegen und in einen sozialen Austausch zu gehen, so ist gerade dann ein Arbeiten an dieser sozialen Angst wichtig, denn Angst und Einsamkeit können sich gegenseitig verstärken. Dazu möchte ich dir eine Übung an die Hand geben, die Verbindung schafft und die Einsamkeit sofort lindert. Diese Übung hilft besonders Menschen, die zwischen Angst und Einsamkeit gefangen sind und Essen als Ausweg suchen.

Eine Herzensbotschaft an dich, wenn du in Angst und Einsamkeit gefangen bist:
Du darfst Angst haben. Auch ich habe Angst. Ängste sind dazu da, um uns zu beschützen. Angst schützt dich, mich, alle Menschen. Wenn du das Gefühl hast, einsam zu sein, gibt es etwas, was dich mit allen Menschen auf diesem Planeten verbindet. Die Angst. Denn sie ist dazu da, um uns das Wichtigste im Leben zu erhalten und uns an das Wichtigste im Leben zu erinnern: die Liebe.

Vielleicht denkst du jetzt, dass du keine Liebe erfahren hast oder dass du keine Liebe fühlen kannst. Dann darfst du wissen, dass Leben erst durch Liebe entsteht. Unser Herz ist das erste Organ, das sich im Fötus entwickelt, und zum Leben erweckt wird es durch das Hormon der Liebe. Ohne dieses Liebeshormon gibt es kein Leben. Du bist also in Liebe geboren. Dein Verstand kann sich vielleicht nicht daran erinnern, dass du durch die Liebe ins Leben gerufen wurdest, aber dein Herz kann es. Womöglich hast du in deinem Leben schon so viele Erfahrungen gemacht, während derer du allein warst oder allein gelassen wurdest. Vielleicht wurdest du verlassen. All diese Enttäuschungen tun weh und hinterlassen Narben. Dein Unterbewusstsein versucht dich dann für die Zukunft vor neuen Enttäuschungen zu bewahren. Das kann so weit gehen, dass dein Angstzentrum im Gehirn so sensibilisiert ist, dass es jeden neuen Kontakt oder jede mögliche Form von Nähe blockiert. Und doch spürst du in dir einen Wunsch nach Nähe, Geborgenheit, Vertrauen und einem Miteinander. Dieses Gefühl kommt aus deinem Herzen, denn dein Herz hat kein Angstzentrum wie dein Gehirn. Dein Herz ist die reine Form von Vertrauen und Liebe. Das beweist es dir jeden Tag, indem es unaufhörlich für dich schlägt. Unabhängig davon, ob du dich gut fühlst oder nicht. Frei davon, ob du im Vertrauen oder in der Angst bist. Dein Herz schlägt aus der Liebe heraus für dich und für dein Leben.

ÜBUNG – Herzverbindung

Schließe für einen Moment deine Augen und lege deine Hände auf dein Herz. Stell dir vor deinem inneren Auge vor, wie dein Herz jeden Moment für dich schlägt. Vielleicht kannst du auch spüren, wie dein Herz schlägt. Sei dir sicher, dass du nicht der einzige Mensch bist, der sich einsam fühlt. Es gibt noch andere Menschen, die sich allein und verlassen fühlen und die Angst davor haben, in Kontakt mit anderen Menschen zu treten. Stell dir vor, du könntest dich mit einem dieser Menschen verbinden. Über dein Herz und genau jetzt in dieser Situation. Stell dir vor, du könntest ihm eine Botschaft zukommen lassen. Über ein unsichtbares Feld, das weder für unsere Augen noch für unseren Verstand sichtbar oder greifbar ist. Eine Verbindung, die existiert und mit deren Hilfe du die Möglichkeit hast, einem anderen Menschen dein Mitgefühl zu schicken. Vielleicht möchtest du diesem Menschen

Mut machen, auch sein Herz zu öffnen. Oder du möchtest ihm über diese Verbindung sagen, dass er nicht allein ist und dass auch du dieses Gefühl von Einsamkeit oder Angst kennst. Eine elektronische Botschaft wie eine E-Mail, die du über dein Herz zu einem anderen Herzen sendest. Stell dir vor, wie du diesem Menschen hilfst, indem du ihn daran erinnerst, dass er nicht allein ist und dass du jetzt in diesem Moment an ihn denkst. Halte diese Verbindung für einige Minuten und gib deinem Herz und deinem Gefühl die Möglichkeit, auf ihre Art und Weise ihre Arbeit zu tun. Dies geschieht fernab von deinem Verstand, und es ist völlig okay, dass dieser das nicht begreift.

Es gibt Dinge, die wir uns nicht erklären können, und doch sind sie existent. Wir haben die Chance, uns für diese Möglichkeiten zu öffnen und dadurch neue Erfahrungen zu sammeln. Auch ich fühle, während ich diese Zeilen schreibe, mit dir und bin jetzt mit meinem Herzen mit dir verbunden. Denn alles, was ich hier gerade schreibe, kommt nicht aus meinem Verstand, sondern aus meinem Herzen, und genau deshalb sind wir beide gerade auch miteinander verbunden. Ich wünsche dir von Herzen, dass du dir diesen Kontakt zu dir selbst und anderen Menschen regelmäßig erlaubst. Du wirst erkennen, dass du nicht allein bist und dass du deine Angst loslassen darfst.

Essen, um Wut zu unterdrücken

Bist du wütend? Wie lange schon und worauf? Versuchst du, deine Wut mit Essen zu bekämpfen oder zu betäuben? Wut ist ein wichtiges Gefühl, das uns dazu befähigt, Kräfte zu mobilisieren, die wir ohne die Energie der Wut nicht nutzen könnten. Stell dir vor, du wirst von jemandem in den Schwitzkasten genommen und derjenige hält dich in dieser Position

fest, setzt dich unter Druck, beschimpft oder verunglimpft dich. Wut kann dir jetzt dabei helfen, Energie zu bündeln, mit der du dich aus diesem Klammergriff befreien kannst. Wenn du deiner Wut nun keinen Raum geben würdest, sich zu entfalten, würdest du dir damit die Möglichkeit nehmen, diese Energie dazu zu nutzen, um dich gegen den Angreifer zur Wehr zu setzen. Es gibt immer Auslöser für Wut, denn es braucht immer etwas, auf das wir uns beziehen können. Das kannst du selbst sein, eine andere Person oder etwas anderes. Du kannst sogar auf einen Stein wütend sein, der dir auf den Kopf gefallen ist und dich verletzt hat. Wut ist also immer eine Projektion auf etwas.
Wenn du einen Kinofilm siehst, brauchst du einen Projektor und eine Projektionsfläche, denn ohne das eine und das andere gibt es keinen Film. Der Projektor ist der Übermittler und die Leinwand der Empfänger, um die Informationen sichtbar zu machen. Dabei liegt die Projektionsfläche außerhalb des Senders. Wenn du also das nächste Mal einen Kinofilm siehst, mach dir bewusst, dass dies nur möglich ist, weil Sender und Empfänger getrennt voneinander sind, aber in Verbindung miteinander stehen. Genauso ist es mit der Wut. Wenn du deiner Wut allerdings keine Leinwand gibst, auf der sie abgespielt werden kann, und du womöglich Projektor *und* Leinwand zugleich bist, wird es problematisch. Wut ist ein Ausdruck unseres Stresssystems, das sich durch Kampfinstinkte ausdrückt. Deshalb werden vor allem auch Muskeln, die zum Kämpfen benötigt werden, mit Energie versorgt: Schultern, Arme, Hände, Rücken, Po und Beine. Die natürliche Reaktion im Kampfstress ist zu kämpfen.
Da wir glücklicherweise in einer Gesellschaft leben, in der wir uns nicht jedes Mal, wenn wir wütend sind, gegenseitig die Köpfe einschlagen, sondern gelernt haben, miteinander

Konflikte zu lösen, ist das zwischenmenschlich ein Gewinn. Kommt es jedoch nicht zu einer Lösung, ist die Wut immer noch im Körper aktiv, und unsere Kampfmuskulatur wartet auf eine energetische Entladung. Gerade dabei ist Sport oder Bewegung ein wahres Wundermittel. Vor allem dann, wenn die Muskeln bewegt werden, die sich entladen wollen. Das Wort »entladen« ist hierbei so passend, weil sich die gesamte Energie der Wut dann auch durch die Bewegung loslösen kann und die Spannung aus dem Körper entweicht.

Wenn ich Klienten habe, die Wut angestaut haben oder die sich nicht erlauben können, wütend zu sein, nutze ich dazu in meinen Coachings fast immer Bewegung. Beides ist für den Körper extrem anstrengend und energiezehrend. Falls du auf etwas oder jemanden wütend bist, dann nutze etwas, gegen das du deine Wut projizieren kannst. Am besten einen Boxsack oder ein Kissen (oder das Sofa), an dem du dich einmal richtig austoben und auslassen kannst. In erster Linie geht es darum, dass du dich körperlich aktivierst und deine Wut damit aus dem Körper bewegst. Laufen, schwimmen, (Schatten-)boxen, Ganzkörpertraining, Rad fahren. Alles, was dich körperlich anstrengt und deine Kampfmuskulatur beansprucht, hilft.

Ich hatte einmal eine Klientin, die sich einfach nicht erlauben konnte, wütend zu sein, weil sie in ihrer Familie gelernt hatte, dass sich das nicht gehöre und Wut ein Ausdruck von Schwäche sei. Dadurch hatte sich bei ihr im Laufe ihres Lebens viel Wut angesammelt, die nun andere Lebensbereiche blockierte. Sie war sehr zurückhaltend und wirkte im Umgang mit anderen Menschen unsicher und verhalten. Sie empfand sich als »steif und verbogen«, weil sie sich nicht so zum Ausdruck bringen konnte, wie sie es eigentlich wollte. In unserem Coaching habe ich sie erst einmal durch unterschiedlichste

Ganzkörperübungen muskulär erschöpft. In den Pausen habe ich sie dann jedes Mal provoziert, indem ich sie verbal immer mehr herausgefordert habe – mit dem Ziel, sie wütend zu machen. Ich wollte sie ja unbedingt in ihre Wut bringen, damit sich all die angestauten Emotionen, die sich über Jahre hinweg angesammelt hatten, entladen konnten. Sie zeigte sich enorm beherrscht, und ich konnte an ihrer Körpersprache lesen, wie sehr sie gelernt hatte, sich unter Kontrolle zu halten, um ihr freundliches und höfliches Gesicht zu wahren. Ganz so, wie es ihr ihre Eltern als Wert vermittelt hatten. Dass sie dadurch aber eine andere Strategie entwickelt hatte, die nichts mit Entladung, sondern Aufladung durch übermäßiges Essen zu tun hatte, brachte ihr über die Jahre starkes Übergewicht ein.
Sie schlug sich im Coaching unglaublich tapfer, und es dauerte mehr als 30 Minuten, bis ich sie endlich an einem Punkt hatte, an dem sie wütend wurde. In diesem Moment kam sie in Verbindung mit der Wut, die sie all die Jahre über in sich hineingefressen und mit Essen unterdrückt hatte. Es brach aus ihr heraus, und sie konnte die Gefühle nicht mehr kontrollieren, weil nun nicht mehr ihr Kopf aus der Kontrolle heraus mit mir sprach, sondern ihr Körper durch ihre Emotionen. Sie wurde laut, sie schrie mich an, sie war außer sich vor Wut. Sie schlug mit aller Kraft gegen die Pratzen, die ich in meinen Händen hielt, und ich hatte eine Menge zu tun, um ihren harten und kräftigen Schlägen standzuhalten, die wie ein Presslufthammer in den Pratzen landeten. Es war so, als hätte sie einen Dominostein gekippt, der nun alle anderen Dominosteine ins Kippen brachte. So boxte sie eine gefühlte Ewigkeit gegen meine Pratzen und entlud ihre bis dahin gefangenen Emotionen, bis sie letztendlich völlig erschöpft auf dem Boden zusammensackte. Sie hatte sich im wahrsten Sinne freigekämpft.

Durchgeschwitzt und völlig außer Atem lag sie auf dem Rücken. Ihre Mimik verriet mir neben der Erschöpfung, dass sie entspannt war. Denn sie hatte es endlich geschafft, sich von ihrer Wut zu lösen. Seit diesem ereignisreichen Kampf hat meine Klientin auch ihr Essverhalten gelöst und ist seitdem frei davon, sich zu betäuben und mit Essen zu füllen, wenn sie Wut fühlt. Mach dir klar, dass Wut *ein Aspekt* deiner vielfältigen Ausdrucksweisen ist, mit deren Hilfe du in der Lage bist, deine Kräfte zu bündeln. Wut kann dich beschützen, befreien oder bestärken. Der beste Weg ist sicher der, mit Worten Wut zu lösen, doch das ist nicht immer machbar. Ich selbst mache es so, dass ich meine Wut durch Bewegung löse, wenn kein klärendes Gespräch zustande kam. Das ist wichtig, um der Energie der Wut die Chance zu geben, sich zu entfalten und zum Ausdruck zu bringen. Finde für dich eine körperliche Aktivität, die dir dabei eine Hilfe ist, genau das zu tun. Denn auch wenn wir uns wünschen, mit möglichst jedem Menschen konfliktfrei zu leben, wird dies nicht immer möglich sein, und es wird und darf immer Momente in unserem Leben geben, in denen wir wütend sind. Dann haben wir die Wahl, was wir mit dieser Wut Sinnvolles tun können.

Essen gegen Traurigkeit oder Schmerz

Als 2008 mein Papa starb, war ich erfüllt von Traurigkeit. Ich fühlte einen tiefen Verlust, als mir erst Tage später richtig bewusst wurde, dass mein Vater nicht mehr da war und ich keine Gespräche mehr mit ihm führen, nichts mehr mit ihm unternehmen konnte und auch keine Chance mehr hatte, ihn in meine Arme zu nehmen. Emotionaler Schmerz ist für unseren Körper nahezu identisch mit physischem Schmerz, den

wir empfinden, wenn wir eine Verletzung haben. Auch viele meiner übergewichtigen Klienten berichteten mir von den körperlichen Schmerzen, die ihr Übergewicht auslöst. Der emotionale Schmerz und die Traurigkeit, die sie empfinden, wenn andere Menschen herablassend hinter ihrem Rücken über sie sprechen, sind oft schlimmer. Gegen diese Gefühle mit Essen anzukämpfen, erschließt sich keiner Logik, sondern wird nachvollziehbar, wenn man versteht, dass sich hinter Essen einige psychologische, soziale und emotionale Aspekte verbergen, die ich in den vorigen Kapiteln bereits erklärt habe. Um dich aus deiner Traurigkeit zu befreien, hast du die Herausforderung zu meistern, dich deiner Trauer vollumfänglich zu stellen. Denn keine Speise und kein Nahrungsmittel dieser Welt werden es schaffen, deine Trauer aufzulösen. Körperlicher Schmerz, sofern er durch Übergewicht ausgelöst ist, wird dann lösbar, wenn du die anderen Gefühle, wie zum Beispiel Traurigkeit, annimmst. Trauer ist ein Prozess, und er kann dir dabei helfen, in eine andere Bewusstseinsebene zu gelangen.
Wenn du wie ich einen geliebten Menschen verloren hast, wird dich Trauer für eine Zeit lang begleiten. Wichtig ist, dass du dir die Trauer erlaubst und dann auch loslässt. Wenn der Mensch, den du verloren hast, sehen würde, wie du an der Trauer festhältst, worum würde er dich bitten? Ich durfte durch den Tod meines Vaters erfahren, dass es eine andere Verbindung zu ihm gibt als die, die ich zu Lebzeiten mit ihm hatte. Ich habe bis heute Kontakt zu ihm, und wir können auf eine unsichtbare Art und Weise miteinander kommunizieren. Ich weiß, dass das für manche Menschen verrückt erscheint. Das ist es ja auch. Denn unsere Verbindung und Kommunikation sind auf eine andere Ebene verrückt, die nicht über unseren rationalen Verstand funktioniert, sondern über die Ebene der Gefühle. Ich fühle meinen Papa und spüre die Verbindung

zu ihm. Daraus habe ich seit seinem Tod viele wichtige Erkenntnisse gewinnen und Erfahrungen machen dürfen.
Du hast die Wahl, wie lange du in schmerzerfüllter Trauer bleiben willst – oder dir und dem Menschen, den du verloren hast, eine neue Verbindung ermöglichst. Den Schmerz festzuhalten und zu glauben, dass nach dem Tod alles vorbei sei, ist genauso ein Glaube, wie daran zu glauben, dass nach dem Tod noch immer eine Verbindung besteht, die lebendig bleibt. Beides erzeugt ein Gefühl, und jedes Gefühl hat das Potenzial, dein Verhalten zu beeinflussen. Ich kenne einen Menschen, der vor einigen Jahren seinen Hund verlor und dadurch in eine tiefe Trauer, fast in eine Depression fiel. Sein Hund war neben seiner Frau sein wichtigster Begleiter. Es fiel ihm schwer, den Tod seines geliebten Vierbeiners zu akzeptieren. Er kämpfte gegen seinen Schmerz an, indem er überall Fotos von seinem Hund aufstellte. In seinem Büro, auf seinem Schreibtisch zu Hause, er errichtete einen Schrein mit unzähligen Fotos und zündete täglich eine Kerze für ihn an. In seinem Auto hatte er ein Foto am Schaltknauf, damit er auch dort immer an ihn erinnert wurde, und in seinem Portemonnaie hatte er ebenfalls viele Fotos von ihm.
Die Art und Weise, Trauer zu verarbeiten, ist individuell, und jeder Mensch hat die freie Wahl, wie er damit umgeht. Aus meiner Sicht stelle ich die Frage, wie hilfreich die Wahl ist, die man trifft. Hilft es, in liebevoller Verbindung zu sein und sich an schöne Zeiten dankend und freudig zu erinnern, oder führt es dazu, den Schmerz zu verstärken und damit immer wieder Stresshormone im Körper auszuschütten, die die eigene Gesundheit auf Dauer schädigen? Führt dies dann zu einem (Ess-)Verhalten, das der trauernden Person schadet, und wenn ja, wem ist damit geholfen? Ich wünsche dir, dass du für dich einen Weg findest, in liebevollem Kontakt mit den Menschen

und Lebewesen zu sein, die dir wichtig sind. Denn durch diese Verbindung sorgst du für deine Gesundheit und bleibst lebendig. Und ich glaube daran, dass diejenigen, die nicht mehr lebendig sind, uns immer das Beste wünschen, wofür es sich lohnt, ihnen eine Freude zu machen und diesem Wunsch nachzukommen.

Essen als Liebesersatz

»Essen ist Liebe«, heißt es sogar in einem Werbeslogan, und »Liebe geht durch den Magen«, sagt ein Sprichwort. Beides stimmt, denn beim Essen schüttet unser Körper das Liebeshormon Oxytocin aus. Allerdings erfüllt es nicht unser eigentliches Bedürfnis nach der körperlichen und zwischenmenschlichen Liebe. Dabei meint körperlich nicht unbedingt Sex, sondern vielmehr den Körperkontakt, wie eine liebevolle Umarmung oder ein Blick in die Augen. Wir erfahren uns durch unseren Körper, und von Geburt an haben wir die Sehnsucht nach körperlicher Nähe und Geborgenheit. In Verbindung mit anderen Menschen fühlen wir uns angenommen und integriert. Vor allem Menschen, die körperlichen Missbrauch erfahren haben, stehen in einem ständigen inneren Konflikt zwischen der Sehnsucht nach Nähe und der damit erlebten Angst. Deshalb ist es so wichtig, diesen Menschen dabei zu helfen, sich von ihren emotionalen Blockaden zu lösen, damit sie sich ihrer Sehnsucht nach körperlicher Nähe wieder öffnen können und dadurch in einen ganzheitlichen Heilungsprozess kommen.

Unter »Eine Herzensbotschaft an dich, wenn du in Angst und Einsamkeit gefangen bist« im Abschnitt »Essen gegen Einsamkeit« gebe ich betroffenen Menschen eine Herzensbotschaft in der Hoffnung, dass sie sich die Erlaubnis geben, wieder zu vertrauen. Darüber hinaus braucht es eine liebevolle, respektvolle und sehr bewusste Begleitung, um das Vertrauen und die Erfahrungen sensibel zu erarbeiten und zu verarbeiten. Immer dann, wenn du zum Essen greifst, prüfe für dich, welches Gefühl dich dazu treibt. Nutze dafür den emotionalen Essensplan, der in Kapitel 3 folgt und den du dir von meiner Website unter www.felixklemme.de/natuerlichessen kostenlos herunterladen kannst. Das Gefühl, nicht ausreichend Liebe zu bekommen oder zu fühlen, gilt es zuerst in dir selbst zu lösen. Denn der Moment, in dem du erfährst, dass du selbst Liebe bist und dich frei und unabhängig von der Liebe anderer erfahren kannst, ist womöglich der befreiendste Moment in deinem Leben. Denn auch dann, wenn du glaubst, in deinem Leben niemals Liebe erfahren zu haben, wirst du erkennen, dass in dir Liebe ist und du selbst Liebe bist.

Essen gegen Angst

Stell dir vor, du bist auf der Flucht. Drei zähnefletschende Hunde laufen hinter dir her, und es ist eindeutig, dass sie nur ein Ziel haben: dich zu packen und zu beißen. Ehrlich gesagt wollen sie dich wahrscheinlich zerfleischen. Vor wenigen Sekunden bist du noch gemütlich durch eine idyllische Straße in Italien geschlendert und hast die wundervollen alten Häuser genossen, weichen Pinienduft in der Nase und die Ruhe um dich herum in dir aufgesaugt, als plötzlich drei Dobermänner aus einem offenen Tor eines riesigen Villengrundstücks um die Ecke auf dich zugerannt kamen. Instinktiv hast du dich umgedreht, deine Beine in die Hand genommen und bist, so schnell du konntest, losgesprintet. Glücklicherweise gab es auf deiner Straßenseite einen Mauervorsprung, an dem du hochklettern konntest, um dich auf eine etwa drei Meter hohe Mauer zu retten, während die drei Hunde wild knurrend und bellend unter dir versuchten, zu dir hochzukommen.

Ganz ehrlich: Wie viel Lust hättest du jetzt, etwas zu essen? Wie oft hast du in diesem Moment an Essen gedacht, und wie viele Bissen hättest du runterbekommen? Null, richtig? Das ist logisch, denn es ist unmöglich zu essen, wenn wir echte Angst erleben und in einem akuten Kampf-, Flucht- oder Totstellmodus sind. Das geht biochemisch schon nicht, weil unsere gesamten Verdauungsorgane stillgeschaltet werden und sich alles zusammenkrampft. Abgesehen davon würde Essen dich daran hindern zu flüchten. Wie erfolgreich wärst du wohl gewesen, wenn du auf der Flucht noch versucht hättest, ein Stück Pizza oder Schokolade zu essen? Schwierig. Und trotzdem kann man Essen dazu benutzen, um Angst zu bekämpfen. Es funktioniert dann, wenn wir eine subtile Angst spüren, wenn wir uns an etwas erinnern oder wenn wir uns vorstellen, dass etwas Schlechtes in der Zukunft eintreten könnte. Dabei erleben wir keine echte Gefahrensituation, aber unser Körper reagiert auf den Stress, der in unseren Gedanken entsteht. Falls wir zu tief in diese Angst eintauchen, werden wir wahrscheinlich auch keine Möglichkeit mehr haben, etwas zu essen, weil unser Körper dann bereits stark auf unsere mentale Vorstellungskraft reagiert und sich unsere Verdauungsorgane zusammenziehen. Wenn wir aber etwas essen, bevor dieser Moment eintritt, arbeiten wir dagegen an. Es ist dabei wichtig, die Wirkung zu verstehen: Durch das Essen vermitteln wir unserem Unterbewusstsein, dass alles in Ordnung ist. Nahrungsaufnahme war evolutionär immer nur in nicht akuten Stresszuständen – in Sicherheit in der schützenden Gruppe – möglich, und das ist bis heute so. Deshalb ist es wichtig, die Angst zu lösen, die du dir imaginierst. Also das, was du dir entweder in deiner Zukunft vorstellst, oder das, an das du dich aus deiner Vergangenheit erinnerst.

Essen aus Frust

Das Wort »Frust« bedeutet aus dem Lateinischen kommend *irrtümlich* oder *vergeblich*. Frust ist also etwas, das uns daran erinnert, dass wir etwas getan haben, das ein Irrtum war, oder dass wir etwas vergeblich versucht haben. Frustesser sind wahre Experten darin, ihre Aufmerksamkeit vor allem in die Vergangenheit zu richten. Sie sind die geborenen Geschichtenerzähler oder Märchenschreiberlinge. Das Problem dabei ist, dass sie ihren Fokus meist auf das richten, was in der Vergangenheit *nicht* gut lief. Menschen, die chronisch frustriert sind, halten beständig an negativen Erfahrungen fest. Niemand kann die Vergangenheit rückgängig oder ungeschehen machen. Warum aber dann daran festhalten und sich damit noch lange befassen?
Frust hat sehr oft auch eine direkte Verbindung zum Gefühl Ärger, indem man sich entweder über sich selbst oder jemand anderen ärgert. Frustesser benutzen Essen dazu, die schlechten Gefühle zu betäuben. Wichtig für diese Menschen ist es zu lernen, ihren Umgang mit sich selbst und anderen freier und harmonischer zu gestalten. Sehr oft geht es auch darum, sich selbst oder anderen etwas zu vergeben.

Warum fällt es so vielen Menschen schwer, die Vergangenheit loszulassen? Die Antwort liegt in unseren Emotionen, denn der Moment einer intensiven Erfahrung wird mithilfe von Gefühlen in uns gespeichert. Mit diesem »Wissen« können wir uns viel einfacher an etwas erinnern und ähnlich entstehende Situationen besser einschätzen. Wir sind vorbereitet. Unser Unterbewusstsein kommt seiner Schutzfunktion nach, uns vor jenen schmerzhaften Erfahrungen zu bewahren, die wir bereits gemacht haben. Wenn wir uns aus solchen Erfahrungen emotional allerdings noch nicht gelöst haben, sind die Emotionen noch in uns gefangen und können sich nicht frei durch unseren Körper bewegen. Damit bekommen sie die Macht, uns zu kontrollieren. Sie halten uns regelrecht in einem Gefühl fest. In der Übung »Gefühle freilassen« in Kapitel 3 erkläre ich dir, was du tun kannst, um dich daraus zu befreien.

Essen aus Langeweile

Bekämpfst du deine Langeweile mit Essen? Hast du dich jemals gefragt, wie verrückt das eigentlich ist? Achtung! Es geht mir nicht darum, dich für dein Verhalten zu bewerten oder zu verurteilen. Ich möchte dir bewusst machen, dass du Essen dazu benutzt, um dich von dir selbst abzulenken. Langeweile ist ein Symptom dafür, dass du nicht weißt, was du mit dir anfangen und alles verwirklichen kannst. Fernsehen, in sozialen Netzwerken surfen oder mit anderen Menschen über Messengerdienste schreiben ist übrigens dabei ebenso ein Syndrom, das als Ablenkungsmanöver genutzt werden kann. Die entscheidende Frage ist, *wovon genau* lenkst du dich ab? Was würde passieren, wenn du dich nicht mit anderen Dingen beschäftigen würdest? Natürlich ist es wichtig, mit Menschen in Kontakt zu stehen und Kontakte zu pflegen. Beantworte dir bitte total ehrlich, wie viel von der Kommunikation mit anderen wirklich dazu da ist, um deine Freundschaften und

Beziehungen (digital) zu pflegen. Wie oft triffst du dich ganz altmodisch, also analog und von Auge zu Auge, mit Menschen, die dir wichtig sind? Wie viel Zeit verbringst du damit, vor einem Gerät oder vor Essen zu sitzen?
Langeweile ist ein Ausdruck von Mangel, und der kann viele Gesichter haben. Angst, Unsicherheit, Bequemlichkeit, fehlende Kreativität, Selbstzweifel oder auch ein mangelndes Selbstbewusstsein. Im Folgenden gebe ich dir ein paar konkrete Beispiele für die genannten Gefühle. Langeweile kann durch Angst entstehen, zum Beispiel vor der Auseinandersetzung mit sich selbst und möglichen Problemen, die gelöst werden wollen. Sobald du dir Gedanken über die Probleme machst, wird dir bewusst, dass hinter jedem einzelnen Aspekt Arbeit steckt, das jeweilige Problem zu lösen. Häufig bedeutet das, dass Gespräche mit anderen Menschen geführt werden müssen, um eine Lösung zu bewirken. Die Langeweile ist dann nur ein vorgeschobenes Gefühl von dem eigentlichen, dahinterliegenden Gefühl der Angst, und es ist leichter, sich selbst gegenüber ein Essverhalten oder anderes Verhalten mit Langeweile zu rechtfertigen, als das eigentliche Problem zu bearbeiten.
Auch Unsicherheit steht häufig in Verbindung mit Langeweile. Vielleicht hast du Hemmungen, dich bei Freunden oder Bekannten zu melden, weil du dir unsicher bist, ob sie Zeit und Lust haben, sich mit dir zu treffen oder auseinanderzusetzen. Die Unsicherheit könnte auch dadurch ausgelöst worden sein, dass du für etwas Verantwortung übernehmen müsstest, die du nicht übernehmen willst, weil du Sorge hast, einen Fehler zu machen. Dann lieber nichts tun und sich wie ein Hase in den Bau zurückziehen und dort die Nahrungsvorräte mümmeln. Sich nach einem stressigen Tag abends mit Fernsehen oder anderer medialer Ablenkung zu beschäftigen und mit

süßem, salzigem oder fettigem Essen zu belohnen, ist viel bequemer, als zum Feierabend die Sportschuhe zu schnüren und eine Runde walken oder spazieren zu gehen. Durch die Bequemlichkeit wird der Körperfettanteil über eine lange Weile immer größer und damit der emotionale Schmerz der Unzufriedenheit. Wenn einem bewusst wird, dass das Reduzieren des Körperfetts ebenso eine lange Weile dauert, ist es erst recht bequemer, einfach gemütlich weiterzumachen und sich dem demotivierenden Gefühl der Langeweile hinzugeben.
Es gibt auch Menschen, die behaupten, dass sie mit sich nichts anfangen können und keine Ideen haben, womit sie ihre Zeit füllen könnten. Stattdessen füllen sie sich dann mit Essen, um damit etwas Er-Füllendes zu erleben. Diese mangelnde Kreativität wird durch Zucker und Junkfood noch verstärkt, denn die wirken neurologisch auf das Gehirn, und das kann auf Dauer abhängig machen. Das Gehirn benötigt freie Energie, um Ideen zu entwickeln. Ist diese Energie durch negative Emotionen blockiert, fehlt sie im Gehirn und damit auch für die Kreativität. Das Gefühl, nicht gut genug zu sein, oder zu glauben, etwas, was man sich vorgenommen hat, nicht zu schaffen, verstärkt Selbstzweifel. Vor allem, wenn diese Erfahrungen häufiger gemacht wurden und schon eine lange Weile wirken, kann dies Langeweile verstärken.
Eines der schwerwiegendsten Auslöser für Langeweile ist ein mangelndes Selbstbewusstsein, das zu ebenjenem Essverhalten führt, von dem man sich eigentlich lösen will. Oft steht das dann in enger Verbindung mit Selbstzweifeln und Selbstkritik oder -verachtung, denn Menschen, die abnehmen wollen, wissen, welche Nahrung gut und gesund ist. Und obwohl sie das wissen, essen sie nicht gesund, sondern stattdessen genau das, was ungesund ist oder das Übergewicht verstärkt. In diesem Moment steht das eigentliche Bewusstsein darüber,

was gut ist, im Gegensatz zum Verhalten. Jedes Mal, wenn entgegen dem Bewusstsein gegessen wird, entsteht ein mangelndes Selbstwertgefühl, weil das Handeln nicht dem Wissen angemessen umgesetzt wird. Und genau das ist dann ein mangelndes Selbstbewusstsein.

Langeweile wird also meist dadurch ausgelöst, dass ein bestimmtes unerwünschtes Verhalten über eine lange Weile ständig wiederholt und dabei kein sinnvolles und adäquates Lösungsverhalten entwickelt wurde. Es gibt auch den Moment der Langeweile, wenn man im Wartezimmer des Arztes sitzt oder auf den Bus wartet. Weil es zu lange dauert, bis etwas Gewünschtes eintritt, und weil man in dem Moment keinen Einfluss auf die Situation hat, wird die dadurch entstehende Frustration durch das Gefühl des Ausgeliefertseins verstärkt. Menschen, die Langeweile empfinden, haben die Herausforderung, das Leben im Moment anders oder neu zu erfahren und den jetzigen Moment als Geschenk und Möglichkeit zu erkennen. Nichts zu tun bedeutet ja in den meisten Fällen eben nicht, nichts zu tun. Denn unser Gehirn denkt in wachem Bewusstsein immer. Die Aufgabe ist also, Denkmuster zu entwickeln, die freudige, zufriedene oder erfüllende Gedanken erzeugen. Deshalb hier ein paar Fragen an dich, falls du aus Langeweile isst. Schreibe die Antworten bitte in dein Notizbuch.

- Welche Situationen lösen Langeweile aus?
- Welche Gefühle außer Langeweile entstehen noch bei dir?
- Was genau tust du, wenn du Langeweile empfindest? Schreibe alles auf, was dir dazu einfällt! Jede noch so verrückte Kleinigkeit.
- Wenn du in das Gefühl von Langeweile kommst, welche Gedanken gehen dann durch deinen Kopf? Wie sprichst du dann mit dir? Schreibe diese Worte oder Sätze auf.

- Was würde passieren, wenn du beim nächsten Gefühl von Langeweile nicht mehr essen würdest? Welche Gefühle entstünden dann?

ÜBUNG – Soforthilfe bei Langeweile

Hierzu brauchst du etwas Vorbereitung. Mach dir eine Liste von Ideen und gewünschten wie auch absolut sinnvollen Wahlmöglichkeiten, die du umsetzen kannst, wenn du das nächste Mal Langeweile empfindest. Trage diese Liste immer bei dir. Zum Beispiel in deinem Portemonnaie oder als Foto in deinem Handy. Pflege diese Liste und erweitere sie regelmäßig! Denn je länger du nichts änderst, desto mehr Langeweile kann entstehen, weil alles gleich bleibt. Wenn du das nächste Mal Langeweile empfindest, hol deine Liste heraus und entscheide dich für eine deiner Wahlmöglichkeiten. Von diesem Moment an tust du genau diese eine sinnvolle Sache. Schreibe dir im Anschluss auf, welche wichtigen Erkenntnisse du daraus gewonnen hast. Entwickle daraus auch direkt neue Wahlmöglichkeiten oder Verstärker, die dich beim nächsten Befall von einer langen Weile befreien.

3

Wie du dich aus negativen Emotionen löst, die dein Essverhalten beherrschen

Oft halten wir an Emotionen fest, die uns einengen oder unzufrieden machen. Der nächste Schritt ist nun, den Fokus auf die Emotionen zu richten, die wir fühlen wollen. Dafür ist es einerseits wichtig herauszufinden, welche Gefühle für dich wünschenswert sind und was sie für dich verändern würden. Den meisten Menschen ist vollkommen klar, dass ein gesunder und fitter Körper regelmäßig trainiert und bewegt werden will. Nichts anderes ist es mit unseren Gedanken und Emotionen, denn auch sie halten uns gesund, flexibel, leistungsfähig und belastbar. Dies können wir erreichen, indem wir regelmäßig an unseren Gedanken und Gefühlen arbeiten. Auch das ist Training. Ein Work-out, das in uns stattfindet, indem wir unseren Fokus auf die Gedanken und Gefühle richten, die wir erfahren und erleben wollen. Deshalb nenne ich diese Art des Trainings »Work-in«: In uns finden die richtigen Gedanken und Gefühle statt, die wir regelmäßig erfahren und erleben wollen. Dafür gibt es ein paar tolle Übungen, die du täglich anwenden kannst und die ohne Anstrengung einfach, effektiv und effizient dafür sorgen werden, dass du in neue Leichtigkeit und in ein neues Körpergefühl gelangst.
In diesem Kapitel möchte ich dir Möglichkeiten und Wege aufzeigen, was du tun kannst, um dich von den Emotionen zu lösen, die dich von deinem Wohlfühlgewicht abhalten. Mithilfe der Übungen wirst du eine wirkliche, nachhaltige Veränderung erreichen. Bitte fühl dich von Herzen dazu eingeladen, dir selbst die Erlaubnis zu geben, dich deinen Gefühlen zu öffnen, die du womöglich bislang unterdrückt, weggeschoben oder eingesperrt hast. Doch zuvor ist es wichtig, dass du erkennst, wie und wo du dich selbst manipulierst. Erst danach macht es Sinn, die entscheidenden Schritte zu gehen.

Der Scheisel

Es ist doch irgendwie verrückt, oder? Wir wissen genau, wie eine gesunde Ernährung funktioniert, aber wir wenden das Wissen nicht an. Wir wissen genau, wie wichtig regelmäßige Bewegung ist, aber wir bewegen uns nicht regelmäßig. Wir wissen, wie wichtig es ist, uns mit den Gefühlen auseinanderzusetzen, die uns blockieren, aber wir lösen sie nicht. Im Kern wissen wir, was wir ändern sollten, aber wir ändern es nicht. Wie kann es sein, dass unser Verstand genau weiß, was gut für uns ist, aber irgendetwas in uns immer wieder dafür sorgt, dass wir genau diese nützlichen Dinge nicht tun? Wir können es den »inneren Schweinehund« nennen und uns damit rechtfertigen, dass wir ganz bestimmte Dinge nicht tun können, obwohl sie für uns sehr nützlich wären.

Ich beschreibe dieses Verhalten als unseren inneren Saboteur, der extrem clever ist und uns gegen uns selbst ausspielt. Er ist in der Lage, unseren wachen Verstand für sich zu nutzen und für seine eigenen manipulativen und schädigenden Verhaltensformen zu missbrauchen. Das zeigt sich daran, dass wir uns selbst die verrücktesten Geschichten erzählen, um uns damit zu erklären, warum etwas nicht möglich ist oder wieso etwas gerade eben nicht geht. Wenn ich dich fragen würde, warum du noch nicht in hundertprozentiger Umsetzung deines Wissens über gesunde Ernährung bist, wirst du unzählige Gründe finden, die du mir plausibel darlegen kannst und die mich fast davon überzeugen, dass das einfach noch nicht geht. Genauso gut könnte ich dich fragen, was dich davon abhält, dich täglich mindestens zwanzig Minuten körperlich zu aktivieren. Oder ich könnte dir die Frage stellen, welche anderen Dinge du in deinem Leben gerne verändern würdest. Du hättest für alle Fragen nachvollziehbare Erklärungen parat. Das können wir alle, jeder von uns. Unser wacher Verstand unterstützt uns dabei. Das Fatale daran ist, dass wir uns damit blockieren, manipulieren und im schlechtesten Falle konstant und kontinuierlich an unseren eigentlichen Möglichkeiten und Wünschen hindern. Wir sind Experten darin, uns selbst Scheiße zu erzählen. Am laufenden Band, im Kreis. Deshalb nenne ich dieses Verhalten nicht Kreisel, sondern »Scheisel«. Ich möchte dich dafür sensibilisieren, welche krassen Storys du dir selbst erzählst und welche Argumente du benutzt, um dich an deinem eigenen Erfolg – deinem Wohlfühlgewicht – zu hindern. Der Scheisel ist dein innerer Dialog, dein kleiner Pinocchio, der dir sehr glaubhaft und meist mit sehr schlauen Argumenten erklärt, warum beispielsweise nach einem Arbeitstag der Fernseher nach dir ruft und du dich dort entspannen musst und du keine Kraft mehr für zehn oder zwanzig Minuten Bewegung hast. Aber wie kommt es so weit? Dazu ein einfaches Beispiel. Unser Körper hat immer das Bestreben, Energie zu sparen. Dazu bedient er sich der unterschiedlichsten Hilfsmittel und Muster. Eines dieser Hilfsmittel ist weich, meist gemütlich und nennt sich Couch. Die Couch ist für viele Menschen das Hilfsmittel der ersten Wahl, wenn es darum geht, sich für einen anstrengenden Tag zu belohnen und Energie einzusparen, indem nach Feierabend der Couchbesuch stattfindet. Garniert wird dieser Besuch sehr oft mit weiteren Hilfsmittelchen wie Chips, einem Glas Wein oder Bier und einem gemütlichen Fernsehprogramm. Damit erhält der Körper ein Energiespar- und kalorisches Auffüllprogramm. Bei häufiger Anwendung lernt das Unterbewusstsein, sich eine Gewohnheit anzueignen und diese dann regelmäßig anzuwenden. Dein Verstand weiß zwar, dass es gesund ist, sich zu bewegen und nicht jeden Tag auf der Couch

sitzend Chips zu futtern, aber trotzdem ist die Bequemlichkeit oft stärker als die Vernunft. Um dieses bequeme Verhalten zu rechtfertigen, beginnen wir unbewusst, Argumente zu suchen, mit denen wir uns selbst Couch und Co. erklären. Damit setzt sich der Scheisel in Bewegung, und du beginnst, ihn anzudrehen und dir selbst Geschichten zu erzählen, die sich schlüssig und stimmig anhören.
Ich möchte dir hier ein Beispiel geben, wie sich der Scheisel zu Wort melden kann. Der »Ich esse jetzt endlich gesund«-Scheisel:

> »Gesund zu essen ist für meinen Körper super, und dann kann ich endlich auch abnehmen. Aber das bedeutet auch, dass ich auf eine ganze Menge verzichten muss. Also, ich kann mir schon vorstellen, auf einiges zu verzichten, aber meine Nussschokolade brauche ich einfach als Nervennahrung auf der Arbeit. Ohne Nervennahrung halte ich es im Büro einfach nicht aus, und außerdem würden meine Kolleginnen mit mir die Krise bekommen, wenn ich so unausgeglichen bin. Das kann ich ihnen nicht zumuten. Wenn ich mir vorstelle, was sie alles aushalten müssten, wenn ich unterzuckert auf der Arbeit sitze und mir nicht ab und an mal etwas Nervennahrung erlauben würde ... Das wäre ein Albtraum! Und im schlimmsten Fall bekomme ich dann sogar noch Probleme, weil ich mich nicht mehr richtig konzentrieren kann und sich dann Fehler einschleichen. Das würde bedeuten, dass ich nicht mehr volle Leistung bringen kann! Nervennahrung muss sein!«

Zu erkennen, welche Geschichten und Argumente du dir oder anderen erzählst, ist ein wichtiger Weg, dich aus manipulierenden Verhaltensmustern zu lösen, die dich in deinem gesunden und hilfreichen Verhalten blockieren.

Bitte mach dir bewusst, dass der Scheisel eines der mächtigsten Werkzeuge deines Verstandes ist, der dich kontrolliert und unfrei sein lässt. Auf der einen Seite steht dein Wunsch, dich in deinem Körper wohlzufühlen, deinen Körper zu mögen und in Liebe zu dir selbst in dir Platz zu nehmen. Auf der anderen Seite stehen Gemütlichkeiten, Ablenkungen, Belohnungen und Dinge, die das Leben ein bisschen flauschiger machen. Bequemlichkeit ist oft der Dieb unserer Lebenszeit, Freiheit und Gesundheit. Ein Schaukelstuhl ist bequem und verringert nicht unsere Lebenszeit. Jeden Abend Fernsehen zu schauen ist bequem und beraubt uns in der Tat der Lebenszeit und Momente, in denen wir uns lebendig mit anderen Menschen austauschen oder uns bewegen könnten. Mach dir klar, welche Faktoren dich beeinflussen und wie diese auf dein Verhalten einwirken. Nutze für die folgende Aufgabe bitte pro Frage immer ein komplettes Blatt Papier. Wichtig ist, dass du dir Zeit nimmst, um die Fragen ausführlich zu beantworten. Du wirst mit hoher Wahrscheinlichkeit mehrere Antworten pro Frage geben können. Mit dieser Aufgabe kannst du deine Verhaltensweisen und manipulierenden Gedankenmuster aufdecken, die dich daran hindern, dein Wohlfühlgewicht zu erreichen und zu halten. Du machst dir Unbewusstes bewusst und bist damit in der Lage, in einen Veränderungsprozess zu gehen und dir neue Handlungsfähigkeiten anzueignen.

ÜBUNG – Manipulierende Verhaltensmuster enttarnen

Bevor du im Buch weiterliest, beantworte bitte zuerst die folgenden drei Fragen und sammle in Ruhe die Antworten, die sich dabei für dich ergeben.

1. Welche deiner Verhaltensweisen hindern dich daran, dein Wohlfühlgewicht zu erreichen?
2. Welche deiner Gedankengänge hindern dich daran, dein Wohlfühlgewicht zu erreichen?
3. Welche Bequemlichkeiten gibt es, die dein Übergewicht begünstigen?

ÜBUNG – Mach dir deinen Scheisel klar!

Schreibe nun deine Argumentationsketten und Erklärungen auf, die du dir selbst oder auch anderen gegenüber formulierst. Verwende dafür das entsprechende Blatt Papier (Fragen 1–3).

Die besondere Herausforderung an einem Buch ist, dass ich dich in diesem Prozess nur indirekt begleiten und unterstützen kann. Die einzige Kontrollinstanz bist du selbst. Im Coachingprozess mit meinen Klienten ist das eine andere Situation, denn dabei stehe ich immer im direkten Austausch und kann dadurch überprüfen, inwieweit Aufgaben umgesetzt worden sind. Da du dich für dieses Buch entschieden hast, möchte ich dich an dieser Stelle für deine Eigenverantwortung sensibilisieren. Immer dann, wenn ich dir Fragen oder Aufgaben stelle, liegt es in deiner Verantwortung, das Buch zur Seite zu legen und *aktiv* zu werden. Du wirst auch durch das Lesen allein vieles verstehen und erkennen, das wird jedoch sehr wahrscheinlich nicht ausreichend sein, um wirklich in eine körperliche Veränderung zu gelangen, die sich zu deinem Wohlfühlgewicht bewegt. Deshalb möchte ich dir an dieser Stelle drei weitere Fragen stellen:

Notiere dir deine Antworten auf folgende Fragen:

1. Wenn meine Aufgaben und Fragen an dich das Potenzial hätten, dass du nicht nur kurzfristig, sondern nachhaltig dein Wohlfühlgewicht erreichst und hältst, wie viel Zeit wärst du bereit, täglich dafür zu investieren?
2. Wie viel Aktivität bist du bereit zu investieren, um dein Wohlfühlgewicht zu erreichen?
3. Wie lange hast du geglaubt oder glaubst du möglicherweise immer noch, dass jemand, eine Diät, eine App oder etwas anderes dich in dein Wohlfühlgewicht bringt?

Hast du diese Aufgabe durchgeführt und dir wirklich Zeit genommen, alle Fragen in Ruhe zu beantworten? Unterschätze die Wirkung dieser Aufgabe nicht. Jedes Verhalten, das wir tun, tun wir zum größten Teil unbewusst. Jedes unbewusste Essverhalten nimmt enormen Einfluss auf dein Körpergewicht. Solange du dir deiner Gedanken- und Verhaltensmuster nicht bewusst wirst, so lange wirst du dein Wohlfühlgewicht nicht erreichen oder halten können. Niemand hat die Fähigkeit, dich zu verändern. Andere Menschen können dir nur Hilfe geben, die Veränderung machst immer du selbst. Veränderung benötigt immer das Auflösen von Bequemlichkeiten.

Niemand wird dir diese Veränderung abnehmen.
Wenn es Gedanken oder Gefühle gibt, die dich jetzt blockie-

ren, welche sind das? Wie wichtig ist es dir wirklich, in eine Veränderung zu gehen?

> *Wenn du die Beziehung zu deinem Gefühl veränderst, dann veränderst du damit deine Realität. Und dein Gewicht.*

Dein Körper ist dein Körper. Du bist der einzige Mensch, der die Fähigkeit und Macht besitzt, deinen Körper zu formen. Es sind immer *deine* Gedanken, *deine* Gefühle, *deine* Emotionen. Du hast die Freiheit, dich für oder gegen etwas zu entscheiden. Veränderung an uns selbst machen wir durch uns selbst. Maßgeblich für diese Veränderung ist unser Verhalten, das die Summe aus unseren Gedanken und unseren Gefühlen ist. Beides können wir beeinflussen. Sich sowohl rational als auch emotional mit sich selbst auseinanderzusetzen und Klarheit zu schaffen bedarf Zeit. Das ist oft genug anstrengend und unbequem. ABER: Diese unbequemen Anstrengungen sind in nahezu allen Fällen viel weniger anstrengend als der Dauerzustand, in dem du dich womöglich schon lange befindest und dich unwohl, unglücklich oder ungeliebt in deinem eigenen Körper fühlst. Die meisten Menschen lernen nach wie vor durch Schmerz oder hohen Stress. Ich wünsche dir, dass du gar nicht an diesen Punkt kommst, sondern bereits vorher für dich Entscheidungen triffst, die dir guttun. Falls du bereits Schmerzen oder hohen Stress empfindest, so frag dich, worauf du *noch warten willst.*

Diese Fragen und Ausführungen erscheinen womöglich hart. Sie sind es allerdings meist dann, wenn du dich darin wiedererkennst. Sie zeigen dir auf, was du bislang noch nicht getan hast oder wo du dich noch zurücknimmst. Wie lange soll die Bequemlichkeit noch stärker sein als dein Wunsch nach Freude, Freiheit, einem guten und liebevollen Körpergefühl? Der Moment, in dem wir radikal ehrlich zu uns selbst sind, ist der Moment unserer tiefsten Transformation. Erlaube dir, das Leben zu leben, das du dir wirklich von Herzen für dich selbst wünschst.

Erkenne deine Emotionen und lerne sie anzunehmen

Jetzt bist du deinen Verhaltensweisen schon ein ganzes Stück näher gekommen. Wie du bereits weißt, steckt hinter jedem Verhalten ein Gefühl. Jedes Gefühl ist ein individueller Cocktail mit einer einzigartigen Rezeptur unterschiedlicher Emotionen. Die Summe dieser Emotionen ergibt das subjektive Gefühl. Jede Emotion hat das Potenzial und die Kraft, uns in Bewegung zu setzen – auf etwas zu, von etwas weg – oder uns erstarren zu lassen.
Hunger löst ein Verhalten aus, das uns auf eine natürliche Art und Weise auf die Suche nach Essen gehen lässt und damit im Idealfall unsere Nährstoffversorgung sichert, insofern wir uns natürlich, abwechslungsreich und damit dann auch nährstoffreich ernähren. Andere Gefühle wie Trauer, Wut, Einsamkeit, Ärger und Stress können ebenfalls Hunger auslösen. Vor allem negative Gefühle lösen Stress aus und führen dann dazu, dass wir uns auf die Suche nach einfach verdaulichen und schnell verfügbaren Nahrungsmitteln begeben. Süßigkeiten, einfache Zucker, Fettiges oder auch Salziges sind dabei für viele Menschen im wahrsten Sinne des Wortes ein »gefundenes Fressen«, denn sie wirken auf unser Belohnungs-

system im Gehirn, das dann wiederum die Ausschüttung von Hormonen bewirkt, die uns uns besser fühlen lassen.[22] Es wird also eine Ausschüttung unserer »happy chemicals« initiiert.
Menschen, die stark übergewichtig sind, Bulimie oder eine Binge-Eating-Störung haben, zeigen eine übermäßige Nahrungsaufnahme und Essattacken mit einhergehendem Kontrollverlust. Auslöser dafür sind starke, meist negative Gefühle. Betroffene beschreiben diese Situationen so, dass sie sich fremdbestimmt und ferngesteuert fühlen. So als würden sie durch etwas beherrscht, was sie nicht kontrollieren können. Wir alle suchen nach möglichst effizienten Lösungsstrategien, um mit negativem Stress umzugehen. Doch solange wir versuchen, das negative Gefühl zu verändern, werden wir uns ferngesteuert fühlen.
Wir können ein Gefühl nicht verändern, denn ein Gefühl ist immer das Gefühl, und es macht keinen Sinn zu versuchen, es »wegzumachen«. Zu glauben, die Macht über unsere Gefühle zu haben, ist ein Irrweg, denn Gefühle haben immer einen Beweggrund und Ursprung. Deshalb ist es wichtig, den Ursprung und den Auslöser für das Gefühl zu offenbaren und das Gefühl anzunehmen. Oft entstehen Gefühle durch unsere gelernten Werte, wodurch wir in eine Bewertung gehen. Die eigentliche Kraft liegt darin, unsere Werte und Bewertungen zu erkennen und sie gegebenenfalls neu zu entwickeln oder zu verändern. In dem Moment, in dem wir das Gefühl annehmen, verliert es die Macht, uns zu beherrschen.

Jedes Gefühl ist ein biochemischer Cocktail aus unterschiedlichsten Hormonen und Neurotransmittern. Auch Nahrungsmittel beeinflussen unsere Biochemie. Dabei wirken wie oben erwähnt vor allem einfache Zucker oder fettige Nahrungsmittel positiv auf unser Empfinden. Die Hormone Dopamin, Oxytocin und Serotonin spielen dabei eine wichtige Rolle. Essen wir auf Dauer in der Menge zu viel und zu viel Süßes oder Fettiges, kann sich der Stoffwechsel verändern, Übergewicht kann entstehen, und Krankheitsbilder wie z.B. das metabolische Syndrom können ausgelöst werden. Der »einfache Weg« wäre jetzt, die Ernährung umzustellen, was viele Menschen tun. Das funktioniert oft für einen gewissen Zeitraum gut, und dafür braucht es stringente Disziplin, auferlegten Verzicht und klare Regeln. Viele halten dies jedoch nicht durch und fallen wieder in altes Essverhalten zurück, weil der eigentliche Auslöser für das Essverhalten nicht gelöst ist: das Gefühl, das das Essverhalten auslöst. Um ein Verhaltensmuster zu verändern oder sich aus bestimmten Mustern zu befreien, ist es erforderlich, dieses Gefühl zu lösen. Dies gilt übrigens für jedes Verhalten, was wir tun: essen, fernsehen, Alkohol trinken, shoppen, chatten, telefonieren, rauchen, chronische Eifersucht oder Kontrollwahn, um nur ein paar Beispiele zu nennen. Es ist wichtig zu erkennen, wann wir welches Verhalten tun und wodurch es ausgelöst wird, damit wir das alte, hinderliche Muster ablegen und ein neues und gewünschtes Verhalten erreichen können.

Noch einmal zur Erinnerung: Jedes Gefühl ist eine einzigartige Rezeptur an Emotionen, die einen ebenso einzigartigen Geschmack bewirkt. Der Geschmack steht für das subjektive Verhalten. Wer das eigene Essverhalten verändern möchte, hat die Aufgabe, eine neue Rezeptur zu entwickeln, die ein neues Geschmackserlebnis erschafft. Dieser neue Geschmack ist das neue Gefühl, das wir selbst gemixt und kreiert haben und woraus dann ein neues Essverhalten entsteht. Das Geheimnis dieser Rezeptur sind unsere Emotionen, die sich durch unsere Gefühle zum Ausdruck bringen. Wichtig an dieser Stelle für dich ist, jetzt herauszufinden, ob du bei dir bestimmte Verhaltensmuster erkennst, die dich zum Essen verführen. Dazu habe ich einen emotionalen Essensplan entwickelt, der dir dabei helfen kann, emotionale Muster zu erkennen. Weiterhin offenbart dir der emotionale Essensplan mögliche Auslöser, wodurch du die Möglichkeit bekommst, Klarheit zu schaffen und dir bewusst zu werden, ob du isst, wenn du wirklich hungrig bist, oder ob dich Emotionen zum Essen treiben. Entscheidend dabei ist vor allem, auch herauszufinden, in welchem Kontext sich ein bestimmtes Verhalten zeigt. Dafür ist das Natural Network ein wichtiger Bestandteil dieser Analyse, denn wir stehen in einem ständigen Austausch mit anderen Menschen, nehmen dabei kontinuierlich deren Gefühle wahr, reagieren darauf und entwickeln dadurch auch für uns selbst bestimmte Gefühle und Verhaltensarten. Immer mit dem Ziel, bestmöglich auf eine gegebene Situation zu reagieren. Dabei bedeutet bestmöglich nicht, dass wir das vom Verstand her Schlaueste tun, sondern dass wir das tun, was unser Unterbewusstsein als richtig empfindet.

Falls du schon einmal Kalorien oder Punkte gezählt hast, wirst du nun mit dem emotionalen Essensplan die Möglichkeit erhalten, viel tiefer zu blicken, und damit die Chance bekommen, die Auslöser für dein Essverhalten aufzudecken. Kalorien und Punkte können helfen, bewusst zu machen, wie viel Energie in Nahrungsmitteln steckt. Aber sie offenbaren dir nicht den Grund für dein Essverhalten und dein Bedürfnis für bestimmte Nahrungsmittel. Dieses Verlangen nach süßen, salzigen, fettigen oder getreidehaltigen Nahrungsmitteln gilt es aufzudecken. Denn das Verlangen wird genährt von deinen Emotionen, die so mächtig sein können, dass sie die Kontrolle über dein Essverhalten übernehmen.

Der emotionale Essensplan

Wenn du erkennst, was du wann, wie und warum tust, gelangst du ins Bewusstsein.
Wenn du dir bewusst bist, dann bist du der Kapitän auf deinem Schiff und hast die Kontrolle. Wenn du dir nicht bewusst bist, übernimmt dein Autopilot das Steuer und lenkt dich »ganz von allein« in gewohnte Verhaltensweisen. Damit du die Kontrolle bzw. ein gesundes Gefühl für dein Essverhalten zurückerhältst, habe ich den emotionalen Essensplan entwickelt. Dieser Fragebogen kann dir helfen, dein Essverhalten klarer zu erkennen. Gibt es bestimmte Verhaltensmuster, die du dir angeeignet hast, und wenn ja, wann treten diese auf? Woraus sind diese Verhaltensmuster entstanden?

Der emotionale Essensplan hilft dir dabei, unbewusste Verhaltensmuster aufzudecken. Die Besonderheit unserer Emotionen liegt ja darin, dass sie sich unterhalb unseres Bewusstseins bewegen und damit für unseren Verstand unentdeckt bleiben. Solange es dir nicht gelingt, deine Emotionen zu enttarnen, werden sie dich weiterhin lenken und beherrschen. Hinter jeder Emotion steht eine Verbindung, die ebendiese ganz bestimmte Emotion auslöst und in Bewegung bringt. Genau diese Verbindungen gilt es zu finden. Dadurch kommst du in die Lage, Auslöser und Einflussfaktoren zu entdecken und wenn nötig zu verändern. Der emotionale Essensplan ist ein enorm hilfreiches Werkzeug, das dir bei regelmäßiger Anwendung absolute Klarheit bringt, indem er unbewusstes Verhalten bewusst werden lässt.

Den emotionalen Essensplan kannst du aus dem Buch kopieren (Kopiervorlage hinten im Buch) oder hier kostenlos herunterladen:
www.felixklemme.de/natuerlichessen

Welches Gefühl hattest du vor dem Essen?	Wer oder was hat dieses Gefühl ausgelöst?	Wie hast du dich während des Essens gefühlt?	Welches Gefühl hattest du nach dem Essen?	Was und wie viel hast du gegessen?	Uhrzeit	Welche Erkenntnis gewinnst du daraus?

Emotionaler Essensplan

Es geht darum, dein Verhalten zu offenbaren, wann und aus welchen Emotionen heraus du etwas isst. Schreibe auch auf, wenn du statt fester Nahrung ein süßes Getränk (Cola, Limonade o. Ä.) zu dir nimmst. Auch Light-Getränke zählen dazu, notiere sie bitte ebenfalls. Zum Essen gehört alles, was Energie oder das Signal »süß« enthält. Das ist also genauso auch eine Apfelschorle, ein Milchkaffee, eine Cola light oder ein Bonbon. Notiere dir, was dir auffällt, wenn du Nahrung zu dir nimmst. Die entscheidenden Fragen stehen im Fragebogen. Sei total ehrlich zu dir. Egal, wie seltsam die Dinge erscheinen mögen, die dir auffallen, schreib sie auf. Du musst diese Dinge mit niemandem teilen, außer mit dir selbst. Es geht darum, die Emotionen und Gefühle zu offenbaren, die *unter* deinem Bewusstsein Einfluss auf dein Verhalten nehmen. Deine Ehrlichkeit dir gegenüber ist *deine* Möglichkeit, die Beweggründe deines Essverhaltens aufzudecken und dich von den Emotionen und Gefühlen zu lösen, die dein Essverhalten kontrollieren.

Zeit für deine Offenbarung

Der emotionale Essensplan kann dir eine wahrhaftige Offenbarung schenken!
Lass diesen Fragebogen deinen täglichen Begleiter sein. Druck ihn dir aus und steck ihn in deine Hosentasche oder die Handtasche, auf jeden Fall irgendwohin, wo du ihn immer bei dir hast. Benutze einen Stift und Papier! NICHT dein Handy! Warum? Ganz einfach. Neurologisch passiert beim Schreiben mit Stift und Papier viel mehr als beim Tippen, denn dieser

Prozess ist für dein Gehirn weitaus komplexer. Allein das Schreiben eines einzelnen Buchstabens ist ein weitaus größerer Bewegungsprozess, der um ein Vielfaches mehr neuronale Verknüpfungen im Gehirn beansprucht. Je komplexer eine Bewegung, desto mehr Körperzellen werden erreicht. Du willst dich verändern. Je mehr Zellen Teil dieses Veränderungsprozesses sind, desto mehr Veränderung erreichst du.

Auf der nächsten Seite habe ich dir exemplarisch aufgezeigt, was in den Spalten des Fragebogens stehen könnte. **Arbeite mit ihm wenigstens zwei Wochen lang täglich**, um in einen Bewusstwerdungsprozess zu gelangen. Öffne dich den Gefühlen, die dir begegnen und die dich bewegen. Achte darauf, wie, wovon oder durch wen sie ausgelöst werden. Beachte bitte auch deine Gedanken, die dich begleiten und die dich ebenso in ein bestimmtes Verhalten bewegen. Wenn es dir schwerfällt, ein Gefühl zu benennen, dann kannst du stattdessen auch die Gedanken formulieren, die dich zum Essen geführt haben. Diese solltest du möglichst ausformulieren. Ein Gedanke ist mehr als »Auto«, »Mann«, »Haus«, »Wald« etc. Es gibt zu diesen Wörtern eine Geschichte. Beschreibe die Geschichte. Schau dir dazu auch noch einmal genau dein Natural Network an. Welche Faktoren deines Natural Networks nehmen Einfluss auf deine Gefühle und auf dein Essverhalten? Erkenne die Gefühle, die dich begleiten. Welche Bereiche in deinem Natural Network werden dir im Laufe dieses Prozesses offenbar? Was erkennst du, was dir möglicherweise schon vorher immer »irgendwie« in deinem Tun oder auch Nicht-Tun begegnet ist? Gibt es etwas, was dir in der Vergangenheit schon immer irgendwie auf »seltsame Weise« aufgefallen ist? Ein Gefühl, das ganz still und leise oder dumpf im Hintergrund lief, dem du bislang aber noch keine Bedeutung gegeben hast? Öffne dich auch hier für die leisen und feinen Signale deines Körpers. Sie sind es, die dich erkennen lassen, worum es eigentlich geht. Dazu brauchst du mehr Platz, als dir in der Tabelle zur Verfügung steht. Benutze die Rückseite des Blattes oder notiere diese Gedanken in deinem Notizheft, indem du auch die Antworten auf die Fragen der anderen Übungen notierst.

Welches Gefühl hattest du vor dem Essen?	Wer oder was hat dieses Gefühl ausgelöst?	Wie hast du dich während des Essens gefühlt?	Welches Gefühl hattest du nach dem Essen?	Was und wie viel hast du gegessen?	Uhrzeit	Welche Erkenntnis gewinnst du daraus?
Langeweile	*Tätigkeit auf der Arbeit*	*Beschäftigt: Langeweile war weniger spürbar, weil besseres Gefühl*	*Erneute Langeweile und Ungeduld*	*Zwei Riegel Schokolade*	*14:30 Uhr*	*Schokolade verändert mein Gefühl nur für einen kurzen Moment*

Wenn du erkennst, welches Gefühl dich zum Essen bewegt, kannst du daran arbeiten, ebendieses Gefühl anzunehmen. Ich werde gleich noch darauf eingehen, was es bedeutet, ein Gefühl anzunehmen, und wie du das tun kannst. Solange du gegen ein bestimmtes Gefühl ankämpfst oder versuchst, es zu unterdrücken, so lange wirst du nicht nur viel Energie verbrauchen und verlieren, sondern du wirst auch dein Verhalten nicht verändern können. Ich nenne diese Gefühle »gefangene Emotionen«. Sie sind mächtig, weil sie sich im Prinzip genauso verhalten, wie du es tun würdest, wenn jemand versuchen würde, dich gefangen zu nehmen. Du wärst sofort in Gegenwehr und würdest alles in deiner Macht Stehende versuchen, die Gefangennahme zu verhindern. Du kämpfst mit aller Kraft dagegen an. Genauso ist es auch mit deinen Emotionen. Sie machen sich stärker bemerkbar, wenn du versuchst, sie zu unterdrücken oder von dir wegzusperren.

Dies ist die entscheidende Erkenntnis auf deinem Weg des Abnehmens: Es ist ein endloser und aussichtsloser Kampf zu glauben, dass wir unsere Emotionen bekämpfen und besiegen können. Es geht vielmehr darum, unsere Gefühle und die darin enthaltenen Emotionen mit ihrer Energie anzunehmen. Jedes Gefühl darf sein.

Wir werden unser gesamtes Leben die Fähigkeit haben, alle Gefühle dieser Welt zu fühlen. Ob das Wut, Ärger, Scham, Trauer oder Neid ist. Oder ob es Freude, Glück, Dankbarkeit, Demut, Liebe oder Freiheit ist. Alle Gefühle sind immer erlebbar und damit spürbar. Entscheidend ist, ob wir uns einerseits erlauben, diese Gefühle zu fühlen, und uns andererseits entscheiden, wie viel Aufmerksamkeit und Raum wir diesen Gefühlen geben wollen. Die Intensität, in der wir uns ein Gefühl erlauben und bereit sind, es zu fühlen, schenkt uns die Möglichkeit, uns vollkommen zu erfahren. Durch das wahrhaftige Fühlen wird Energie frei, die uns Lebenskraft gibt. Wissenschaftlich wissen wir heute, dass uns zu viel oder chronischer Stress Lebensenergie raubt. Dazu zwei Beispiele aus meinem Leben als Familienvater und aus meiner Coachingarbeit.

Scheinbar endlose Energie

Gestern war ich mit meinem zweijährigen Sohn auf dem Geburtstag meiner Nichte. Sechs Stunden lang war er, abgesehen von kurzen Unterbrechungen, ständig in Bewegung. Er fuhr ununterbrochen mit seinem Laufrad einen kleinen Berg hinauf und hinunter. Wenn er nicht herumfuhr, lief er und spielte mit Luftballons, rannte durch den Garten, spielte Verstecken oder kletterte auf Mauern und Steinen herum. Diese Energie erlebe ich täglich bei ihm und auch bei meinen anderen Kindern. Wie können Kinder so energiegeladen sein und wir Erwachsene nicht? Der Hauptgrund dafür ist unser Gehirn. Unser erwachsenes Gehirn beschäftigt sich sehr viel und sehr häufig mit Problemen, die negative Gefühle in uns auslösen. Verpflichtungen, Erwartungen, Termine, Sorgen, Ängste und so weiter. All das begleitet viele erwachsene Menschen tagtäglich, und genau das nimmt uns eine große Portion Energie, die wir zur Verfügung hätten, wenn wir uns von diesen Dingen lösen würden.

Wir verbrauchen nicht nur über unsere Gehirnleistung Energie, sondern durch jedes Gefühl, das durch unsere Gedanken erzeugt wird und wiederum eine Reihe von Organen und Stoffwechselprozessen aktiviert, die weitere Energie verbrauchen. Urlaube sind meist auch deshalb sehr erholsam, weil unser Gehirn von all den Gedanken gereinigt wird, mit denen wir uns im Alltag zumüllen. Kinder leben im Moment, und sie ver(sch)wenden nicht viel Energie auf Pflichten, Sorgen oder Erwartungen. Sie sind also wahre Energiebündel, die durch das pure Erleben des Augenblicks Lebensenergie zur Verfügung haben, die sie dazu befähigt, viel zu leisten, zu lernen und zu erfahren. Was würden wir wohl alles (er-)schaffen können, wenn wir unsere Aufmerksamkeit auf das richten würden, was nur in diesem einen Moment stattfindet; wenn wir nur das wahrnehmen würden, was wir gerade tun, statt unsere Gedanken in die Zukunft wandern oder in die Vergangenheit schweifen zu lassen?

Schuldgefühle fressen Energie

Eine Klientin von mir war nach dem Tod eines geliebten Freundes gefangen in ihrem Gefühl, dass sie für ihn noch etwas hätte tun können. Immer wieder kreisten ihre Gedanken darum, ob sie nicht noch intensiver auf ihn hätte einreden sollen, dass er endlich mit dem Rauchen aufhört, dass er mit seinem starken Übergewicht sein krankes Herz belastet und dass ihm die wenige Bewegung und die wenigen sozialen Kontakte noch kränker machen. Was sie auch sagte, er änderte nichts an seinen Verhaltensmustern. Meine Klientin machte sich immer wieder Vorwürfe und fragte sich, ob sie ihm nicht besser eine Stunde bei einem Therapeuten oder einem Coach hätte schenken sollen. Sie konnte sich nicht vergeben, weil sie glaubte, nicht genug getan zu haben. Ihre Schuldgefühle führten dazu, dass sie nach seinem Tod immer mehr aß, ihre Ernährung sich dramatisch verschlechterte und sie oft in Maßlosigkeit verfiel und regelrechte Essattacken hatte. Sie fraß ihre Schuldgefühle wortwörtlich in sich hinein. Vor allem dann, wenn sie sich an ihren geliebten Freund erinnerte und sich Vorwürfe machte. Sie gab sich eine Mitschuld an seinem Tod, und das konnte oder wollte sie sich nicht verzeihen. Im Coaching erarbeiteten wir diesen Zusammenhang, sodass sie sich bewusst machen konnte, wie viel Energie sie darauf verwendete, sich Vorwürfe zu machen, und welches Verhalten daraus resultierte. Dadurch löste sich aber noch nicht ihr

Schuldgefühl, das passierte erst im weiteren Coachingprozess. Nun konnten sich auch die gefangenen Emotionen lösen und sie sich schließlich von ihrem zwanghaften Schuldessen befreien.
Im Verlauf des Buches werde ich dir anhand von Übungen erklären, wie du Gefühle annehmen, in ihrer ganzen Kraft erfahren und sie damit dann für dich lösen bzw. verbinden kannst. Jedes Gefühl hat einen Beweg-Grund dafür, dass es da ist. Es hat immer eine Daseinsberechtigung, die dazu führt, dass wir uns durch ebendieses Gefühl erfahren und dadurch etwas Wichtiges für unser Leben lernen können. Meine Klientin gab sich Mitschuld am Tod ihres Freundes, erlaubte sich jedoch nicht, dieses Gefühl in seiner Gesamtheit anzunehmen.

Mach dir bitte immer wieder bewusst, dass Gefühle eine ganz besondere, individuelle Mischung aus Emotionen sind, die Energien enthalten und sich durch unseren Körper hindurch- und auch aus ihm herausbewegen. Wir können auf unterschiedlichste Art und Weise Schuld für etwas empfinden, und es vermischen sich unterschiedliche Energien in einem Schuldgefühl. Das ist auch der Grund, warum *ein* Gefühl so mächtig, vielfältig und intensiv erlebbar werden kann, weil sich dann an dieses *eine* Gefühl weitere Emotionen (Energien) binden, die weitere Gefühle erwirken und das Erleben dann umso intensiver machen.
Ich begleitete meine Klientin in das Gefühl, mitschuldig am Tod ihres Freundes zu sein. In diesen Prozessen gibt es immer emotionale Reaktionen des Körpers, die sich durch Mimik, Atmung oder Bewegungen zum Ausdruck bringen. Aus meiner Sicht ist es wichtig, dass wir unseren Gefühlen und den damit verbundenen Emotionen den Raum geben, sich in aller

Bandbreite zum Ausdruck bringen zu können, denn dadurch geben wir ihnen die Möglichkeit, die starken Eindrücke zu lösen, die sie in uns hinterlassen haben. Aus Eindrücken werden Ausdrücke, und damit erlauben wir uns, das Gefühl anzunehmen und zu integrieren, oder wie ich es nenne: natürlich zu verbinden.

Für meine Klientin dauerte der Weg durch das Schuldgefühl etwa 15 Minuten und war sehr intensiv und emotional. Im Anschluss war sie gelöst und beschrieb sich als frei von dem Schuldgefühl, das sie bis dahin empfunden hatte. Ihr Gesicht und ihre Körperhaltung waren entspannt und gelöst. Ihre Augen hatten einen klaren Blick und waren offener als zuvor. Seit diesem Coaching hat sie bis heute, zwei Jahre später, das alte Schuldgefühl von damals in sich gelöst bzw. verbunden. Ihr Körpergewicht hat sich seitdem reduziert, und sie fühlt sich frei und im wahrsten Sinne des Wortes im Frieden.

Dieses Beispiel ist eins von vielen, wie ich sie bei meiner Arbeit immer wieder erfahren darf und bei denen ich Teil eines Lösungs- und Wandlungsprozesses bin, in dem sich Menschen von alten Erfahrungen oder Traumata lösen und daraus ein neues Bewusstsein und Leben entwickeln. Es mag womöglich etwas verwunderlich klingen, dass dieser Lösungsweg so kurz sein soll und so schnell gehen kann. Wichtig ist, an dieser Stelle zu verstehen, dass viele Menschen nicht nur *ein* Gefühl haben, das es zu lösen oder zu verbinden gilt, sondern dass mit diesem Gefühl meist noch weitere Gefühle mit anderen Symptomen in Verbindung stehen. Auch diese gilt es, nach und nach im Prozess zu erkennen, zu befreien und anzunehmen.

Was *Annehmen* bedeutet und wie es funktioniert

Es ist verrückt. Den meisten Menschen fällt es leichter, etwas Positives über jemand anderen zu sagen, als ein Lob oder ein Kompliment, das an sie gerichtet ist, anzunehmen. Ich erlebe es oft, dass viele meiner Klienten sehr gut darin sind, etwas zu geben: Zeit, Aufmerksamkeit, Unterstützung, Zuspruch und vieles mehr. Doch diese wundervollen Geschenke anzunehmen, fällt vielen schwer. Das hängt häufig damit zusammen, dass wir glauben, uns etwas verdienen zu müssen, um es zu bekommen. Etwas einfach so zu bekommen, ohne etwas dafür getan zu haben, erschließt sich dann nicht. Es ist wichtig für uns zu lernen, bereit zu sein, *jedes* Gefühl anzunehmen. Sich vor schönen Gefühlen zu verschließen, ist doof, denn damit hindern wir uns selbst daran, etwas Gutes fühlen zu dürfen, und auf der anderen Seite hindern wir unser Gegenüber daran, uns das Geschenk eines positiven Gefühls zu machen. Wie fühlt es sich für dich an, wenn du jemandem ein wundervolles Geschenk überreichen möchtest und diese Person es einfach nicht annimmt? Wer bereit ist, etwas anzunehmen, ermöglicht sich damit einen unglaublichen Erfahrungsraum und vielfältige Möglichkeiten.

Das Problem, das viele Menschen mit Übergewicht haben, ist, dass sie dazu neigen, eher die negativen Gefühle anzunehmen, die positiven hingegen von sich fernzuhalten. Beides ist nicht hilfreich und führt meist in ein Essverhalten, das Übergewicht verstärkt. Wenn du zu den Menschen gehörst, die vor allem negative Gefühle von anderen annehmen, oder du sogar sagst: »Ich ziehe negative Gefühle förmlich an«, dann hat das womöglich mit einem falschen Verständnis von Helfen zu

tun. Im Abschnitt »Wie du dir selbst hilfst« erkläre ich dir, was du tun kannst, um dich aus einem missverstandenen Hilfsbedürfnis zu lösen. Da wir Menschen in der Lage sind, Gefühle anderer zu fühlen, und da wir über unseren Verstand Entscheidungen treffen können, stehen wir vor der Herausforderung, uns stets darüber bewusst zu sein, worauf wir unsere Aufmerksamkeit richten. Wenn wir uns gedanklich übermäßig mit negativen Gefühlen auseinandersetzen und uns mit diesen »füllen«, dann füllen wir unseren Körper mit Emotionen, die uns Energie rauben, weil sie Druck und Anspannung in uns auslösen. Ebendiese Empfindungen spüren wir auch körperlich, und Essen ist dann eine Möglichkeit, diesem Druck entgegenzuwirken.
Ich möchte dir an dieser Stelle deutlich machen, dass du einen zusammengezogenen Magen ausdehnen kannst, indem du ihn mit Essen füllst. Bevor du also alle möglichen negativen Gefühle anderer Menschen annimmst, mach dir klar, dass du weder jemals die Macht haben wirst, einen anderen Menschen zu verändern, noch an dessen Stelle sein Leben verändern kannst. Falls du das bisher angenommen hast, darfst du das jetzt loslassen. Falls du glaubst, dass ich oder ein anderer Mensch die Macht haben, dein Leben zu verändern, kannst du das jetzt ebenso loslassen, denn auch das ist eine Annahme, die nicht eintreffen wird.

Nur du selbst bestimmst über das, wie du denkst, was du isst, wie du dich bewegst und wie oft und mit welchen Menschen du dich umgibst.

Dass all diese Dinge etwas mit Entscheidungen zu tun haben und mit deiner Fähigkeit, etwas zu tun, weißt du. Die Frage ist, ob es etwas gibt, das dich daran hindert, und wenn ja, was.

In dem Wort »annehmen« verbirgt sich die womöglich größte Chance für dich und deinen Wunschkörper, dein Wohlfühlgewicht oder ein Leben, wie du es dir wünschst. Denn das Annehmen ist die Kunst und die Fähigkeit, wirklich frei zu sein. Frei von dem, was andere von uns erwarten. Frei zu sein von den Gefühlen, die andere in uns hineinprojizieren oder -projiziert haben. Wenn es an deiner Haustür klingelt und der Paketdienst dir ein Paket überreichen will, das nicht an dich adressiert ist, hast du die Freiheit zu entscheiden, ob du dieses Paket annehmen möchtest oder nicht. Falls das Paket an dich adressiert ist und du dieses dann nachvollziehbarerweise annimmst, dir der Inhalt aber nicht gefällt, steht es dir ebenso frei, es zurückzusenden oder den Inhalt an jemanden zu verschenken, denn niemand zwingt dich dazu, den Inhalt zu behalten. Du kannst das für dich frei entscheiden. Es sei denn, du glaubst, dass du dann jemand anderen enttäuschen würdest. An dieser Stelle bräuchte es den Mut, dieser Person ehrlich zu sagen, wie du empfindest. Und diese Person hätte dann die Herausforderung, dein Empfinden anzunehmen und sich davor nicht zu verschließen.

Was kannst du also tun, das Annehmen zu lernen oder in dein Leben zu integrieren? Übe dich darin, deine Empfindungen und deine Gefühle offen anzusprechen und anderen gegenüber zu äußern. Übe dich darin, Gefühle, die du von anderen wahrnimmst, als deren Gefühle zu erkennen und zu unterscheiden: Ist das *mein* Gefühl, das ich fühle, oder das von meinem Gegenüber? Möchte ich dieses Gefühl, das ich gerade fühle, festhalten, oder kann ich es loslassen, damit es frei sein kann? Gibt es ein Gefühl, das ich mir nicht erlaube, und wenn ja, welches Gefühl ist das?

Drei Sätze, die dir helfen anzunehmen:
Ich erlaube mir, jedes Gefühl zu fühlen. Das Gefühl ist das Gefühl.
Ist das Gefühl, das ich fühle, mein eigenes oder von jemand anderem?
Gefühle lösen sich, wenn ich sie sich frei bewegen lasse.

PRAXISBEISPIEL – Wut lösen

Eine Klientin kam zu mir ins Coaching, nachdem sie alle möglichen Abnehmversuche unternommen hatte. Sie hatte sich auch bereits psychologische Hilfe gesucht, doch nichts hatte dazu geführt, sich von ihrem Übergewicht befreien zu können. In unserer Zusammenarbeit zeigte sich bei ihr sehr schnell ein Gefühl großer Wut, die viele Facetten hatte, da sie diese Wut gegen mehrere Menschen und auch gegen sich selbst richtete. Immer, wenn sie wütend war, führte sie dieses Gefühl in maßloses Essverhalten. Je mehr sie sich der Maßlosigkeit ihres Essverhaltens hingab, desto größer wurde ihre Wut gegen sich selbst, weil sie sich für ihre Maßlosigkeit verachtete. Damit fraß sie die Wut also regelrecht in sich hinein und stopfte sich so lange voll, bis sie vom ganzen Essen betäubt und erschöpft war. Gefangen in diesen Gefühlen entstand bei ihr häufig ein aggressives Verhalten anderen gegenüber, was wiederum zu aggressiven Gegenreaktionen führte. Der gesamte Konflikt wurde dadurch noch weiter verstärkt, und sie

steckte in einem Kreislauf, in dem sie ihre negativen Gefühle kontinuierlich verstärkte.
Für das Coaching mit ihr bedeutete das für mich, das Gefühl der Wut zu lösen, denn wenn es ihr gelang, den Kreislauf der Wut zu durchbrechen, würde sie damit auch Einfluss auf ihr Essverhalten nehmen. Jedes Gefühl, ob Wut, Angst, Freude, Liebe oder andere, hat *immer* viele Facetten und ist immer auch an unterschiedlichste Erfahrungen gekoppelt. Darüber hinaus können Gefühle als Verstärker für andere Gefühle wirken, und sie können sich vermischen.
Im Coachingprozess gelang es, einige ihrer negativen Gefühle aus der Vergangenheit zu lösen, die als Auslöser für die Wut verantwortlich waren. Es zeigten sich Veränderungen im Gewicht – sie nahm 20 Kilo ab. Im Laufe der Zeit mehrten sich allerdings Ereignisse, die sie erneut in Enttäuschungen führten und an ihre Grenzen stoßen ließen. Sie fiel in alte Verhaltensmuster zurück und damit in noch nicht gelöste Anteile ihrer Wut. Das führte dazu, dass sich die noch nicht gelösten Gefühle, die jahrzehntealten emotionalen Programme und Verhaltensmuster langsam zurückmeldeten und sie mehr und mehr in ihr ursprüngliches, altes »Wut- und Selbsthass-Programm« zurückkam. Das Gewicht ging wieder rauf. Zu dieser Zeit hatten wir immer weniger Kontakt, ich konnte ihre Entwicklung jedoch über andere Wege sehen. Sie entschied sich im Laufe der Zeit für eine Magenoperation, um dadurch ihr Essverhalten in den Griff zu bekommen. Ihre noch nicht bearbeiteten emotionalen Blockaden aus der Vergangenheit arbeiteten zu dieser Zeit jedoch immer noch und durch ihre Situation stärker als zuvor.

In solchen Momenten verstehe ich heute, wie schwer es sein kann, sich aus emotionalen Blockaden und Verhaltensmustern zu befreien, denn das erfordert eine intensive Auseinandersetzung mit dem Gefühl, das sich durch die Emotionen ergibt. Und genau das ist es ja, was wir uns nicht anschauen wollen, weil wir die negativen Erinnerungen nicht noch einmal hochholen wollen, um sie zu lösen. Ich verwende mittlerweile lieber das Wort »verbinden« anstelle von »lösen«. Denn in meiner Vorstellung ist es so, dass wir einen Schmerz, wie zum Beispiel den bei Wut, wieder in unserem Körper annehmen, anstatt ihn zu bekämpfen, zu verdrängen oder auszuschließen. Durch dieses Annehmen öffnen wir uns für diese Erfahrung und verbinden dieses Gefühl in uns und mit uns. Dadurch entsteht eine Lösung des Kampfes und eine Rückverbindung zu einem höheren Energiezustand in unserem Körper, der uns dazu befähigt, frei, gelöst und energiegeladener zu sein.

Ich weiß aus eigener Erfahrung, wie schwer es ist, vergangene schmerzhafte Erfahrungen noch einmal anzunehmen. Wir wollen ja unbedingt Schmerz vermeiden. Zu erkennen, dass wir diese Erfahrungen nicht weiter verdrängen müssen, dass wir aufhören können, gegen uns selbst oder andere zu kämpfen, löst auch unseren inneren Kampf auf. Wenn wir wütend auf jemanden sind, ist die Wut in uns. Die Emotionen der Wut bewegen sich durch unseren Körper, sie beeinflussen unser Immunsystem und unser Verhalten. Sie rauben uns auf Dauer Energie, Lebensfreude und Antrieb. Wenn wir die Wut loslassen und fair mit uns selbst sind, dann können wir uns selbst im besten Falle »fairgeben«. Und dies ist der Moment, in dem wir uns selbst etwas Wundervolles schenken: Heilung, mehr Lebenskraft, Lebensfreude und Freiheit.

Warum viele Menschen nicht in die Veränderung gehen

Es gibt keinen Moment in deinem Leben, in dem du nichts fühlst. Wir fühlen immer. Jedes Übergewicht, egal ob fünf, zehn oder 50 Kilogramm zu viel, hat immer etwas mit Gefühlen zu tun. Aus meiner Erfahrung ist es für viele Menschen aus zwei Gründen die größte Herausforderung, anzuerkennen, dass die Gefühle für Übergewicht verantwortlich sind. Im ersten Schritt können sich viele Menschen nicht vorstellen, wie mächtig der Einfluss von Gefühlen auf das Körpergewicht wirklich ist, und es erscheint zu banal, als dass es »nur« um Gefühle bzw. Emotionen gehen soll. Im zweiten Schritt erkennen Menschen die besondere Herausforderung, sich mit einem negativen Gefühl wirklich zu verbinden und damit in Kontakt zu gehen. Dies ist oft der Moment, in dem sich viele Menschen diesen entscheidenden Schritt nicht zutrauen und der Verstand dann beginnt, Erklärungsmodelle und Muster zu entwickeln, warum genau das nicht geht. Sehr oft wird dann auch Schritt eins als Erklärungsmodell gewählt und damit der Weg zu einer wirklichen Veränderung unterdrückt. Das ist so schade, weil dadurch der Raum für eine tiefgehende und nachhaltige Gewichtsreduktion und Veränderung verschlossen bleibt. Unser Verstand ist nicht nur ein geniales Instrument, mit dem wir in der Lage sind, zu analysieren, zu lernen, zu verstehen und zu erinnern, sondern er ist auch unser größter Skeptiker und Saboteur, der uns von vermeintlich einfachen Dingen abhält, weil sie nicht als spannend und herausfordernd genug bewertet werden. Für unser analytisches und wissbegieriges Gehirn ist es viel spannender, Dinge zu tun, die komplex, außergewöhnlich oder Erfolg versprechend sind, denn das erzeugt Gefühle, die uns einzigartig, besonders und attraktiv fühlen lassen. Das ist der Grund dafür, warum sich das Thema Abnehmen einer großen Nachfrage nach unterschiedlichsten Ratgebern und Ernährungsmodellen oder Trainingsprogrammen erfreut. Das ist der Grund dafür, dass Kalorien- oder Punktezählen ein oft genutztes Hilfsmittel ist und dass immer wieder neue Konzepte und Modelle auf den Markt kommen, die ein noch ausgeklügelteres Abnehmsystem bereithalten.

Im Kern funktionieren all diese Angebote dadurch, dass sie ein Gefühl von Einzigartigkeit erzeugen, besonders herausfordernd oder absolut attraktiv im Sinne von belohnenden Maßnahmen sind. Besonders gut funktioniert das vor allem bei Apps, in denen der Benutzer dann Boni oder andere motivierende Symbole und Benachrichtigungen erhält. All das arbeitet auf der Grundlage unseres Gehirns, genauer gesagt auf Basis des Belohnungssystems, das beständig nach Belohnungen, Herausforderungen und Einzigartigkeit sucht. Auch hier spielen natürlich wie immer in unserem Leben Gefühle eine Rolle. Denn all diese Dinge erzeugen bei Umsetzung bzw. Benutzung positive Gefühle. Das Schwierige an diesen Apps ist allerdings, dass sie sich nicht mit dem eigentlichen Problem auseinandersetzen, nämlich mit den negativen Gefühlen der Betroffenen. Genau diese negativen Gefühle sind es, die gelöst werden wollen, damit sich eine nachhaltige Verhaltensänderung und damit auch Gewichtsänderung einstellt.

Aus Sicht eines Verkäufers sind die meisten Modelle sehr clever angelegt, denn sie erzeugen häufig Erfolgserlebnisse und auch Resultate bei den Nutzern. Allerdings meist nur so lange, wie das Produkt, die App oder die Diät auch angewendet wird. Beendet man die Maßnahme, kommen die meisten Menschen wieder zu ihrem Ursprungsgewicht zurück oder haben sogar mehr auf der Waage als zuvor. Die Ursache liegt darin, dass nicht an dem eigentlichen Problem gearbeitet wurde: am Gefühl, das das Übergewicht ausgelöst hat oder erhält. Aus diesem Grund ist es so wichtig, sich mit den Emotionen auseinanderzusetzen, die für ein bestimmtes Essverhalten verantwortlich sind.

Wie du dir selbst hilfst

Das Geheimnis lüfte ich direkt zu Beginn. Du kannst dir selbst helfen, indem du dir selbst die Erlaubnis gibst, dass du dir selbst helfen darfst. Das klingt so unfassbar einfach, aber es ist für viele Menschen in unserer Gesellschaft eine der größten Herausforderungen. Wer Hilfe benötigt, erscheint anderen oft als schwach oder zeigt damit anderen ein Zeichen von Not, Bedürftigkeit, Leid, Sorge, Jammer oder gar Armut. So möchte wohl niemand anderen gegenüber erscheinen. Wer um Hilfe fragt oder bittet, braucht oft genug Mut, um sich diesen gelernten negativen Leitbildern zu stellen und sich aus diesen Glaubensmustern zu lösen. Helfen und sich helfen lassen ist ein großes Paradox unseres sozialen Miteinanders. Denn auf der einen Seite fühlt es sich gut und oft auch erhebend an, anderen zu helfen. Auf der anderen Seite möchte man eben nicht die- oder derjenige sein, die/der Hilfe erfährt.
Die eigentliche Angst, die sich dahinter verbirgt, ist möglicherweise die, dass viele Menschen das Helfen missverstehen. Denn beim Helfen geht es niemals darum, dass die helfende Person stärker ist und über der Person steht, die Hilfe erfährt. Echte Hilfe, die aus Liebe und Mitgefühl entsteht und durchgeführt wird, ist immer ein Helfen auf Augenhöhe und frei von egozentrischem Denken und Fühlen. Wer anderen wert-

frei, offen und liebevoll begegnet, wird dabei alleine durch diese innere Haltung schon dem Gegenüber helfen. Denn wir spüren, ob uns jemand wirklich helfen will oder ob dies eher dem eigenen Zweck dient, um sich dadurch selbst besser zu fühlen. Das klingt womöglich etwas hart, was es aber gar nicht ist. Vielmehr zeigt es auf, dass bei Menschen, die »helfen«, um sich selbst besser, stärker, größer, wichtiger oder wertvoller zu fühlen, ein eigener Mangel gefüllt werden will. So kann es sein, dass jemand das Gefühl hat, nicht wichtig oder nicht gut genug zu sein. In den Momenten, wo dann diese Person einer anderen Person »helfen« kann, wird das Gefühl, wichtig zu sein oder gut genug zu sein, behoben. Es wirkt wie eine Medizin, die den Schmerz vorübergehend ausschaltet, und sogar ein Gefühl des Beflügeltseins kann eintreten. Dies ist aber selten von langer Dauer, und das alte Mangelgefühl stellt sich nach kurzer Zeit wieder ein. Dies kann so weit gehen, dass Menschen mit einem Gefühl des Mangels, der in Verbindung mit dem Gefühl des Helfens vorübergehend behoben wird, helfende Berufe wählen, wodurch sie sich regelmäßig ein gutes Gefühl schenken können.

Das Problem darin hat zwei Seiten. Auf der einen Seite ist diese Situation für den Helfenden selten wirklich heilsam. Das ist sie erst dann, wenn die betreffende Person erkennt, dass ein Mangel an Gefühl nur dadurch bestehen bleibt, dass wir die Verbindung zu dem Mangel noch nicht gelöst bzw. wieder natürlich zurückverbunden haben. Auf der anderen Seite entsteht bei der Person, der geholfen wird, womöglich das eingangs beschriebene Gefühl, weil sie spürt, dass der Helfer hilft, um sich selbst damit ein gutes Gefühl zu geben. Vor allem sehr feinfühlige und sensible Menschen können sehr genau spüren, warum bzw. wofür ein Helfender hilft.

Wofür erkläre ich dies nun alles? Aus mehreren Gründen. Hauptgrund sind unsere Gefühle. Ich möchte dich an dieser Stelle noch einmal daran erinnern und dafür sensibilisieren, dass unsere Gefühle mithilfe unserer Emotionen maßgeblichen Einfluss auf unser Verhalten nehmen und damit auch unser Essverhalten lenken. Viele Menschen haben die Erfahrung gemacht, dass um Hilfe bitten oder Hilfe annehmen ein Zeichen von Schwäche ist oder auch mit negativen anderen Gefühlen in Verbindung steht. Diese Erfahrungen nehmen wir oft nicht bewusst, sondern vielmehr unterbewusst auf unserer energetischen, also unserer emotionalen Ebene wahr. Genau diese unbewussten emotionalen Erfahrungen hindern uns dann womöglich daran, dass wir uns bereitwillig helfen lassen. Dabei unterscheidet unser Unterbewusstsein meist nicht, ob es Hilfe von außen ist, also von Menschen, die uns ihre Hilfe anbieten, oder ob wir selbst es sind, die sich Selbsthilfe geben wollen. Das Unterbewusstsein blockiert dies dann, weil es damit negative emotionale Erfahrungen gemacht hat.

Was es dazu braucht, ist eine echte und persönliche Erlaubnis an sich selbst, also dir selbst zu erlauben, auch von dir selbst Hilfe anzunehmen. Indem du dir erlaubst, dir Zeit zu nehmen, um Fragen zu beantworten. Hier aus diesem Buch. Indem du dir erlaubst, auch meine Hilfe anzunehmen. Du hast mich in dem Moment um Hilfe gebeten, als du dir interessiert dieses Buch geholt hast. Womöglich hat dir jemand dieses Buch geschenkt, weil dich dieser Jemand schätzt oder lieb hat und dir mit diesem Buch doppelte Hilfe schenken möchte. Die persönliche Hilfe, indem du dieses Buch geschenkt bekommst, und meine, indem ich dieses Buch für dich geschrieben habe. In beiden Fällen bist du nun gefragt, ob du uns erlaubst, dir zu helfen.

Die wichtigste und entscheidendste Frage ist,
ob du dir erlaubst, dir selbst zu helfen. Denn echtes
Helfen geschieht immer durch Veränderung.
Und echte Veränderung kommt immer aus uns selbst.
Dafür kannst du dir erlauben, in eine Veränderung
zu gehen, mit der du dir das womöglich schönste
Geschenk machen kannst: deine Erlaubnis zur Selbsthilfe,
die dir deine Veränderung zu deinem Wohlfühl-Ich
ermöglicht. Ich wünsche es dir von Herzen.

Es ist übrigens auch kein Zeichen von Schwäche, Hilfe anzunehmen. Viele meiner Klienten haben lange gezögert, bevor sie ein Coaching oder eine Therapie in Anspruch genommen haben. Denke immer daran: Alles, was du für dich tust, tust du für DICH. Wenn du dir Unterstützung holst, ist das eine bewusste Entscheidung.

Wieso wir durch die Zeit reisen und dabei unsere Zukunft verändern können

Es gibt diese Bilder in den Science-Fiction-Filmen, in denen Menschen durch die Zeit reisen und dann entweder in der Vergangenheit oder in der Zukunft landen und dort Einfluss auf das Zeitgeschehen nehmen. Das ist für mich bis heute eine total spannende Vorstellung, dass das möglich wäre, denn ich würde so gerne ein paar Hundert oder Tausend Jahre zurückreisen und ebenso gerne auch der Zukunft ein paar Besuche abstatten, um mir einen Einblick zu verschaffen, was wir Menschen in den nächsten Jahrhunderten mit unserer Erde machen. Das können wir allerdings nicht. Wir können jedoch auf eine andere Art und Weise durch die Zeit reisen, ohne dass wir dabei tatsächlich in einer bestimmten Zeit ankommen. Die Fähigkeit, die wir haben, ist vielmehr die, dass wir uns gedanklich etwas vorstellen oder an etwas erinnern können. Dazu möchte ich dir zwei kleine Zeitreisen geben. Lies bitte dazu eine Reise deiner Wahl und entscheide, ob du zuerst die Zukunft oder die Vergangenheit besuchen möchtest. Im Text leite ich dich dazu an, über deine Vorstellungs- und Erinnerungskraft durch die Zeit zu reisen. Los geht's.

ÜBUNG – Reise in die Vergangenheit

Suche dir eine Erinnerung aus deinem Leben, in der du eine schöne Erfahrung gemacht hast. Vielleicht einen Moment aus der Jugend oder Kindheit. Welche angenehme und erfüllende Erinnerung kommt dir in den Sinn? Es kann etwas Großes und Außergewöhnliches sein, wie ein Erfolg, den du gefeiert hast; der Moment, als du gelernt hast, Fahrrad zu fahren, oder dir als kleines Kind das erste Mal alleine die Schnürsenkel gebunden hast. Es kann auch etwas ganz Kleines sein, etwa ein Augenblick, in dem du etwas als Wunder wahrgenommen hast, wie der Anblick einer Ameise, die mit einer Tannennadel oder einem Blatt auf dem Weg über den Waldboden läuft und du die Faszination der kleinen Welt entdeckt hast. Am besten schließt du gleich deine Augen und lässt deine Gedanken einmal in deine Vergangenheit wandern, um dich von einem schönen Moment überraschen zu lassen, einem besonderen Augenblick in deinem Leben. Wenn du eine angenehme Erinnerung hast, so richte deine Aufmerksamkeit auf diesen Moment. Nimm dabei alles bewusst wahr, was dir begegnet. Wo bist du und wie nimmst du deine Umgebung um dich herum wahr? Gibt es einen besonderen Duft oder einen Geruch? Welche Geräusche kannst du hören? Kannst du womöglich etwas schmecken, und wie ist dieser Geschmack, wo überall in deinem Körper nimmst du diesen Geschmack wahr? Spüre in deinen Körper hinein. Wie fühlt sich dein Körper an? Deine Arme, deine Beine, dein Oberkörper, dein Gesicht, deine Hände, deine Füße. Wie ist dein inneres Gefühl? Kannst du dein Herz spüren, deinen Atem? Verbinde dich mit allem, was du in diesem Moment spüren und wahrnehmen kannst, und erlaube dir, alles zu fühlen, was ist. Gib dir Zeit, diesen Moment in Ruhe zu genießen und dich selbst zu erfahren. Genieße und erlebe dich mit allem, was sich in dir zeigt und sichtbar wird. Ich wünsche dir eine schöne Reise in deine Vergangenheit. Schreibe anschließend deine Erfahrung in dein Heft.

ÜBUNG – Reise in die Zukunft

Gibt es etwas, was du dir in deiner Zukunft wünschst? Etwas, was dein Herz höherschlagen lässt? Eine Vision, die du für möglich hältst und für die du bereit bist, dich auf den Weg zu machen? Dabei geht es nicht darum, dass du dir vorstellst, wie der Weg zu diesem Wunsch aussieht. Es geht darum, dass du dir vorstellst, wie es ist, deinen Wunsch schon erreicht zu haben. Stell dir vor, du bist bereits an deinem Ziel in der Zukunft angekommen. Du hast es erreicht. Das kann der Moment sein, an dem du es das allererste Mal erlebst und erfährst. Genauso kann es der Moment sein, in dem du in der Tiefe deines Bewusstseins und in deiner Erfahrung auf dieses Ziel schaust und voller Stolz, Dankbarkeit und Freude darüber bist, was du erreicht hast. Schließe für diese Übung bitte deine Augen. Erlaube dir dabei jeden Gedanken und jedes wundervolle Gefühl. Es darf so groß, fantastisch und absolut besonders sein, dass es dich aus den Socken haut. Das ist völlig okay! Stell dir vor, wo du sein wirst, wenn du dein Ziel erreicht hast. Was tust du in diesem Moment? Bist du allein oder gibt es Menschen um dich herum? Wer sind diese Menschen und was tun sie? Wie fühlt sich das für dich an? Welche Kleidung trägst du und an welchem Ort bist du? Gibt es Geräusche oder Musik, die du hörst? Kannst du einen Geruch wahrnehmen? Wie fühlt sich dein Körper an? Was macht dein Herz, wie fühlt sich dein Bauch an, deine Brust? Welches Gefühl nimmst du in deinen Beinen, Armen, Händen, Füßen und in deinem Gesicht wahr? Spüre in deinen Körper hinein und sei ganz bewusst. Gib dir Zeit, die Gefühle wahrzunehmen. Erlaube dir jedes Gefühl. Ich wünsche dir viel Spaß bei deiner Reise in die Zukunft. Schreibe anschließend deine Erfahrung in dein Heft.

Was ist bei dieser Übung passiert? Und was genau bedeutet es, in der Zeit zu reisen, wo wir doch mit unserem Körper immer noch am gleichen Ort sind? Ist das für dein Ziel, dein Wohlfühlgewicht zu erreichen, hilfreich? Dafür ist es wichtig, den Zusammenhang von Gehirn und Körper zu verstehen und welche besonderen Auswirkungen dies nicht nur auf unsere Körperchemie, sondern vor allem auf unser Essverhalten hat. Jeder Gedanke nimmt Einfluss auf unsere Gefühle, und jedes Gefühl nimmt wiederum Einfluss auf unsere Gedanken. Dabei wirken beide wechselseitig aufeinander und können sich gegenseitig bestärken oder abschwächen. Am Beispiel meines Scheisels wurde deutlich, dass, sobald du einen negativen Gedanken denkst, meist ein weiterer Gedanke folgt und den vorigen verstärkt. Daraus kann ein regelrechter Strudel entstehen, der dich immer weiter in die Tiefe negativer Empfindungen zieht.
Wie du weißt, sind Gefühle ein Ausdruck unserer Emotionen und beeinflussen die Energie in unserem Körper. Immer dann, wenn du bewusst oder unbewusst etwas denkst, ist dies häufig

eine persönliche Zeitreise. Wie viele deiner täglichen rund 60 000 Gedanken befassen sich mit Geschehnissen aus deiner Vergangenheit? Wie viele davon befassen sich mit der Zukunft? Wie viele davon sind positiv und wie viele davon sind negativ? Immer dann, wenn du etwas Negatives denkst, beeinflusst dies deine Hormone und deinen Stoffwechsel. Negative Emotionen verringern unseren Antrieb und unsere positiven Empfindungen, sie hemmen Motivation und reduzieren Lebensfreude, was Stress auslösen kann, der auf Dauer das Immunsystem schwächt. Eine Folge davon kann die Suche nach mehr Energie für unseren Körper sein, welche durch intensive oder übermäßige Nahrungsaufnahme zum Ausdruck kommt. Ist dieser Zustand chronisch, wird dadurch Übergewicht begünstigt.

Jeder positive Gedanke nimmt ebenso Einfluss auf deine Gefühle und Emotionen. Positive Gefühle setzen Hormone frei, die Einfluss auf das Hungergefühl nehmen und den Appetit senken können. Dies sind die Hormone Oxytocin oder auch Serotonin.[23] Wissenschaftliche Studien konnten zeigen, dass Stress Hunger und unkontrolliertes Essverhalten auslöst.[24, 25] Wenn du daran denkst, was dir Negatives in deinem Leben widerfahren ist oder was dir Schlechtes in deiner Zukunft passieren könnte, schüttet dein Körper Stresshormone aus. Damit wirken die Hormone also im Hier und Jetzt auch auf deinen Hunger und Appetit, denn Stress steigert das Hungergefühl.

Das Wort »Stress« ist aber nur ein Wort, das als Überbegriff für die eigentliche Bedeutung des dahinter liegenden Gefühls steht. Was genau verbirgt sich denn hinter dem Stress, und welches Gefühl gilt es zu entdecken, das für ungesundes oder unkontrolliertes Essverhalten verantwortlich ist? Gibt es eine Erinnerung an dieses negative Gefühl? Evolutionär war es für uns wichtig, dass wir uns unschöne oder auch gefährliche

Situationen merken konnten, denn sie sicherten unser Überleben und unsere Unversehrtheit. Wären wir nicht in der Lage gewesen, uns daran zu erinnern, dass ein Bär, ein Wolf oder ein Säbelzahntiger für unser Leib und Leben eine Gefahr darstellt, hätte dies fatale Folgen für die Menschheit gehabt. Angst und das Erinnern an Angst sind also ein wichtiges biologisches Überlebenskonzept. Das Problem dabei ist allerdings, dass wir häufig mit Ängsten belastet sind, die eigentlich keine wirkliche Gefahr darstellen, die aber so traumatisch sind, dass sie uns in unseren eigentlichen Möglichkeiten und in unserer Freiheit begrenzen. Dazu möchte ich dir drei Beispiele aus meiner Coachingarbeit geben, damit du Auswirkungen und Tragweite von Erfahrungen oder Hypothesen auf die Zukunft besser verstehen kannst.

Drei PRAXISBEISPIELE

Eine Phobie, die durch Beobachten entstand

Meine Klientin Anna (Name geändert) hatte eine Katzenphobie. Seit ihrer Kindheit hatte sie panische Angst vor Katzen, aber sie konnte sich nicht erklären, warum. Im Coachingprozess zeigte sich, dass sie als dreijähriges Mädchen beobachtet hatte, wie eine Kindergartenfreundin eine Katze geärgert hatte. Irgendwann wehrte sich die Katze und sprang dem Mädchen ins Gesicht. Anna, die das Ganze beobachtet hatte, erschreckte sich so sehr, dass sie einen Schock erlitt. Darüber hinaus fühlte sie die Angst ihrer Freundin mit.

Die Fähigkeit von uns Menschen, die Gefühle anderer zu empfinden, verdanken wir den Spiegelneuronen in unserem Körper. Die Spiegelneuronen sind imstande, Mimik, Gestik, aber auch Gefühle unseres Gegenübers nachzuahmen bzw.

mitzuempfinden. So empfand Anna in diesem Moment die panische Angst ihrer Freundin, und damit wurde dieses Angst einflößende Erlebnis im Körper und in ihrem Geist gespeichert, um sie in Zukunft vor dieser möglichen Gefahr zu bewahren. Die daraus entwickelte Phobie ging so weit, dass sie Angst empfand, wenn sie Bilder von Katzen sah, und allein das Wort »Katze« ihre Angst in Mimik und Körpersprache zum Ausdruck brachte. Über ein kinesiologisches Coaching und über Geräusche konnten wir ihre Phobie auflösen, und zwar nachhaltig, sodass sie heute Katzen sogar streicheln und auf ihren Schoß lassen kann.

Sich die Zukunft schwarzmalen

Eine andere Klientin zerbrach sich regelmäßig den Kopf über ihre Zukunft. Sie hing mit ihren Gedanken fast ausschließlich in möglichen Horrorszenarien fest, die sie in den kommenden Jahren erleben könnte. Sie hatte unglaubliche Angst vor Arbeitslosigkeit, obwohl es keinen triftigen Grund dafür gab. Sie hatte in einem größeren Unternehmen eine Schlüsselposition inne, die sie sehr gut erfüllte. Dennoch begleitete sie eine permanente Angst, dass sie ihren Job verlieren könnte. Es gab dazu von ihrer Seite nicht einmal nachvollziehbare Gründe, denn weder wurden andere Kolleginnen oder Kollegen gekündigt, noch gab es im Unternehmen finanzielle Schwierigkeiten. Sie glaubte einfach, dass sie diejenige wäre, der gekündigt werden würde, wenn es denn zu Kündigungen käme. Sie war also ihr eigenes hypothetisches Horrororakel.

Im Coaching erarbeiteten wir, dass diese Angst keinen Zusammenhang mit ihrer Arbeit hatte, sondern dass der Ursprung und Auslöser aus ihrer Kindheit kam. Als sie sechs Jahre alt war, hatte sie ein Gespräch mitbekommen, in dem ihre Mutter vom tödlichen Autounfall einer Freundin erzählte. Dabei hatte sie ihre Mutter sagen hören, »dass sie in Zukunft immer aufpassen müssen, wenn sie mit dem Auto fahren, dass ihnen nichts passiert«. In Verbindung mit dem tiefen Gefühl der Trauer und einer vermischten Angst ihrer Mutter, dass ihr und ihrer Familie etwas passieren könnte, speicherte ihr Unterbewusstsein diese Sätze und Gefühle der Mutter als Angst vor der Zukunft. Eine Angst, dass etwas Gefährliches eintreten könnte, auf das sie keinen Einfluss hat und dem sie womöglich schutzlos ausgeliefert wäre.

Die Gefühle, Emotionen und Antriebe, die das Unterbewusstsein auslöst, sind nicht immer logisch oder nachvollziehbar. Das Unterbewusstsein hat immer das Ziel, uns vor möglichen Schmerzen oder Schäden zu bewahren. Diese Schutzfunktion kann auf unterschiedliche Lebensbereiche übertragen und durch ein bestimmtes Verhalten (Angst, Vermeiden, Sorgen) zum Ausdruck gebracht werden. Auf Dauer führt dies zu einer chronischen Anstrengung, und Stresshormone wirken sich negativ auf den gesamten Stoffwechsel aus. Das Stresshormon Cortisol wirkt auf Dauer mindernd auf die Schilddrüsenaktivität, wodurch sich eine Schilddrüsenunterfunktion entwickeln kann, was den Stoffwechsel verlangsamt. Zusätzlich führt Cortisol zu einer Hemmung des Fettstoffwechsels und einer Einlagerung von Wasser und Körperfett. Im chronischen Stresszustand wirkt das Hormon appetitanregend, was bei meiner Klientin durch regelmäßiges Essen von süßem und fettigem Essen zum Ausdruck kam.

Ihre hypothetische Angst vor der Zukunft konnten wir im Coaching auflösen, indem ich sie über eine Herzverbindung in das Gefühl der Angst bewegte. (Ich werde später erklären, wie eine Herzverbindung durchgeführt wird, damit du diese Übung auch für dich selbst anwenden kannst.) Durch das Lösen ihrer Zukunftsangst und des Traumas, ausgelöst durch die Sorgen und Ängste ihrer Mutter, konnte meine Klientin nach und nach ihr Essverhalten verändern. Im nächsten Schritt arbeiteten wir daran, die Gewohnheiten zu ändern, die sich ebenfalls über Jahre hinweg entwickelt hatten. So konnte sie im Laufe der Coachingarbeit nicht nur ihr Körpergewicht reduzieren, sondern war auch endlich losgelöst von ihrer Angst, möglicherweise arbeitslos zu werden. Dies verschaffte ihr ein neues Gefühl von Freiheit und schenkte ihr neue Lebensenergie.

Wie ein Autounfall Übergewicht auslöste

Was hat ein Autounfall mit Übergewicht zu tun, und wie kann so ein Ereignis zu einer Zunahme von 30 Kilogramm führen? Genau das durfte ich in einem Coaching mit einem Klienten, nennen wir ihn Alex, erfahren, als wir uns auf die Suche nach dem Auslöser seines übermäßigen Essverhaltens machten. Was war passiert? Sieben Jahre zuvor war er mit einem guten Freund, nennen wir ihn Chris, mit dem Auto unterwegs durch die Münchener Innenstadt. Die Stimmung war gut und die Vorfreude auf den Geburtstag ihres gemeinsamen Freundes groß. Sie hörten Musik und schwelgten in Erinnerungen ihrer jahrelangen Freundschaft. Gemeinsame Urlaube, Partys und unzählige Abende, die sie miteinander verbracht hatten. Sie überfuhren gerade eine große Kreuzung, als sie plötzlich mit voller Wucht von einem Auto erfasst wurden. Ein lauter Knall. Der Aufprall war so stark, dass Alex das Gefühl hatte, er würde durch das Auto geschleudert. Es ging alles ganz schnell, doch es fühlte sich an wie eine Ewigkeit. Als Alex realisierte, was gerade passiert war, schaute er rüber zu seinem Beifahrer Chris. Sein Gesicht blutete. Die Augen waren zu. Er war bewusstlos. Oder sogar tot? Alex durchfuhr plötzlich eine große Angst. Was ist, wenn Chris tot war? Er bekam Panik und versuchte seinen Freund zu einer Reaktion zu bringen.

Ein Stöhnen von Chris brachte Alex eine erste Erleichterung. Er schnallte sich ab und wendete sich Chris zu, aber er saß noch immer regungslos im Beifahrersitz. Alex schrie um Hilfe und sah, wie bereits einige Menschen um ihr Auto herumstanden und guckten. Niemand tat etwas. Angst vermischte sich mit Verzweiflung und Wut. »Hilfe! Kann uns jemand helfen!?« Chris atmete schwer, aber er war noch immer nicht ansprechbar und reagierte nicht. Alex erkannte, dass die Beifahrertür nicht zu öffnen war, weil die rechte Seite des Autos direkt an einer Mauer stand, an die das Auto geschleudert wurde. Plötzlich stand eine Frau am Fenster und fragte, ob sie helfen könne. Es dauerte etwa 30 Minuten, bis Chris aus dem Auto befreit werden konnte.

Während Alex von dem Unfallgeschehen berichtete, atmete er schnell, sein gesamter Körper war angespannt, und seine Stimme war zwischenzeitlich zittrig und angsterfüllt. Dieses Ereignis war ein tiefgehendes Trauma, das Alex noch nicht verarbeitet hatte und das ihn mit Ängsten und Sorgen belastete, doch viel schwerer wog sein schlechtes Gewissen, dass er für diesen Unfall verantwortlich war. Er machte sich Vorwürfe, dass er besser hätte aufpassen müssen. Zudem begleitete ihn das zermürbende Gefühl der Hilflosigkeit, die er in diesem Moment verspürte. Helfen zu wollen und nichts tun zu können. Zusehen zu müssen und in Abhängigkeit zu sein, bis andere Menschen seinen Freund aus dem Auto holen konnten. Das Gefühl der Hilflosigkeit und der Schuldzuweisungen sich selbst gegenüber nagten an ihm. Er begann seit diesem Unfall, seine Gefühle mit Essen zu beruhigen. Essen war für ihn eine Möglichkeit, sich aus den schmerzlichen Gefühlen der Hilflosigkeit und Schuldgefühle zu lösen. Genauer gesagt war es ein Betäuben dieser Gefühle.

Alex nahm über die Jahre 30 Kilogramm zu. Anfangs aß er meist abends, wenn er allein zu Hause war und die Erinnerungen an den Unfall Raum bekamen, sich emotional in ihm auszubreiten. Da er das Geschehen nie bearbeitet hatte und den emotionalen Schmerz, der darin steckte, nie lösen konnte, vermischten sich über die Jahre auch andere Gefühle mit dem Trauma. So aß er nach einiger Zeit nicht nur abends, sondern immer dann, wenn er sich traurig fühlte. Wenn er wütend auf jemanden oder auch auf sich selbst war, griff er zu Keksen und fütterte seinen Schmerz mit Zucker und Schokolade. Gab es Konflikte mit anderen Menschen oder jemand sagte eine Verabredung mit ihm ab, suchte er Trost im Essen. Damit hatte Alex unbewusst eine Lösungsstrategie für sich entwickelt, mit der er die negativen Gefühle und darin steckenden Energien betäubte und verdrängte.

Im Coaching lösten wir das Trauma des Autounfalls. Solange Alex die Gefühle und gefangenen Emotionen aus diesem Ereignis nicht lösen und liebevoll in sich integrieren konnte, so lange würde er auch sein Beruhigungsmedikament, das Essen, nicht loslassen. Nachdem er die Gefühle der Hilflosigkeit, Verzweiflung, Angst, Wut, Panik und Schuld noch einmal in ihrer Verbindung nachempfunden hatte, lösten sich die gefangenen Emotionen. Nach dieser unglaublichen Anspannung und Anstrengung kehrte eine sichtbare und fühlbare Ruhe in den Körper von Alex ein. Seine Körperhaltung war gelöst, ebenso sein Blick. Auch seine Stimme war danach sanft und seine Atmung tiefer. Er beschrieb es als einen Weg durchs Feuer, den er gegangen sei, als er sich mit all den Gefühlen und Emotionen konfrontiert hatte. Aber es war ein »reinigender Prozess, der mich befreit hat«, sagte er nach dem Coaching. Innerhalb weniger Wochen hat Alex knapp zehn Kilo verloren, ohne etwas »bewusst anders zu machen«, wie er sagte. Er hatte recht. Denn sein Unterbewusstsein hatte etwas anders gemacht: Es hat die Gefühle des Unfalls, der für Alex traumatisierend war, im Körper angenommen und verbunden. Die Gefühle wurden nicht mehr eingesperrt oder betäubt, sondern sie durften sich in ihrer ganzen Kraft im Coaching zeigen und damit in ihrer Stärke lösen. Durch das Erlauben hat Alex seine Gefühle offenbart, wodurch sie sich befreien konnten und er selbst damit freier und im wahrsten Sinne des Wortes leichter werden konnte.

Zeitreisen sind also etwas, das wir tun, indem wir uns entweder die Zukunft vorstellen oder uns unsere Vergangenheit in Erinnerung rufen. Unser Körper reagiert auf unsere Vorstellungen mit Gefühlen, und diese drücken sich wiederum durch Hormone, Proteine, elektrisch und elektromagnetisch aus. Wir erleben dann in unserem Körper unsere Vorstellungen oder Erinnerungen so, als würden diese wirklich in diesem Moment stattfinden. Somit wird der Ist-Zustand durch unsere Gedanken und Gefühle bestimmt und mithilfe unseres Körpers durch Verhalten zum Ausdruck gebracht. Deshalb ist es so wichtig zu verstehen, dass ein Dauerzustand von negativen Gefühlen Einfluss auf Essverhalten und Körpergewicht nimmt. Wer nur die Ernährung ändert und die Bewegungsaktivität erhöht, wird meist Erfolge beim Abnehmen verzeichnen. In den seltensten Fällen wird dies aber nachhaltig erfolgreich sein, da nicht an der Wurzel dessen, was für das Verhalten verantwortlich ist, gearbeitet wird. Eine tiefgehende Verhaltensänderung hat immer eine Verbindung zu Gefühlen und damit Energien, die sich im Körper als Emotionen ausdrücken. Wer das Gefühl verändert, verändert das Verhalten. Wer das Verhalten verändert, verändert auch immer den Körper.

Der innere Dialog: Dein Gehirn spricht mit dir

Folgende Aufgabe für dich: Sprich einmal einen ganzen Tag lang jeden Gedanken laut aus.
Was hast du gerade gedacht, als du diese Aufgabe gelesen hast? Fakt ist, dass wir den ganzen Tag mit uns selbst sprechen. Ein Freund von mir, der Verkaufsschulungen gibt und Menschen die Funktionsweise des Gehirns näherbringt, nennt das Gehirnsprache. Ich mag diesen Begriff, weil er eindrücklich beschreibt, was es ist. Unser Gehirn spricht mit uns. Das Gute daran ist, dass nur wir selbst es hören können. Denn oft genug ist es sozial verträglicher, nicht alles auszusprechen, was wir gerade über andere denken. Viel krasser ist meist das, wie wir in der Gehirnsprache mit uns sprechen. Hast du dir das einmal wirklich bewusst gemacht? Welche Worte benutzt du, wenn du über dich selbst und zu dir selbst sprichst? Wenn du andere Leute einfach mal laut an deiner Gehirnsprache teilhaben ließest, was würden sie wohl zu dir sagen? Vielleicht würden sie dir Fragen stellen, wie du auf diese Dinge kommst. Womöglich freuen sie sich mit dir oder aber sie sind traurig über das, was sie hören. Würdest du auf diese Art und Weise, in der du mit dir selbst redest, auch mit anderen Menschen sprechen?
Oft genug meldet sich unser ganz persönlicher Scheisel zu Wort und erklärt uns die Welt. Du bist der Mensch, der am meisten mit dir spricht, und deshalb bist du auch in erster Linie dafür verantwortlich, was du an jedem Tag deines Lebens tust. Worte sind mächtig, und sie stehen in ständigem Kontakt und Austausch mit deinen Gefühlen. Je nachdem, welche Sätze du formulierst, bewirken diese ganz bestimmte Gefühle,

die dich dann in ein damit meist gelerntes und routiniertes Verhalten bringen. Wenn du Verhaltensmuster entdeckst, die du doof findest und die dich in deinem Essverhalten auf eine Art und Weise lenken oder kontrollieren, so durchbrich die Gedankenmuster und die Sätze, die du zu dir selbst sprichst. Genau deshalb ist die Übung, die ich dir im Abschnitt »Der Scheisel« an die Hand gegeben habe, so wichtig für dich. Solange du unbewusst mit dir plauderst und dir alle möglichen doofen Geschichten erzählst, so lange wirst du nicht in ein neues Verhalten gehen.
Täglich denken wir schätzungsweise 60 000 Gedanken, also sprechen wir eine ganze Menge Worte und Sätze zu uns. Die meisten dieser Gedankengänge wiederholen sich Tag für Tag. Wenn also der Großteil deiner Gedanken negativ ist, glaubst du, dass du damit ein Leben lebst, das du dir wünschst? Dazu eine Übung für dich, die dich im besten Fall aus der Bahn wirft. Das meine ich in der Tat positiv. Denn weil wir jeden Tag fast immer die gleichen Gedanken denken, fahren wir neurologisch immer die gleichen Nervenbahnen ab, die dann auf organischer Ebene auch immer wieder die gleichen Gefühle bewirken, durch die wir dann auch meist die gleichen Verhaltensweisen tun. Das ist uns im Alltag bekannt und bildet unseren Einheitsbrei, in dem wir unser Leben gestalten. Es ist wichtig, dass wir immer mal wieder einen neuen Brei anrühren, um auch etwas Neues zu schmecken – die Vielfalt und Nuancen des Lebens, die es für uns bereithält. Unsere Herausforderung ist es, die uns bekannten Wege und Straßen zu verlassen und einmal woandershin abzubiegen. Genau das wirft uns aus der Bahn, und wir sind gefordert, neue Gedanken zu denken und uns damit neu zu erfahren. Picke dir ein paar Sätze heraus, die du in der Übung zuvor niedergeschrieben hast. Formuliere neue

Sätze, mit denen du dir eine Lösung aufzeigst, was du stattdessen tun kannst.

Beispiel:
Möglicherweise sprichst du sehr oft in folgenden Worten zu dir selbst:
»Ich werde es nie schaffen abzunehmen.«
»Ich hasse mich dafür, dass ich meinen Arsch nicht hochkriege.«
»In diesem Leben wird das nix mehr mit einem Körper, in dem ich mich wohlfühle.«
»Schmerzen werden mich mein ganzes Leben lang begleiten.«

Stattdessen kannst du die Sätze umformulieren:
»Ich wähle einen sanften und liebevollen Weg für meinen neuen Körper.«
»Ich bin wichtig. Ich treffe jeden Moment Entscheidungen, die gut für mich sind.«
»Ich bin lebendig, wenn ich mich bewege. Bewegung ist Leben.«
»Mein Körper hat das Potenzial, sich täglich zu verändern.«
»Schmerzen erinnern mich daran, dass ich mich von etwas lösen und mich selbst liebevoll annehmen darf.«

Was wären die richtigen und heilenden Maßnahmen, die du triffst, um das zu erreichen, was du erreichen willst? Lies diese Sätze in regelmäßigen Abständen und schmeiß dich damit aus der Bahn deiner sonstigen Gedankenmuster. Gib deinem Gehirn die Möglichkeit, anders mit dir zu sprechen. Das hat Kraft und sorgt auf Dauer dafür, dass du dich von deiner negativen Gehirnsprache löst. Das Wunder, das daraus entstehen kann, liegt dann nicht in deinem Kopf, sondern in deinem Körper, denn er wird daraus neue Handlungen vollziehen und dich damit in ein neues Ich und auch zu einem neuen Körper führen.

Auf der Suche nach dem erlösenden Experten

Es gibt Menschen, die von einem Experten zum nächsten wechseln. Sie haben bereits mit mehreren Trainern oder Coaches gearbeitet. Womöglich waren sie bei unterschiedlichsten Therapeuten oder Ärzten. Aber es findet sich einfach keine Lösung, egal, was sie auch versuchen. Die Sehnsucht und der Wunsch nach einer (Er-)Lösung ihres Problems sind enorm, und oft genug investieren diese Menschen viel Zeit und Geld, um endlich einen Weg aus ihrer Misere zu finden. Die kritischen Fragen, die sich diese Menschen stellen dürfen, sind unangenehm und enorm wichtig:
Ist es wirklich so, dass es keinen Experten gibt, der mir helfen kann?
Bin ich bereit, selbst die Veränderung zu sein?
Erkenne ich, dass nur ich die Veränderung bin?
Gibt es einen Anteil in mir, der mich sabotiert?
Wenn ja, gegen wen oder was gewinne ich durch diese Sabotage?
Wen oder was würde ich verlieren, wenn ich meine gewünschte Veränderung erfolgreich umsetze?

Es gibt nicht die oder den erlösenden Experten, die oder der in der Lage sein wird, jemanden von Problemen zu befreien. Ja, es gibt die Möglichkeit, sich beispielsweise Körperfett absaugen zu lassen. Das führt zu einer körperlichen Veränderung, die sichtbar ist. Solange aber die Gefühle, die das Zuviel an Körperfett ausgelöst haben, nicht gelöst sind, so lange bleibt die Veränderung nur körperlich. Diese ästhetische äußere Veränderung ist keine holistische, also ganzheitliche Lösung.

Es ist wichtig, dass wir uns stets als zusammenhängendes Wesen aus Körper, Bewusstsein und Gefühl verstehen. Alles ist immer miteinander in Verbindung. Eine Veränderung an einer Stelle verändert auch immer etwas an anderer Stelle. So kann es sein, dass sich der Selbstwert verbessert, weil durch eine Operation überschüssiges oder ungewolltes Körperfett entfernt wurde. Wenn dabei aber nicht auch an den auslösenden Gefühlen etwas verändert wird, so wird sich durch die Operation allein kein umfassendes, vollkommenes Selbstwertgefühl einstellen. Ein Experte kann helfen. Die ganzheitliche, tiefgehende und umfassende Veränderung allerdings geschieht nur durch uns selbst, denn unser Gefühl ist immer nur unser eigenes, und niemand fühlt es wie wir selbst. So kann es sein, dass manche Menschen Hilfe suchen, aber nicht bereit sind, sich selbst zu verändern. Und wenn sie dann ihre formulierten Ziele nicht erreichen, machen sie die Experten oder andere Menschen für ihr Scheitern verantwortlich. Somit füttern sie konstant ihren inneren Saboteur und Zweifler, der eine Freude daran hat zu beweisen, dass es keinen Experten auf dieser Welt gibt, der wirklich helfen kann, um endlich frei und gelöst zu sein.

Dabei haben Zweifler und Saboteure sogar in einem Punkt recht, denn es wird niemals jemanden geben, der uns frei und gelöst sein lassen kann. Das liegt in unseren eigenen Händen, indem wir selbst entscheiden, loslassen, anpacken, trennen oder uns auf etwas Neues einlassen. Die Bereitschaft dazu kann enorme Herausforderungen mit sich bringen, denn womöglich bedeutet das, sich von seinem Beruf, seinem Partner, seiner Wohnung, dem Wohnort oder sogar vom Land oder der Familie zu lösen. Dabei geht es nicht darum, egoistisch zu sein, sondern darum, das zu tun, was sich frei und wahr anfühlt. Oft genug machen wir uns aber von anderen abhängig und davon, wie andere uns sehen, bewerten und beachten. Dabei passen wir uns manchmal so massiv an, dass wir uns dabei selbst verlieren und gar nicht mehr wissen, wer wir eigentlich sind und was wir wirklich wollen.

Dies zu erkennen, kann mit fremder Hilfe entstehen und sich entwickeln. Genau dafür ist es hilfreich, mit jemandem an sich selbst zu arbeiten. Das eigentliche Erkennen und Entdecken findet jedoch immer durch uns selbst statt. Niemand anders hat die passende Antwort für unser Leben. Auch nicht der weltbeste Experte auf seinem Gebiet. Es ist immer unsere Eigenverantwortung, uns unserer selbst bewusst zu werden und uns selbst zu erkennen. Dies bringt uns dann auch tatsächlich in Freiheit, Unabhängigkeit und in die Selbstliebe. Menschen, die auf der ständigen Suche nach einem Experten sind, haben dabei auch oft das Bestreben, jemanden zu finden, der sie darin bestätigt, hilflos ausgeliefert zu sein. Eine Diagnose eines Experten, dass man »nichts tun kann«, bestärkt die Passivität und hilft dem Scheisel, weitere Argumente zu sammeln, die dann dazu führen, sich selbst weiter der Passivität hinzugeben.

Eine Diagnose ist nicht nur ein Expertenbeweis, sondern sie ist auch ein machtvolles Instrument, um sich aus der Eigenverantwortung zu lösen. Wenn man so hilflos ausgeliefert ist, dann kann man sich ja wenigstens noch das eine oder andere im Leben »gönnen«. Sonst hat man ja gar keine Freuden mehr. Solche oder ähnliche Argumente sind Scheisel-Argumentationsketten, die zuallererst den Personen schaden, die sie benutzen. Damit gibt man sich der Opferrolle hin und beginnt zu glauben, dass wir als menschliche Wesen nicht das Potenzial der Neuroplastizität und der Fähigkeit der Zellerneuerung besitzen, mithilfe derer wir unsere Epigene und Zellen unser gesamtes Leben lang beeinflussen und verändern können. Doch das können wir, und die Voraussetzung dafür sind die Bausteine von natürlicher Ernährung, Bewegung, eines funktionierenden Natural Networks und liebevollen, wertschätzenden Gedanken und Gefühlen uns selbst gegenüber. Solange wir uns selbst nicht in Liebe begegnen, werden wir die Liebe auf anderen Wegen suchen.

Was Essen mit Liebe zu tun hat

Bis heute gibt es keine wissenschaftliche Möglichkeit, Liebe exakt zu messen oder im Körper zu lokalisieren. Wenn wir das Gefühl von Liebe empfinden, werden im Gehirn bestimmte Areale aktiviert, und mithilfe der Biochemie können wir verschiedene Hormone messen, die verstärkt ausgeschüttet werden. Blutdruck und Herzfrequenz steigen an, wenn wir verliebt sind, aber das passiert auch, wenn wir Unruhe, Stress oder Angst empfinden. Über Messwerte allein können wir Liebe weder genau messen noch bestimmen. Liebe ist ein Gefühl, das wir individuell empfinden. So wie alle anderen Gefühle auch individuell und nicht messbar sind.

In unserer modernen Welt setzen wir viel daran, alles Mögliche messbar zu machen. Denn wenn es messbar ist, wird es sichtbar, kategorisierbar, und wir können es in eine Form oder Norm bringen. Es wird definierbar, begreifbar. Normen und Formen machen es uns vermeintlich leichter, die Welt zu

verstehen und sie uns zu erklären. Anzuerkennen, dass sich Gefühle nicht in eine bestimmte Form gießen lassen, dass Gefühle nicht universell für jeden Menschen identisch empfunden werden, ist womöglich eine der wichtigsten Erkenntnisse, die wir uns selbst und gegenseitig schenken können. Das Gefühl von Liebe ist individuell. Das Gefühl von Liebe ist universell heilsam. Was wir wissenschaftlich bereits wissen, ist, dass die Biochemie, die Neurologie und auch das elektromagnetische Feld vom Gefühl Liebe unzählige gesundheitsfördernde Einflüsse auf uns ausüben.[26, 27] Immer dann, wenn wir das Gefühl haben, dass uns Liebe fehlt, suchen wir nach Wegen, uns dieses Gefühl oder ähnliche Gefühlszustände zu verschaffen. Essen ist eine dieser Möglichkeiten, denn Nahrungsaufnahme erzeugt ein Gefühl von Sicherheit, Wohlsein, Wärme und Geborgenheit. Nahrung sorgt nicht nur evolutionär dafür, dass unser Überleben gesichert wird, weil wir Energie aufnehmen, auch unser Unterbewusstsein und unsere Zellbiologie erinnern sich an Momente, in denen wir die Nähe und den Körperkontakt zu unseren Eltern spüren konnten, wenn wir als Babys gestillt oder gefüttert wurden. Ebenso die Situationen, in denen wir das vertraute Miteinander erlebten, wenn wir gemeinsam mit unseren Liebsten am Esstisch zusammenkamen und dort Gefühle wie Vertrauen, Zugehörigkeit, Ruhe, Geborgenheit oder Angekommensein erfuhren.
Die Nahrungsaufnahme fand in der menschlichen Evolution vor allem in der Gemeinschaft statt. Gegessen wurde meist im sozialen Miteinander, was uns Sicherheit und Vertrauen gab. Essen war stets ein Ausdruck von Fülle bzw. Reichtum und wurde mit denjenigen geteilt, die einem wichtig waren. Nahrung ist etwas Essenzielles, was uns Menschen als soziale Wesen miteinander verbindet. Dieses Gefühl ist in unseren Genen gespeichert und sichert unser eigenes Leben und das

der sozialen Gemeinschaft. Das ist bis heute so und zeigt sich auf vielen Ebenen in unserer modernen Gesellschaft. So nutzen wir Geschäftsessen dazu, um mit Geschäftspartnern oder Kunden in einen vertrauensvollen Dialog zu gehen und einen Raum zu schaffen, der geprägt ist von Wertschätzung, Vertrauen, Sicherheit und Fülle. Diese Fülle bringen wir durch gutes Essen zum Ausdruck und laden unsere Gäste gerne dazu ein. Auch im Familien- oder Freundeskreis ist eine Einladung zum gemeinsamen Essen ein Ausdruck der Wertschätzung und Liebe. Wir erfreuen uns daran, anderen etwas Leckeres zu servieren, um ihnen damit unsere Wertschätzung und Verbundenheit zum Ausdruck zu bringen. Auch wird durch ein gemeinsames Essen deutlich, dass wir uns Gedanken gemacht, Ideen entwickelt sowie Zeit und Energie für unser Gegenüber aufgewendet haben.
Essen verbindet und erzeugt positive Gefühle. Es ist kein Zufall, dass wir oft beim ersten Date unsere/n Angebetete/n zum Essen einladen, um damit Vertrauen und ein wertschätzendes Miteinander zu schaffen. Das Sprichwort »Liebe geht durch den Magen« macht dies deutlich. Auf der anderen Seite ist es interessant zu beobachten, dass sich Menschen, die allein leben oder häufig allein essen, einen virtuellen Gast zum Essen einladen. Dies kann das Radio sein, das im Hintergrund läuft, der Fernseher oder auch eine digitale Kommunikation über das Handy. Dabei holen wir in unserem Unterbewusstsein einen Menschen an unseren Tisch, mit dem wir die Mahlzeit teilen. Oft höre ich von meinen Klienten, dass sie eines dieser Dinge tun, wenn sie allein essen, und ihnen ist meist gar nicht bewusst, dass sie das tun, um sich damit ein Gefühl zu schenken, nicht einsam zu sein.
Aus meiner Coachingerfahrung ist es häufig so, dass gerade Menschen, die sich ausgegrenzt oder ausgeschlossen fühlen,

Essen dazu benutzen, ihre Einsamkeit zu »bekämpfen«. Ich habe bereits in Kapitel 1 und 2 erklärt, dass die Hormone Serotonin und Oxytocin dafür verantwortlich sind, ein Gefühl von Sicherheit und Geborgenheit zu vermitteln. Dazu sind meist große Mengen vor allem von süßem und/oder fettigem Essen nötig. Hier trifft die Aussage »Viel hilft viel« dahin gehend zu, dass große Mengen einen stärkeren Effekt haben, aber nicht das eigentliche Problem lösen. Deshalb ist das Wort »helfen« an dieser Stelle falsch. Wichtig ist, zu erkennen, welches Gefühl und die damit verbundenen Emotionen ein bestimmtes Essverhalten auslösen.

Warum die Liebe so wichtig ist

In meinen Coachings habe ich oft erlebt, dass viele meiner Klienten sich selbst nicht lieben können. Sei es, dass sie ihren Körper nicht mögen oder dass sie bestimmte Verhaltensweisen von sich ablehnen oder auch, dass sie sich Dinge, die sie in ihrem Leben getan oder nicht getan haben, nicht verzeihen. Andere streben nach einer absoluten Perfektion, die unerreichbar ist, weil es immer wieder Steigerungsformen gibt und das Idealbild einem ständigen Wandel unterliegt. Es ist eine chronische Suche nach dem Richtigsein. Richtig kann dabei bedeuten, anerkannt zu sein, gesehen zu werden, gemocht und beliebt zu sein oder etwas Außergewöhnliches zu tun, das sonst keiner kann oder erreicht hat. Hinter all dem steht die stetige Suche nach der Liebe. Der Wunsch danach, von jemandem einfach genauso geliebt und angenommen zu werden, wie wir sind. Ebenso uns selbst endlich einfach so anzunehmen und zu lieben, wie wir eben sind. Mit all unseren Ecken, Kanten, Rundungen und besonderen Eigenschaften.

Liebe beginnt immer bei uns selbst, denn wir können Liebe auch immer nur in uns selbst empfinden. Wenn wir einen anderen Menschen lieben, so ist die Liebe, die wir empfinden, in uns selbst. Unser Haustier, das wir lieben, erfahren wir in uns selbst. Alles, was wir lieben, erfahren wir immer in uns selbst, und damit ist die Liebe auch immer ein Teil unserer Selbstliebe. Schmerz entsteht, wenn wir etwas von uns selbst ablehnen, abwerten, verurteilen oder gar verabscheuen. Schmerz entsteht auch, wenn wir jemand anders ablehnen, abwerten, verurteilen oder verabscheuen. Liebe bedeutet, alles an uns selbst anzunehmen, wie es ist, und liebevoll mit uns selbst umzugehen. Das Gleiche gilt anderen Menschen gegenüber. Die Basis dafür ist die Wahrheit. Und genau diese ist oft schmerzhaft. So kann es schmerzhaft sein zu erkennen, dass das entstandene Übergewicht dadurch gewachsen ist, dass man sich selbst oder jemandem etwas nicht verzeihen konnte. Es kann schwer sein, Wut oder Hass gegen einen anderen Menschen loszulassen. Es kann einfacher sein, diese Gefühle mit Essen zu betäuben.

So hatte es ein Klient von mir, nennen wir ihn Karl, getan. Er hasste sich fast sein ganzes Leben lang, und dieser Selbsthass führte ihn in einen Körper mit massivem Übergewicht. Auslöser für den Hass war das Gefühl des Ausgeschlossenseins. Im Alter von fünf Jahren machte er seine erste tiefgehende Erfahrung mit Scham. Kindergartenkinder hänselten ihn, weil seine Nasenlöcher größer waren als die der anderen Kinder. Es machte ihn traurig, wenn die anderen Kinder ihn auslachten oder auf seine großen Nasenlöcher zeigten. So fühlte er sich oft ausgeschlossen und schämte sich für sein Anderssein. In der Grundschule lachten Kinder ihn aus und grunzten wie ein Schwein, um ihn damit bloßzustellen. Über die Jahre hinweg begegnete ihm das immer wieder. Auch in der weiterführenden Schule war er diesem Mobbing ausgesetzt, und seine Wut gegen die anderen Kinder wuchs. Eines Tages kam es dazu, dass ihn ein Junge auf dem Schulhof vor Mitschülern bloßstellte, indem er ihn als Schweinsnase beschimpfte und dabei grunzend im Kreis um ihn herumlief. Karl, der sonst immer vor Scham im Boden versank, kochte vor Wut. Er konnte seine Wut nicht unter Kontrolle halten und schlug dem Mitschüler so fest ins Gesicht, dass dessen Nase blutete. Daraus resultierte ein Schulverweis gegen Karl, wodurch seine Verzweiflung und Hilflosigkeit noch mehr verstärkt wurden.

Auch als Erwachsener machte er unzählige Erfahrungen mit Menschen, die abfällig und herablassend über seine Nase sprachen. Das Schlimmste jedoch waren die Blicke, denen sich Karl ausgeliefert fühlte, denn er merkte natürlich, wenn ihn Menschen ansahen, wegsahen und ihn dann noch mal ansahen. So, als würden sie nicht glauben wollen, was sie da gerade gesehen haben. Er nannte es »Doppelblicke«, die ihn erniedrigten und ihn immer wieder spüren ließen: »Du bist anders als wir!« So fühlte er sich ausgegrenzt und nicht zugehörig. Er hasste seine Nase, und er hasste es, anders zu sein.

Der Grund, warum er in mein Coaching kam, war der Wunsch abzunehmen. Seine Erwartung war, dass ich ihm erklären würde, was er essen solle, und ihm einen Trainingsplan erstelle. Da ich von Beginn an ganz anders in das Coaching gestartet war und ihn als Erstes nach einem Gefühl fragte, das er häufig spüre, kamen wir sehr schnell zu seinen Erfahrungen, die er wegen seiner Nase gemacht hatte. Als wir dann erarbeiteten, in welchen Momenten er zu viel aß und in denen er vor allem seiner großen »Leidenschaft« von Vanilleeis folgte, wurde deutlich, dass dies immer dann der Fall war, wenn das Gefühl hochkam, dass er sich selbst ablehnte. Immer dann, wenn er auf etwas wütend war, bewegten sich seine Gefühle wie auf einer Leiter auf die nächsten Stufen von Scham, Ekel oder Hass. All diese Gefühle bezog er auf sich selbst und machte seine Nasenlöcher dafür verantwortlich. Ich fragte ihn nach seinem sehnlichsten Wunsch, und er sagte, dass er sich nichts mehr wünsche, als eine ganz normale Nase zu haben wie jeder andere auch.

Im ganzheitlichen Coaching erachte ich es für wichtig, den Verstand und das Gefühl miteinzubeziehen und auf beiden Ebenen zu arbeiten. Deshalb erklärte ich ihm, dass unser menschliches Gehirn immer dann Sicherheit empfindet, wenn wir etwas uns Bekanntes sehen. Wir kennen dies aus unserem Schubladendenken, indem wir sich wiederholende Muster, Bilder oder Ereignisse abspeichern und als »sicher und bekannt« ablegen. Sehen oder erfahren wir etwas, was von diesem Sicheren und Bekannten abweicht – uns also unbekannt ist –, wird unser emotionales Gehirn aktiviert, und unsere Mandelkerne melden Gefahr. Dies ist ein seit Jahrmillionen hervorragend funktionierendes neuronales und hormonelles Stressleitsystem von Gehirn und Körper, das uns vor Schaden bewahrt. Dabei ist unser Gehirn nicht immer in der Lage, auf den ersten Blick zu erkennen, ob es sich um eine Gefahr handelt oder nicht. Daraus resultierten auch die von Karl beschriebenen Doppelblicke, denen er ausgesetzt war, wenn ihm fremde Menschen begegneten. Dieser prüfende zweite Blick war etwas, was diejenigen, die diesen taten, intuitiv und unbewusst machten. Denn das limbische System meldete diesen Menschen: »Achtung! Ich sehe etwas, was ich nicht kenne. Alles, was ich noch nicht kenne, könnte eine mögliche Gefahr sein. Deshalb schau bitte noch einmal genauer, ob es sich um eine echte Gefahr handelt oder nicht.« Und beim zweiten Blick entsteht dann die Bestätigung vom limbischen System:

»Alles okay. Keine Gefahr!« Dann passiert aber meist noch etwas. Es wird ein weiteres evolutionäres Programm aktiviert, das dann über den *Nucleus Accumbens* läuft, unser Belohnungssystem im Gehirn. Eine Auswirkung dieses Systems ist unter anderem das Gefühl der Faszination, das uns in einem gewissen Zustand verbleiben lässt. Dieser Zustand kann beispielsweise das Beobachten von etwas sein, das wir noch nicht kennen. Dabei schüttet unser Gehirn Dopamin aus, und genau das wirkt dann auf unser Belohnungssystem und führt dazu, dass wir etwas einen längeren Zeitraum beobachten und uns damit auch besser einprägen können.
Das alles sind Mechanismen, die uns evolutionär immer geholfen haben, uns neue Orte einzuprägen oder Lebewesen, die wir noch nicht kannten, als gefährlich oder ungefährlich einschätzen zu können. Diese Faszination findet auf allen Sinnesebenen statt. Gerade bei Kindern ist dies wunderbar zu beobachten, und sie sprechen auch offen an, was sie wahrnehmen: »Papa, warum hat der Mann so eine komische Nase?« Das zeigt uns, dass Kinder in diesem Moment etwas sehen, was bisher unbekannt war, und sie die Welt – frei von Scham und ohne Abwertung – in diesem Moment verstehen und einordnen können wollen.
Karl wurde klar, dass das Verhalten anderer Menschen also vor allem auch mit intuitiven und evolutionären Verhaltensprogrammen verknüpft war. Das löste aber noch nicht die schmerzhaften Erfahrungen, die er durch die Abwertungen anderer gemacht hatte. Dies gelang ihm durch die Übung »Mitgefühl für dich selbst«, die ich gleich beschreiben werde. Karl konnte durch diese Übung die Enttäuschung und den Hass auf seine Nase bzw. auf sich selbst loslassen. Zum ersten Mal seit seiner Kindheit hatte er das Gefühl, dass seine Nase okay ist. Zum ersten Mal konnte er beim Gedanken an seine

Nase frei von negativen Empfindungen sein. Das war so neu für ihn, dass er seine Tränen nicht zurückhalten konnte und sich ein tiefes Gefühl von Freiheit einstellte, wie er sagte. Frei von Schmerz, Selbstzweifel, Selbsthass, Enttäuschungen, Wut, Verzweiflung und des Ausgestoßenseins.
Er konnte nun verstehen, warum fremde Menschen ihm nach wie vor mit Doppelblicken begegneten. Er konnte dieses Verhalten verständnisvoll annehmen, und es machte ihm nichts mehr aus. Darüber hinaus konnte er mit sich selbst anders umgehen. »Meine Nase gehört jetzt zu mir, und sie ist kein Fremdkörper mehr«, erklärte er mir in einer Nachricht. Auch sein Essverhalten hatte sich geändert, und der Ursprung bzw. Auslöser war nicht mehr so mächtig wie zuvor. Er hatte im Coaching erfahren, sich negative Gefühle zu erlauben und diese da sein zu lassen, ohne sie zu unterdrücken oder zu betäuben. Dadurch wurden sie weniger kraftvoll und hatten nicht mehr die Möglichkeit, ihn zu beherrschen.
Durch diesen neuen Umgang mit sich und anderen verringerte sich sein Körpergewicht um 20 Kilogramm, ohne dass er mehr Sport machte oder seine Ernährung bewusst veränderte. Was sich massiv verändert hatte, waren die großen Mengen an Vanilleeis und anderen Süßigkeiten und süßen Getränken, die er nur noch ganz selten zu sich nahm. Er benötigte diese nicht mehr, um seinen emotionalen Schmerz zu stillen, denn er hatte ihn geheilt, als er sich im Coaching erlaubte, ihn voll und ganz anzunehmen. Aus Selbsthass entstand ein neues Gefühl der Selbstakzeptanz und Selbstliebe. Das Gefühl, einen Fremdkörper in seinem Gesicht zu tragen, hatte sich gelöst, und er hatte einen Teil von sich wieder angenommen.
Wenn wir etwas von uns selbst ausgrenzen oder verachten, führt dies zu Emotionen, die Stress auslösen, der wiederum auf biochemischer Ebene Reaktionen hervorrufen kann, die

den Appetit anregen und uns essen lassen. Gefühle sind mächtig, und sie beeinflussen über die Emotionen unser Denken und Handeln.

Das Wunder des Mitfühlens und die Gefahr des Mitleids

Ich fühle, was du fühlst. Und du fühlst, was ich fühle. Die Fähigkeit, dass wir in der Lage sind zu fühlen, was ein anderer fühlt, befähigt uns zu einem wichtigen sozialen Verhalten. Wir können nicht nur fühlen, was andere Menschen fühlen, wir können darüber hinaus sogar mitfühlen, was Tiere empfinden. Einer Kuh das frisch geborene Kälbchen wegzunehmen und es in eine Box zu sperren, führt dazu, dass beide nach einander rufen. Wir fühlen den Schmerz und die Verzweiflung, die in diesen gegenseitigen Hilferufen stecken. Ebenso können wir Trauer oder Wut empfinden, wenn wir sehen, dass Wälder gerodet oder die Meere mit Plastikmüll überschwemmt werden. Mitfühlen befähigt uns eines wichtigen Sinnes, der die sensiblen Bedürfnisse wie Helfen, Nächstenliebe und ein soziales Miteinander in uns verstärkt. In uns steckt das tiefe Bedürfnis zu helfen, wenn andere in Not sind und Hilfe brauchen. Unser Mitgefühl ist so sensibel ausgeprägt, dass wir bei einer emotional bewegenden Filmszene oder bei einem Buch, das wir lesen, anfangen können zu weinen.
Mitgefühl sich selbst gegenüber ist ein wichtiger Schritt, um sich zu verzeihen oder auch nicht zu hart oder zu streng mit sich selbst zu sein. Ich habe die Erfahrung gemacht, dass übergewichtige Menschen häufig die Gefühle anderer in sich aufnehmen und nicht nur mitfühlen, sondern mitleiden. Eine Klientin von mir beschrieb es so: »Mir fällt es schwer zu sehen,

wenn es jemandem schlecht geht. Ich kann es nicht ertragen und halte es kaum aus, wenn jemand traurig ist. Ich versuche dann immer, dem anderen dieses Gefühl zu nehmen, damit er das nicht länger aushalten muss. Es fühlt sich dann oft so an, als würde ich das Gefühl der anderen Person aufnehmen. Meistens laufe ich dann aber mit diesem Gefühl lange rum und bekomme es nicht mehr aus mir raus. Wenn ich dann etwas esse, wird es meistens besser. Ich habe dann aber nicht den Eindruck, dass das schlechte Gefühl gelöst ist, sondern dass ich es nicht mehr so stark empfinde.«

Was meine Klientin beschreibt, ist etwas, was auf der Ebene von Gefühlen und Emotionen stattfindet. Wir als mitfühlende Wesen nehmen die Energie der Emotionen in uns auf. Dabei gibt es vor allem zwei Wege, die viele dann gehen. Der eine Weg ist, dass wir uns vor dem Gefühl verschließen, das wir bei unserem Gegenüber spüren. Das ist genau das, was wir beschreiben, wenn wir sagen: »Ich will das nicht fühlen.« Der andere Weg ist, dass wir – wie es meine Klientin beschrieben hat – das Gefühl des anderen nehmen und es festhalten, damit es nicht zurück dieser zu Person kann, weil wir »helfen« wollen. Sowohl der eine als auch der andere Weg sind keine Lösung, um wirklich zu helfen.
Du bist nun an einem Punkt in diesem Buch angelangt, an dem du die Möglichkeit hast, dich deinen Gefühlen und Emotionen wirklich zu öffnen. Das erfordert die Bereitschaft, nicht nur etwas verstehen zu wollen, sondern vor allem, dich selbst zu erfahren und in Kontakt mit deinen Emotionen zu kommen. Emotionen haben die Macht, dich zu beherrschen. Du hast die Wahl, weiterhin vor den Gefühlen wegzulaufen, die dich in ein bestimmtes Essverhalten treiben, oder diese Gefühle zu offenbaren. Dafür ist es notwendig, das Gefühl nicht mehr zu

verdrängen, zu betäuben oder einzuschließen. Bist du bereit, dich dem Gefühl oder den Gefühlen zu stellen, oder ist deine Bequemlichkeit, die Angst, der Zweifel oder die Sorge größer, als dir eine tiefgehende Veränderung zu erlauben?

> *Solange du dir selbst gegenüber nicht ins Mitgefühl gehst, wirst du die Gefühle von Mangel und Schmerz und damit dein Leiden aufrechterhalten.*

Abnehmen beginnt immer im Kopf, denn dort triffst du eine Entscheidung. Dein Herz ist dabei dein wichtigster Unterstützer, denn hier erfährst du dich auf einer anderen Bewusstseinsebene. Es geht nicht so sehr um dein Mindset, sondern vielmehr um deine Herz-Hirn-Verbindung. Nicht dein Kopf hindert dich an deiner Veränderung, sondern dein Gefühl. Deshalb brauchst du Mitgefühl mit dir selbst, um abzunehmen und danach dann alle anderen notwendigen Schritte zu gehen. Du kannst kein Gefühl einschließen oder von dir fernhalten. Es fehlt dir kein Gefühl. Du kannst immer alle Gefühle fühlen, und damit sind alle Gefühle in dir. Wenn wir beginnen zu glauben, dass uns ein Gefühl fehlt, wir Gefühle ausschließen oder von uns fernhalten, dann beginnen wir, uns zu betäuben oder einen Mangel zu füttern. Du erfährst dich immer durch deine Gefühle. Wie sonst könntest du einen Kuss erfahren oder Sex? Wie sonst könntest du Schokolade oder ein Glas Wein genießen? Auf welche Art und Weise könntest du dich sonst über etwas freuen oder ärgern?
Du erfährst dich immer im Jetzt, auch wenn du gedanklich in die Zukunft oder die Vergangenheit reist. Jede Erfahrung, die du machst, passiert immer nur im gegenwärtigen Moment. Und nur in diesem einen Moment kannst du etwas beeinflussen oder verändern. Wenn du dir Veränderung wünschst, kannst

du sie nur jetzt starten. Nicht gestern, nicht morgen. Das ist die Hauptursache dafür, dass Menschen in ihrem Körper, in ihrem Job, in Beziehungen oder anderen Konstrukten gefangen sind, denn sie sind nicht frei in ihren Gefühlen und Emotionen. Stress kommt aus dem Lateinischen und bedeutet »anspannen«, und ebendiese Anspannung bringt Energie zum Stehen oder hindert sie zumindest daran, sich frei durch unseren Körper zu bewegen. Das spüren wir immer dann, wenn sich in uns alles zusammenzieht oder wir uns verkrampfen. Diese Anspannung führt dazu, dass der Blutfluss verringert wird und beispielsweise der Verdauungstrakt so angespannt ist, dass Nahrung nicht weitertransportiert werden kann.

Während ich diese Zeilen schreibe, passiert gerade etwas mit meinem zweijährigen Sohn, anhand dessen ich dir ein Beispiel geben kann, was es heißt, wenn sich Emotionen und damit Energie im Körper frei bewegen können. Ich sitze in unserem Garten, während mein Sohn in der Küche steht und schreit. Er ist wütend. Worüber oder worauf, ist allen Außenstehenden nicht wirklich klar. Er ist wütend. Scheinbar auf alles, was gerade ist. Es gab keinen erkennbaren Auslöser für seine Wut. Niemand hat ihn geärgert, es fehlt ihm augenscheinlich an nichts, und trotzdem ist er wütend. Er steht da und schreit. Und schreit. Die Wut findet ihren Weg aus seinem Körper, und sie bewegt sich über seine Stimmbänder und durch den Mund nach draußen. Zusätzlich stampft er auf den Boden, und auch sein Körper ist angespannt. Kein einziges beruhigendes Wort scheint ihn zu erreichen. Er schreit. Und er ist wütend. Das Ganze dauert etwa fünf Minuten, und dann ist alles wieder gut. Einfach so. Genauso plötzlich, wie die Wut gekommen ist, ist sie wieder weg. Als wäre sie nie da gewesen. Wie kann das sein? Wie geht das? Und vor allem, was ist da passiert?

Im Laufe unserer Kindheit und Jugend entwickeln wir die Fähigkeit, Gefühle zu benennen und zu lenken. Wir lernen, manche Gefühle zu unterdrücken und uns zu »kontrollieren«. Dabei bedeutet Kontrolle vor allem, dass wir uns bestimmten Werten und Normen einer sozialen Struktur anpassen und bestimmte Verhaltensweisen verstärken, abschwächen oder unterdrücken können. Immer mit dem Ziel, angenommen, geliebt oder integriert zu sein. Deshalb würden wir in unserem erwachsenen Bewusstsein nicht wie mein zweijähriger Sohn fünf Minuten lang einfach irgendwo stehen und lauthals unsere Wut herausschreien. Obwohl dies eine durchaus nützliche und hilfreiche Art wäre, uns von bestimmten Emotionen und Energien zu befreien, anstatt lange mit ihnen herumzulaufen. Mein Sohn hat sich durch sein fünfminütiges Schreien von seiner Wutenergie lösen können. Das war zwar anstrengend für ihn und auch diejenigen in seinem nahen Umfeld, aber auch sehr heilsam. Denn die Wut ist weg, und die Stille und Ruhe sind »wieder eingekehrt«.
Es gibt Menschen, die ihre Wut tagelang oder sogar über Wochen, Monate, Jahre oder gar Jahrzehnte in ihrem Körper gefangen halten und ihr damit keine Chance geben, sich zu befreien. Die Gründe dafür sind vielschichtig. Ein Grund könnte Scham sein. »Wir schreien nicht« oder »Das ist peinlich, wenn du so laut bist« sind prägende Sätze seitens der Eltern, die in einem Kind Scham auslösen und dazu führen, sich nicht wütend zu zeigen. Eines unserer Grundbedürfnisse ist es, einer sozialen Gemeinschaft zugehörig zu sein. Vor allem dem familiären Gefüge, dem wir uns oft gefügig machen. Wir lernen, unterschiedlichste Erwartungen und Erfordernisse zu erfüllen, was uns im wahrsten Sinne des Wortes formt. Unser Unterbewusstsein speichert das Gelernte als notwendig für den Verbleib in der uns schützenden Gemeinschaft, und

so stromlinienförmig geformt funktionieren wir. Entsteht dadurch für uns ein Gefühl von Unfreiheit, Leere oder Mangel, versuchen wir Wege zu finden, diese Gefühle ins Positive zu verändern oder den Mangel mit etwas (zum Beispiel Essen) zu füllen. Essen gibt unserem Körper dann zwar Energie, aber es ist nicht die gleiche Form von Energie, die wir auf der Ebene des Gefühls finden. Essen kann ein *ähnliches* positives Gefühl entstehen lassen, aber das Bedürfnis, angenommen zu werden, kann auch nur im Gefühl des Angenommenseins erfahren werden. Du kannst mit Essen im Körper Gefühle erzeugen, die positiv sind, aber es ist nicht möglich, damit verloren geglaubte Gefühle zu erhalten oder einen Mangel zu füllen. Ebenso wenig ist es möglich, mit Essen einen Schmerz zu lösen. Essen kann den Schmerz lediglich für eine Zeit lang weniger stark erlebbar machen; der eigentliche emotionale Schmerz muss im Gefühl gelöst und wieder verbunden werden.
Der Moment, in dem du dir jedes Gefühl erlaubst, ist der Moment, in dem das Leiden endet. Das kann bedeuten, dass du noch einmal in das Gefühl von Schmerz, Angst oder auch Mangel gelangst, aber es bedeutet für dich auch die Möglichkeit, dich dann von dem Leiden zu befreien, weil du dir selbst gegenüber das Mitgefühl aufbringst, dich in diesem Leiden zu erfahren, anstatt es von dir fernzuhalten, zu verdrängen oder zu betäuben. Mitgefühl ist ein wichtiger Schlüssel, um zu deinem Wohlfühlgewicht zu gelangen.

ÜBUNG – Mitgefühl für dich selbst

Der Zustand des Mitgefühls gibt dir die Möglichkeit, dich von Emotionen zu befreien, die dich gefangen halten und blockieren. Durch diese Übung kommst du in eine tiefe

Verbindung zu dir selbst, wo Räume entstehen, die du über deinen rationalen Verstand allein nicht erreichen kannst. Falls es dir leichtfällt, für andere Menschen oder andere Lebewesen Mitgefühl zu empfinden, so kannst du dies als Türöffner für dich nutzen. Führe diese Übung am besten durch, wenn keine Ablenkungen zu erwarten sind. Mach bitte auch dein Handy und andere elektronische Geräte aus. Nicht nur den Flugmodus aktivieren, sondern wirklich ausschalten. Es ist wichtig, dass du wirklich mal absolute Ruhe nur für dich alleine hast.

Lege dich in Rückenlage auf den Boden. Falls der Untergrund kalt ist, lege dir etwas unter, um ein angenehmes Gefühl zu haben. Schließe deine Augen, lege deine Hände auf dein Herz und richte deine Aufmerksamkeit dorthin. Gib deinem Kopf Zeit, die Gedanken loszulassen. Du wirst womöglich spüren, dass dein Kopf sehr aktiv, vielleicht unruhig ist und versuchen wird, dich aus dieser Übung herauszubringen. Erkenne einfach die Gedanken und gib dir weiterhin Zeit, in Verbindung mit deinem Herzen zu kommen. Es ist ganz normal, dass es eine Weile dauert, bis sich die Gedanken lösen und die Aufmerksamkeit bewusst und spürbar wird. Stell dir vor, dass du deinen Atem zu deinem Herzen hinlenkst. Öffne dich für das Gefühl des Mitgefühls. Stell dir vor, du bist im Wald und siehst auf einer Lichtung einen großen Hirsch, der sein Geweih in den Sonnenstrahlen badet. Du beobachtest ihn, wie er dort in der Sonne steht. Öffne dich für die Gefühle, die kommen. Fühle durch dein Herz und nimm dieses Wesen durch dein Herz wahr. Lass diese Gefühle in deinem Körper wirken und gib ihnen den Raum, sich in dir auszubreiten. Fühle. Öffne dich nun für deine eigenen Gefühle. Erlaube dir, dass sich jedes Gefühl zeigen darf, und beobachte das Gefühl, das in deinem Körper entsteht. Bleibe die gesamte Zeit mit deinen Händen auf deinem Herzen und fühle in dich hinein. Schenke dir den Raum

und die Zeit, dass sich deine Gefühle zeigen dürfen, und gib ihnen die Möglichkeit, einfach da zu sein. Wenn sich Gefühle zeigen, die dich traurig machen, Angst oder Schmerz auslösen, so bleibe in Kontakt mit deinem Herzen und vertraue ihm, dass es damit umgehen kann. So wie dein Herz seit dem ersten Herzschlag deines Lebens bis jetzt für dich schlägt, so ist es ebenso stark genug, alle Gefühle wahrzunehmen und zu spüren, die sich jetzt zeigen. Vertraue deinem Herzen. Fühle das Gefühl. Erlaube jedem Gefühl, da zu sein, und lass dich von deinem Herzen leiten.
Wenn du spürst, dass du dich langsam aus der tiefen Verbindung lösen möchtest, richte deine Aufmerksamkeit zuerst auf deinen Atem. Gib dir etwas Zeit, indem du dich durch ihn ins Hier und Jetzt zurückholen lässt. Spüre noch einmal nach und schenke deiner Erfahrung deine sensible Aufmerksamkeit.

Womöglich konntest du durch diese Übung etwas Wichtiges erkennen. Schreibe dir diese Erkenntnisse auf, damit sie sich auch in deinem Bewusstsein verankern können. Nimm dir dann bitte eine Auszeit vom Lesen und geh am besten ein paar Schritte spazieren oder bewege dich für wenigstens zehn Minuten. Damit gibst du auch deinem Körper die Möglichkeit, diese Erfahrungen zu verarbeiten.

Gefühle, die du dir nicht erlaubst, erzeugen eine Leere, die gefüllt werden will

Gibt es ein Gefühl, das du nicht fühlen willst? Ein Gefühl, das du dir nicht erlaubst? Solange du daran festhalten willst, dir ein bestimmtes Gefühl nicht zu erlauben, wirst du versuchen, diese Leere zu füllen. Und dabei könnte Essen dein Ventil sein. Glaube mir, das kenne ich gut. Ich habe diese Leere zwar

nicht mit Essen gefüllt, sondern habe mich von mir selbst abgelenkt, indem ich mich mit anderen Menschen beschäftigt und immer alles Mögliche für sie getan habe, um mich nicht mit mir selbst auseinandersetzen zu müssen. Wenn es dadurch anderen besser ging, konnte ich im Idealfall daran teilhaben, und das fühlte sich gut an. Aber die Leere, die ich in mir empfand, wurde dadurch nicht beseitigt. Ich lade dich nun zu einem Fallbeispiel ein, in dem es nicht um eine/einen meiner Klientinnen/Klienten geht, sondern um mich selbst. Vielleicht kann ich dir mit meiner eigenen Geschichte dabei helfen, dir Gefühle zu erlauben, die du dir bislang verbietest.
Das Gefühl, das ich mir jahrelang nicht erlauben konnte, ist Selbstliebe. Dessen war ich mir gar nicht bewusst, bis ich eine für mich einschneidende Erfahrung machte, als ich eine Fortbildung besuchte. Unser Ausbilder stand vorne und sprach über einen Urlaub in den Bergen mit seinem Sohn. Sie waren wandern, und alle waren gut gelaunt. Doch plötzlich wurde der Junge wütend auf seinen Vater und schrie ihn an: »Du weißt gar nicht, wer ich bin! Du bist nie da!« Diese beiden Sätze trafen mich tief im Herzen und erfüllten mich mit einem so schweren Schmerz, dass ich mich augenblicklich gelähmt fühlte. Ich konnte mich auf meinem Stuhl nicht mehr bewegen, und es fühlte sich so an, als würde ich im Seminarraum in einer dunklen Wolke schweben. Fernab von der Realität und hinausgeschossen aus dem Hier und Jetzt. Was da genau passiert war, konnte ich in diesem Moment nicht benennen, begreifen oder auch nur ansatzweise durch meinen Verstand packen. Ich war benebelt und weit, weit weg, gefangen in einem Schmerz, den ich nicht zuordnen konnte. Ich sehnte mich fort und wollte in diesem Moment nicht mehr Teil der Gruppe sein. Ich wünschte mir eine Pause, in der ich einfach für mich allein sein konnte. Nach einer gefühlten

Ewigkeit kam endlich die ersehnte Pause, und ich wartete, bis alle anderen den Seminarraum verlassen hatten. Und dann brach es aus mir heraus. Die Welle von Traurigkeit und Schmerz, die sich seit den beiden Sätzen »Du weißt gar nicht, wer ich bin! Du bist nie da!« in mir zu einer Tsunamiwelle aufgetürmt hatte, entlud sich. Ich weinte hemmungslos, und mein gesamter Körper ließ eine mir bis dahin nicht bewusste Energie losbrechen. Ein Zurückhalten dieser kraftvollen und mächtigen Emotionen war unmöglich, und ich hatte keinerlei Kontrolle mehr über meinen Körper. Ein Coach des Ausbilderteams hatte mich offenbar beobachtet und meine Situation im Blick. Er kam zu mir, stellte sich hinter mich, legte seine Hände auf meine Schultern und sagte: »Annehmen, Felix.« Diese Worte ließen eine erneute Welle losbrechen, wodurch ich nach einer scheinbaren Beruhigung in die nächste Wucht von Emotionen kam. Das Gute an diesem Gefühlstornado war, dass ich ihn mir erlauben konnte und nicht wie sonst meine Kontrollmechanismen dazu benutzte, damit alles schön ruhig bleibt. Es war wirklich ein Seebeben, was von mir seit Jahrzehnten verborgene Gefühle an die Oberfläche bewegte.
Nach einigen Minuten heftigen Weinens, Loslassens und emotionaler Körperbewegungen beruhigte sich mein Emotionenmeer. Es fühlte sich auch so an, als würden sich die dunklen Wolken und das Unwetter verziehen und der Himmel aufklaren. Mein Verstand meldete sich zurück, und ich konnte langsam wieder einen klaren Gedanken fassen. Der erste Gedanke, der mir kam, war: »Geschafft! Endlich bin ich da durch. Gott sei Dank.« Und während ich diesen Gedanken dachte, spürte ich ein erneutes Beben in mir, und eine zweite Welle kündigte sich an. »Oh nein! Nicht noch einmal!«, dachte ich, und ich wollte gerade wieder in meinen Kontrollmodus wechseln, den ich so gut draufhatte, als ich erneut meinen

Coach hinter mir sagen hörte: »Auch das, Felix. Annehmen. Nimm das an.« Die zweite Welle, die sich angekündigt hatte, kam schneller, als ich hätte etwas dagegen unternehmen können. Das Gefühl, das hochkam, war Liebe. Eine Form von Liebe, die mir so fremd erschien. Eine Form von Liebe, gegen die ich mich wehren wollte, weil sie so befremdlich und falsch erschien. Eine Form von Liebe, die sich so anfühlte, als dass ich sie nicht annehmen dürfte, weil ich sie nicht verdient hätte. Mir war schlecht. Mein Körper kämpfte gegen dieses Gefühl, als würde ich gegen einen Drachen kämpfen, den ich töten wollte. Aber ich konnte nichts tun, denn die Emotionen waren frei, und sie bewegten sich wild durch meinen Körper. Ich weinte, schluchzte, mein Körper spannte sich an, ich verkrampfte. Es war anstrengend, doch irgendetwas in mir gab mir das Gefühl, dass ich da durchgehen kann, dass ich das schaffe und dass es richtig ist.

So langsam beruhigte sich der »Drache«, und es breitete sich etwas in mir aus, was sich sanft und warm anfühlte. Was das genau war, konnte ich in diesem Moment noch nicht sagen oder benennen, aber ich hatte eine Ahnung, was es sein könnte. Mein Körper hatte schon längst begriffen, welches Gefühl das war, aber mein Verstand konnte es noch nicht. Und dann, plötzlich, konnte mein Gehirn mir das Gefühl benennen. Es war Selbstliebe, und es war einfach so da. Ich musste nichts tun. Und genau das war es, was mich so verwirrte, was alle meine Glaubenssätze seit dem Kindesalter auf den Kopf stellte.

Schon als kleiner Junge hatte ich gelernt, dass ich für jemanden da sein muss oder jemanden trösten muss oder etwas *tun* muss, damit ich das Gefühl Liebe erfahren kann. Jetzt in diesem Moment war es anders. Die Liebe war einfach da. Ich durfte sie fühlen, ohne dass ich etwas dafür tun musste. Sie war in mir. Und ich selbst war die Liebe. Ich bin Liebe! Dieses

Gefühl war so unfassbar, dass ich völlig erschöpft von diesem Gefühlsmarathon und dem Meer der Emotionen ganz beseelt auf meinem Stuhl im Seminarraum saß. Der Coach hinter mir klopfte mir sanft auf die Schulter, schaute mich an und lächelte. »Das bist du, Felix«, sagte er, und ich realisierte langsam, dass er recht hatte. Ich bin Liebe. In tiefer Dankbarkeit nahm ich diese Erfahrung und das Gefühl meiner eigenen Liebe mir selbst gegenüber an. Womöglich das erste Mal nach über 30 Jahren.

Was war da passiert?

Die beiden Sätze »Du weißt nicht, wer ich bin! Du bist nie da!« haben alte, schmerzhafte Erinnerungen in mir wachgerufen. Meine Eltern trennten sich, als ich fünf Jahre alt war, und seit diesem Zeitpunkt hatte ich sehr viel weniger Kontakt zu meinem Vater. Über die Jahre entfernten wir uns immer mehr voneinander, und ich hatte das Gefühl, dass er mich gar nicht richtig kannte und eigentlich gar »nicht weiß, wer ich bin«. Zudem war er auch »nie da!«, denn er lebte nicht bei uns im Haus.

Als unsere erste Tochter das Licht der Welt erblickte, arbeitete ich sehr viel und war sehr oft in ganz Deutschland unterwegs. Meine Frau fühlte sich allein gelassen und sagte mir eines Tages: »Du bist nie da. Du bist so viel weg, Felix.« Auch dieser Satz erinnerte mich sehr schmerzhaft daran, dass ich nicht genug tue, nicht genug gebe und nicht genug bin. Wenn ich Liebe empfinden konnte, war dies nur möglich, indem ich anderen Menschen etwas gab, um dann – wenn ich Glück hatte – etwas zurückzubekommen. Mit viel Glück das Gefühl von Liebe. Nun war es aber so, dass ich dort im Seminarraum erfuhr, dass ich Liebe fühlen durfte, **ohne** dass ich dafür etwas geben musste. Die Liebe war in mir. Und sie war es schon immer. Ich hatte nur die Verbindung dazu verloren.

Dieser Moment dort im Seminarraum hat mein Leben auf fundamentale Art und Weise verändert. Auch heute freue ich mich, wenn ich Liebe durch andere Menschen spüren kann. Viele meiner Klienten sind liebevoll und dankbar für meine Hilfe. Der Unterschied ist, ich kann fühlen, dass sie in ihrer Liebe sind und ich in meiner, und ich bin nicht mehr abhängig davon, ob mir Menschen in Liebe begegnen oder nicht. Das macht so frei, denn es ist nicht mehr erforderlich zu geben, um etwas zu bekommen. Nun ist es vielmehr so, dass ich aus Liebe gebe und frei davon bin, ob mein Gegenüber das annehmen kann oder nicht.

In Liebe zu sein mit sich selbst schenkt uns die Freiheit, unabhängig zu sein und aus dieser heraus zu handeln. Etwas zu geben und dabei darauf zu hoffen, etwas zu erhalten, ist unfrei sich selbst und dem anderen gegenüber. Denn darin steckt eine Erwartungshaltung, die uns abhängig macht von einer Reaktion, die wir uns erhoffen, und damit werden wir in diesem Moment nicht frei aus der Liebe heraus handeln.

Auch jetzt, wo ich diese Zeilen schreibe, spüre ich, wie Liebe ist. Sie ist frei von Erwartung, sie kennt keine Fehler, sie vergibt, sie nimmt an und erlaubt immer, andere und sich selbst erfahren zu lassen. Der Moment, in dem du dir erlaubst, dass jedes Gefühl von dir gefühlt sein darf, wird dir etwas Wundervolles schenken. Du wirst in diesem Moment deine bislang geglaubte Leere auflösen und mit etwas verbinden, was sich ganz anfühlt. Ganzheitlich gesund sein bedeutet, vor allem auch emotional und von den Gefühlen her ganz zu sein. Die Leere geht in dem Moment, wenn du dir die Erlaubnis gibst, alle Gefühle zu fühlen. In dieser Fülle braucht es kein Essen, um dich zu füllen oder zu betäuben. Es braucht auch kein Geben mehr, um etwas zu bekommen. Du bist genug. Ganz sein heißt in Fülle sein, ohne dass etwas fehlt.

Wie du Gefühle fühlen kannst, die dir fehlen oder die du dir nicht erlaubst

Wenn es ein Gefühl gibt, das dir fehlt oder das du dir noch nicht erlauben kannst, welches ist das? Schreibe es auf ein Blatt Papier. Falls es mehrere sind, dann schreibe jeweils ein Gefühl auf ein Blatt. Nachdem ich mich sehr intensiv mit der Wirkung von Worten, Energien, unserem Herzen und unserem Unterbewusstsein beschäftigt habe, weiß ich, wie effektiv Übungen wie diese wirken. Ich möchte dir diese Übung genau deshalb als wichtigen Baustein ans Herz legen, weil du damit in der Tiefe deines Unterbewusstseins arbeiten kannst und Einfluss auf deine Gefühlsebene bekommst.
Zweifel entstehen meist in unserem Verstand, der uns Tag für Tag die Welt erklärt und alles abruft, was wir als normal und damit richtig empfinden. Alles, was sich außerhalb dieser Normalität bewegt, ist fragwürdig oder verrückt. Dazu möchte ich dir ein Bild geben, um dir deutlich zu machen, was ich meine. In deinem Wohnzimmer stehen alle Möbelstücke an einem ganz bestimmten Ort. Vielleicht hast du dort einen Fernseher, ein paar Lampen, einen Tisch, ein Sideboard und ein paar andere kleine Gegenstände, die ihren ganz eigenen Platz haben. Stell dir vor, du stehst morgens auf, gehst in dein Wohnzimmer und irgendetwas fühlt sich anders an. Du kannst nicht klar benennen, was es ist, aber irgendetwas ist anders als sonst. Du setzt dich auf deine Couch und versuchst diesen Gedanken loszulassen, weil du keinen Unterschied entdeckst, und trotzdem ist da ein unbehagliches Gefühl. Deshalb wandert dein Blick durchs Wohnzimmer und prüft die Umgebung nach Auffälligkeiten. Plötzlich hältst du inne. Da ist tatsächlich etwas anders. Und zwar nicht nur eine Sache! Irgendjemand hat ein paar deiner kleinen Gegenstände

verrückt. Sie stehen an anderen Plätzen. Du fragst dich, wer das gewesen sein soll, und merkst, dass dich Unruhe befällt. Warum sollte das jemand tun, und welchen Sinn sollte das haben? Wollte dich jemand ärgern, und wenn ja, warum? Nimmt dich jemand nicht ernst oder glaubt jemand, es besser zu wissen, wo diese Gegenstände in deinem Wohnzimmer besser hinpassen als dort, wo du sie für schön und richtig erachtest? Diese Gedanken machen dich verrückt.

Diese kleine Geschichte soll dir vor Augen führen, wie unser Unterbewusstsein und unser Gehirn funktionieren. Wir sind in der Lage, uns sehr viel zu merken, und wir legen die unterschiedlichsten Dinge als Erinnerung in uns ab. Erleben wir etwas, das nicht unserer Erinnerung entspricht, so spüren wir erst intuitiv, wenn etwas anders ist, und es dauert eine Weile, bis auch unser Verstand erkennt, was nicht im Einklang mit unserer Erinnerung ist. Wenn jemand heimlich bei dir zu Hause ein paar Kleinigkeiten im Wohnzimmer umstellt, um sich einen Spaß daraus zu machen, und du diese Veränderung nicht direkt erkennen kannst, dann fühlt sich dies erst einmal verrückt an. Wenn du aber realisierst, dass wirklich etwas an einem anderen Platz steht, dann hat auch dein Verstand erkannt, dass jemand etwas »verrückt« hat. Wenn du sofort siehst, dass in deinem Wohnzimmer etwas anders ist, dann kann dein Verstand dies auch direkt als verrückt einordnen. Diese Arbeitsweise deines Gehirns und auch deines Unterbewusstseins kannst du auf alle anderen Situationen und Lebenslagen übertragen. Wenn dir jemand etwas aufzeigen möchte, was vollkommen weit weg von dem ist, was du bislang als richtig oder wahr erachtet hast, wirst du dich entweder gegen diese andere Sichtweise wehren oder du wirst womöglich den anderen für verrückt erklären. Beides ist eine

natürliche Reaktion unseres Verstandes und unseres Unterbewusstseins.
Es gibt noch eine weitere, dritte Möglichkeit: die Neugierde. Denn ohne die Neugierde hätten wir seit Jahrmillionen niemals etwas Neues ausprobiert. Es gibt also neben unserem inneren Zweifler und Erhalter, den Besserwisser und Kämpfer auch den kreativen Forscher und Abenteurer. Wer Neues erforscht und sich auf Neues einlässt, ist auch immer mutig und bereit für ein Abenteuer, denn dabei ist das Ergebnis immer unbekannt. Genau diese Unbekannte ist es, die viele Menschen gefangen hält in ihrem Leben oder auch in ihrem Körper. Deshalb lade ich dich dazu ein, dich auf ein Abenteuer einzulassen. Vor allem deshalb, weil es so verrückt ist und im besten Fall die Kraft hat, in dir etwas auf wundervolle Art und Weise zu verrücken. Und das ist die Übung für dich.

ÜBUNG – Gefühle finden

Schreibe, wie zuvor erklärt, ein Gefühl, das dir fehlt, von dem du denkst, dass du es nicht hast oder das du dir nicht erlauben kannst oder darfst, auf einen Zettel. Sind es mehrere Gefühle, nutze mehrere Zettel.
Falls du mehrere Gefühle aufgeschrieben hast, suche dir eins aus, mit dem du beginnen möchtest. Nimm diesen Zettel und lege ihn dir neben dein Bett, sodass du ihn abends vor dem Schlafengehen auf jeden Fall siehst und er dir auch morgens beim Aufstehen begegnet. Setze dich auf die Bettkante oder in dein Bett, nimm den Zettel zur Hand und lass das Wort, das dort steht, auf dich wirken. Schließe die Augen und verbinde dich mit dem Gefühl, das du aufgeschrieben hast. Lass dich auf dieses Wort ein und gib ihm die Chance, in dir Platz zu nehmen. Wenn es sich verrückt anfühlt, dann ist das ein

Zeichen dafür, dass diese Übung wertvoll für dich ist. Entscheide aus deinem Gefühl heraus, wie lange du diese Übung machen möchtest, aber fünf Minuten sollten es wenigstens sein. Lege dich zum Abschluss ins Bett und lege deine Hände auf dein Herz. Spüre ein paar Minuten nach, wie sich dein Körper anfühlt. Lege dann das Blatt wieder neben dein Bett, um die Übung am nächsten Morgen zu wiederholen.

Mach diese Übung 17 Tage lang, jeweils morgens und abends. Mach sie jeden Tag und lass keinen aus. Wenn du die Übung doch einmal nicht durchführen kannst, startest du von Neuem und beginnst wieder mit Tag 1. Solltest du mehrere Gefühle aufgeschrieben haben, startest du nach 17 Tagen mit einem anderen Gefühl. Es hilft dir, dich frei von Erwartungen zu machen. Lass dich auf 17 Tage ein, die dich morgens und abends berühren können. Falls es so sein sollte, dass du keinen Kontakt zu dem Gefühl bekommst oder du eine ständige Gegenwehr in dir spürst und dein Verstand die ganze Zeit Zweifel hat, dann ist das der beste Grund dafür, dich auf diese Abenteuerreise zu begeben. Womöglich wartet am Ende ein Ergebnis bzw. eine Erfahrung, die dich verändert und dir einen Weg in dein Wohlfühlgewicht schenkt.

Was dich von deiner Freiheit trennt

Wie du im vorigen Kapitel gelesen hast, kann unser Verstand mithilfe von schlauen Argumenten beginnen, uns von einer nützlichen und hilfreichen Veränderung abzuhalten. Wir beginnen, uns Geschichten zu erzählen, die uns begrenzen, und wir unterdrücken unsere Gefühle und Emotionen. Unser Gehirn spricht mit uns und bedient sich dabei unterschiedlicher

Charaktere, um uns in eine ganz bestimmte Richtung zu lenken. Zu erkennen, wer da mit dir spricht, was dieser Jemand erreichen will und welche Absicht sich dahinter versteckt, hilft dir, zur Klarheit zu kommen und dich in den jeweiligen Situationen zu fragen: »Will ich das wirklich?«

Der Zweifler und Erhalter

Im vorigen Kapitel habe ich bereits über den Zweifler und Erhalter gesprochen. Jeder von uns trägt diese Eigenschaften in sich, und bei jedem sind sie individuell ausgeprägt. Alle Anteile oder Eigenarten erfüllen immer einen Sinn und folgen einem höheren Zweck. Wenn du niemals an etwas zweifeln würdest, wärst du naiv und blauäugig und würdest alles glauben, was du hörst, oder Dinge tun, die womöglich gravierende Auswirkungen auf dein Leben oder das Leben anderer haben könnten. Zweifel tragen auch dazu bei, etwas zu erhalten. Ich persönlich kenne das gut durch meine Erfahrungen im eigenen oder auch anderen Unternehmen, in denen ich mit Führungskräften und Mitarbeitern gearbeitet habe. Immer dann, wenn Menschen etwas anzweifeln, bringen sie damit zum Ausdruck, dass sie unsicher sind, ob etwas sinnvoll ist. Da es noch niemanden gibt, der die Zukunft voraussagen kann, ist es wichtig, sich über ein mögliches Ergebnis Gedanken zu machen und abzuwägen. Bevor am Ende etwas schlechter oder schlimmer wird, als es der aktuelle Zustand ist, ergibt der Erhalt des jetzigen Zustands mehr Sinn. Selbst dann, wenn die aktuelle Situation nicht optimal ist. Der Vorteil vom Jetzt gegenüber dem möglichen Ist liegt in der Gewissheit.
Wie war es bei dir, als du dieses Buch gekauft hast? Welchen Raum und wie viel Kraft hatte dein persönlicher Zweifler

und Erhalter? Wie stark hat sich dein Abenteurer und Forscher zu Wort gemeldet? Welchen inneren Dialog hast du mit dir geführt, als du den Titel gelesen hast? *Natürlich abnehmen*. »Oje, schon wieder jemand, der ein Buch über das Abnehmen schreibt und meint, die Lösungen parat zu haben, die mich in meinen Wohlfühlkörper bringen.« Vielleicht hat dein Gehirn auch zu dir gesagt: »Natürlich abnehmen ist ja nett. Wie soll man denn unnatürlich abnehmen, und was ist dann natürlich oder unnatürlich?« Auf der anderen Seite könntest du auch gedacht haben, dass dich ein Weg des natürlichen Abnehmens reizt, und deine Intuition hat sich positiv angesprochen gefühlt. Vielleicht hat dich auch der Untertitel berührt, weil dadurch dein Gefühl bestätigt wurde, dass dein Körpergewicht einen Zusammenhang mit deinen Emotionen hat und dass darin die Lösung liegen kann. Sicher gibt es Menschen, die auch Titel und Untertitel gelesen haben und deren Zweifler und Erhalter stärker war als Abenteurer und Forscher und keine Energie mehr aufwenden wollen, um einen weiteren Versuch zu unternehmen, endlich ans Ziel zu gelangen und sich von den Kilos zu befreien, die sie begrenzen, unglücklich machen oder erschweren. Diese Menschen werden das Buch vermutlich nicht gekauft haben. Der Glaube daran, dass es einen Weg aus dem Übergewicht gibt, ist auf der Reise zum Ziel so oft missglückt, dass es keinen Sinn mehr macht, erneut die Segel zu hissen und sich in das emotionale Meer des Abnehmens zu begeben, das am Ende doch nur das Scheitern bereithält. Genau davor bewahrt uns dann der Zweifler und Erhalter. Damit erhalten und ertragen wir lieber das, was ist, als erneut eine Niederlage hinnehmen zu müssen. Dabei ist eine Niederlage so wichtig, weil sie uns aufzeigt, was nicht geht, dass etwas fehlt oder etwas zu viel ist.

Auf Dauer Kalorien zählen ist womöglich einfach zu viel und zu anstrengend, ermüdend und fühlt sich unflexibel oder unfrei an. Dann hängt man diese Möglichkeit an den Nagel bzw. legen wir sie nieder. Das Niederlegen ist dabei ein wichtiger und hilfreicher Prozess, um das Richtige für sich selbst zu finden. Wenn wir als kleines Kind laufen lernen, legen wir uns immer wieder nieder und stehen immer wieder auf, weil der Abenteurer und Forscher in uns etwas Neues entdecken will. Und etwas in uns meldet sich zu Wort, das uns antreibt und daran glaubt, dass etwas möglich ist. Wir gucken es uns ab. Wir sehen, dass es möglich ist. Vor allem, wenn wir schon wissen, dass etwas möglich ist, ist der innere Antreiber in uns aktiv und will weitermachen, um ans Ziel zu gelangen.

An dieser Stelle möchte ich dir danken, dass du deinem Abenteurer gefolgt bist, dass du deinem Zweifler und Erhalter womöglich auch zugehört hast, sie hast sprechen lassen und ihnen wahrscheinlich zu verstehen gegeben hast, dass es sich lohnt, in dieses Buch und damit in dich selbst zu investieren. Es geht also nicht darum, deinen Zweifler und Erhalter zu verdrängen oder ihn zu missachten. Es ist wichtig, dass du ihnen den Raum gibst, sich zu melden, ihre Erfahrungen und Bedenken zu äußern. Es ergibt aber absolut Sinn, dass du deinen Abenteurer und Forscher ebenfalls zu Wort kommen lässt und auch ihm die Gelegenheit gibst, dir seine Perspektiven und Möglichkeiten zu benennen.

Eine schöne Übung, die dir dabei helfen kann, ist, dass du dir vorstellst, wie du vier Personen zu einem gemeinsamen Spaziergang einlädst. Auf den Weg machen sich ein Abenteurer, ein Forscher, ein Zweifler und jemand, dem es wichtig ist, Bekanntes zu erhalten. Lass sie miteinander diskutieren und respektvoll in den Austausch gehen. Jeder bekommt den gleichen Raum, um Gedanken und Gefühle zu äußern. Du bist stiller Begleiter und einfach Teil des Spaziergangs und des Austauschs. Am Ende triffst du aus dem, was alle Beteiligten zusammengetragen haben, deine Entscheidung. Entscheidungen haben übrigens immer etwas Besonderes, denn dabei scheidet etwas aus, was ein Teil der Möglichkeiten ist, und am Ende bleibt ein Aspekt übrig, den du dann ausprobieren wirst. Diese Möglichkeit birgt als Ergebnis, was man hochhalten oder niederlegen kann. Erfahren können wir uns nur, wenn wir probieren. Die besten Köche dieser Welt sind es genau deshalb, weil sie immer wieder Neues probieren, etwas, das sie in ihrem Leben bislang noch nicht schmecken konnten. Genau das lässt uns das Leben so kostbar erleben.

Der Kämpfer und Besserwisser

Wann hast du das letzte Mal für etwas gekämpft? Noch wichtiger ist die Frage, wie du für etwas gekämpft hast. Sicher ist dir aufgefallen, dass ich dich gefragt habe, ob du *für* etwas gekämpft hast und nicht *gegen* etwas. Beides ist möglich. Der Unterschied ist allerdings nicht klein, sondern hat große Wirkung. Denn gegen etwas anzukämpfen, ist sehr viel anstrengender, als für etwas zu kämpfen. Gegen das Übergewicht zu kämpfen, ist viel schwerer, als für die Freiheit zu kämpfen. In jedem *Wofür* steckt ein Sinn, und in jedem *Wogegen* stecken meist Sinnlosigkeit, Aussichtslosigkeit und eine große Portion Anstrengung. Das macht viel mit deinem Unterbewusstsein und deiner Motivation. Das Motiv, das du wählst, um etwas zu erreichen, sollte im besten Falle positiv und erstrebenswert sein. Gegen das Übergewicht anzukämpfen, stellt außerdem das Problem in den Fokus und nicht die Lösung und das, was im Ergebnis steht. Ein Kämpfer ist stark und kann bis zum letzten Atemzug kämpfen. Am Ende stellt sich dann immer die Frage, ob es das wert war. War es das wert, so viele Jahre gegen das Übergewicht zu kämpfen, oder wäre es wertvoller gewesen, die ganze Energie (alle Emotionen) *für* etwas zu nutzen?

Wie viele Programme kennst du, die auch genauso aufgebaut sind? »Kampf gegen die Kilos«, »dem Körperfett an den Kragen« oder »Kampfansage an die Kalorien«. Wofür möchtest du kämpfen? Wofür lohnt es sich zu gehen? Was wäre, wenn du es ab sofort besser wüsstest als die Besserwisser, die dir weismachen wollen, dass Abnehmen ein harter Kampf ist und du nur durch eiserne Disziplin und Härte siegen kannst? Auch du hast in dir einen Besserwisser, der sich jetzt melden könnte. Vielleicht sagt er gerade »Nette Idee, Felix. Du willst mir gerade klarmachen, dass ein einfaches Wofür meinen jahrelangen Kampf einfach so beendet?« Oder dein Besserwisser möchte dir gerade anhand deiner bisherigen Niederlagen bei unterschiedlichen Abnehmversuchen beweisen, dass, egal, was du tust, jeder nächste Schritt auch eine Niederlage sein wird.

Prüfe genau, was dir dein Gehirn gerade erzählt und welcher Anteil da mit dir spricht. Auch hier. Schreib die Sätze auf, wie du es in der Übung im Abschnitt »Der Scheisel« und danach im Abschnitt »Der innere Dialog: Dein Gehirn spricht mit dir« getan hast. Lass dir nichts mehr von dir selbst erzählen, das dich daran hindert, das Mögliche möglich zu machen. Wie gehst du sonst mit Besserwissern um? Was möchte dir dein eigener, interner Besserwisser sagen? Welche wichtige Information hält er womöglich für dich bereit? Was passiert, wenn du ihn aussprechen lässt, ohne gegen ihn anzugehen? Was kannst du daraus für dich gewinnen?

Der Abenteurer und Forscher

Was war dein letztes Abenteuer? Es muss gar keine Kilimandscharo-Besteigung gewesen sein oder ein tagelanger Trip durch die Wüste mit Zelt und einer begrenzten Menge Trinkwasser. Ein Abenteuer beginnt in dem Moment, in dem du etwas tust, was du noch nie zuvor getan hast. Einige der Übungen in diesem Buch sind Abenteuer. Vielleicht hattest du vor einiger Zeit eine ganz besondere Begegnung und einen außergewöhnlichen Abend mit einem oder mehreren Menschen. Und wenn du heute auf diesen Abend zurückblickst, war der Abend womöglich teuer und ein grandioses Abenteuer. So viel Einblick in meinen eigentümlichen Humor. Jeder Mensch hat das Bedürfnis und den Wunsch, etwas Neues zu erfahren und zu wagen. Dabei sind die einen waghalsig und die anderen bedacht.
Ein Abenteuer ist die Chance, sich emotional, geistig, sozial und körperlich zu erfahren. Der besondere Reiz steckt darin, etwas Unvorhersehbares zu tun, was womöglich einzigartig, besonders und einprägsam ist. Erfahrene Abenteurer sprechen oft davon, dass das Erlebnis ihr Leben geprägt und den Blick auf sich selbst und die Welt verändert hat. Dadurch konnten sie mit einem neuen Bewusstsein ihr Leben gestalten, und viele konnten in größerer Dankbarkeit und Verbindung leben. Auch Forscher haben einen ähnlichen Antrieb, denn sie wollen etwas herausfinden, was bislang unentdeckt ist. Beide haben die Fähigkeit, sich einer Sache vollkommen hinzugeben. Denn durch diese Hingabe und auch den Aufwand, den sie betreiben, kann überhaupt erst das Neue entstehen. Ein Abenteuer ist nicht einfach so da, sondern es wird vollzogen und es ist ein Weg. Auch Forschung bedeutet, sich auf den Weg zu machen, Dinge zu testen, zu erproben und zu überprüfen, was funktioniert und was niedergelegt werden kann.

Ich erinnere mich an die Studie meiner Diplomarbeit, in der ich mit übergewichtigen Menschen zusammengearbeitet und erforscht habe, welchen Einfluss ein 14-wöchiges Krafttraining auf das metabolische Syndrom hat. Auch das war ein Abenteuer, denn ich wusste weder, welche Ergebnisse wir erzielen, noch – und das war viel spannender –, wie und ob die Teilnehmerinnen und Teilnehmer diese Studie bis zum Ende mitmachen würden.
Der wichtigste Antrieb, der hinter allem Handeln steckt, ist der Sinn. Und dieser hat immer das Bestreben, etwas Besonderes und Sinnhaftes zu tun. Mach dir deshalb immer wieder bewusst, welche Besonderheit in etwas liegt und welchen Sinn es für dich ergibt, dich auf den Weg zu machen, um deinen Wohlfühlkörper zu erreichen. Es braucht Zeit, und du wirst ganz sicher einige Herausforderungen meistern müssen. Genau sie sind es, die das Abenteuer wertvoll machen und dich am Ende deiner Reise stolz und freudig auf das zurückblicken lassen, was du erreicht hast. Auch die Niederlagen werden Teil dieser Reise sein. Doch am Ende zählt immer das Ergebnis, was du für dich persönlich erreichen konntest und welche Erfahrungen dich zu diesem reichen Menschen gemacht haben, der du dann bist. Sei dir auf dieser Reise stets bewusst, dass auch der Erhalter und Besserwisser dabei sein wird und seine Gedanken mit dir teilen will. Vor allem dann, wenn es anstrengend oder unangenehm wird. Dann kann dir dein Kämpfer hilfreich zur Seite stehen, wenn er dir dein *Wofür* bewusst macht, sodass du dranbleibst und auch die schweren und anstrengenden Phasen aushältst. Das Bild, das du dir machst und das dir zeigt, was am Ende dieser Reise stehen kann, ist ein wichtiger Verstärker für deine Motivation.

Gefangene Emotionen befreien. Gefangen im Gefühl – Gefangen im eigenen Körper

Es gibt Gefühle, die die Macht besitzen, dich gefangen zu nehmen. Wut, Angst, Hass, Zweifel, Verachtung, Ekel, Neid und Missgunst sind solche Gefühle. Sie schließen dich ein in den negativen Emotionen, die dir auf allen Ebenen deines Körpers Energie rauben und dich damit müde, antriebslos und schwach machen. Sie beeinflussen dein Immunsystem und erhöhen das Risiko zu erkranken. Anzeichen dafür sind beispielsweise wiederkehrende Blasenentzündungen, Verdauungsstörungen, Hals-, Nasen-, Mund- und Ohrenentzündungen. Auch Infektionen im Genitalbereich können Hinweise auf eingeschlossene negative Emotionen sein. Öffne dein Bewusstsein dafür, dass du ein zusammenhängendes System bist, bei dem über Nerven- und Blutbahnen alles vollkommen miteinander verbunden ist. Wenn du ein Gefühl empfindest, wird sich dieses Gefühl hormonell über dein Blut und elektrisch über deine Nervenbahnen mit deinem Körper verknüpfen. Die Informationen aus diesem Gefühl werden durch deinen Körper geleitet, gelangen zu Organen und Zellen und lösen dort immer Wirkungen aus. Die Wirkungen werden sichtbar, wo die jeweiligen Organe entsprechende Funktionen erfüllen. Wenn du deine Liebe zurückhältst oder glaubst, dass du nicht richtig geliebt wirst, kann dies in der Schilddrüse zum Ausdruck kommen, da die Schilddrüse für Körperwärme, Stoffwechsel und auch für die Hormone der Sexualorgane verantwortlich ist. Die gefühlte Kälte aufgrund fehlender Liebe wirkt dann organisch.

Die Psychoneuroimmunologie beschäftigt sich komplementär mit genau diesen Wirkmechanismen von Psyche und Körper

und löst damit endlich die Grenze zwischen dem, was oft als Esoterik und Unsinn abgetan wurde, und dem, was natürlich verbunden ist: Körper, Geist, Umfeld, Gefühl und Emotion. Deshalb ist es so wichtig, auch immer das Natural Network in ein ganzheitliches Arbeiten und Verständnis miteinzubeziehen. Wir sind immer in Verbindung mit Menschen und unserer Umwelt, und *alles* wirkt auf unsere Psyche und unseren Körper. Auswirkungen unseres Handelns wirken auch immer auf uns selbst. Direkt oder indirekt nach einem Zeitraum X. Falls du also meinst, in einem Gefühl gefangen zu sein, so kann dieses Empfinden zu einem ganz anderen Zeitpunkt ausgelöst worden sein, oder du wirst immer wieder einem Reiz ausgesetzt, der in dir ein negatives Gefühl hervorruft.
Was kannst du also tun, um dich aus diesem Gefängnis zu befreien? Denn in einer Wut gefangen zu sein, ist total anstrengend und nimmt dem Körper Energie. Jedes negative Gefühl hat die Macht, dich zu packen, festzuhalten und dir Energie zu rauben. Das passiert allerdings nur dann, wenn du entweder versuchst, gegen dieses Gefühl anzukämpfen oder es zu unterdrücken. Ich möchte dir ein Bild geben, das zeigt, warum es nicht möglich ist, gegen Gefühle zu kämpfen oder unterdrücken zu wollen.
Nehmen wir das Gefühl Wut und packen es in einen magischen schwarzen Flummi. Der ist deshalb magisch, weil er die besondere Eigenschaft besitzt, immer und auf jedem Untergrund zu hüpfen. Du stehst am Strand, hältst den Flummi in deiner Hand und lässt ihn auf den Sand fallen. Was passiert? Er wird losspringen, und du wirst ihm eine Zeit lang hinterherschauen können, bis er irgendwann aus deiner Sicht gehüpft ist. Ob er zu dir zurückkommt, ist fraglich. Womöglich nicht – wenn es nur diesen einen Flummi gibt. Da aber jeder Mensch so einen Flummi besitzt, gibt es demzufolge eine

ganze Menge Flummis, die durch die Welt hüpfen. Nun stell dir vor, du stehst in einem kleinen Raum, in dem die Türen geschlossen sind und es sonst auch keine Öffnungen gibt, wo hindurch dein Gummiball entspringen könnte. Jetzt lässt du den Ball erneut los, und er wird die ganze Zeit für dich sichtbar bleiben, weil er den Raum nicht verlassen kann. Je kleiner du den Raum machst, desto schneller wird dein Flummi durch den Raum springen. Genau das passiert, wenn du versuchst, Gefühle zu unterdrücken, und du ihnen nicht den Raum gibst, sich frei bewegen zu können. Je kleiner der Raum, desto schneller springt das Gefühl durch den Raum und desto gefährlicher kann es werden, weil die Energie durch die Geschwindigkeit der Bewegung zunimmt. Die Kraft kann dann so stark sein, dass sie das Potenzial hat, dich zu verletzen. Sobald du die Tür oder ein Fenster öffnest, kann das Gefühl auch den Raum verlassen und wieder frei sein.
Da unser Leben bunt ist, hüpfen glücklicherweise nicht nur schwarze Flummis durch die Welt, sondern auch blaue, gelbe, rote, pinke und viele mehr. Zumindest in der Vorstellung, die ich dir gerade gebe. Was könntest du also tun, um dein Gefühl freizulassen? Welches Fenster oder welche Tür könntest du öffnen, damit sich das Gefühl wieder frei bewegen kann und nicht mehr so viel Kraft auf dich ausübt? Dazu folgende Übung, mit der du versuchen kannst, genau das anzuwenden.

ÜBUNG – Gefühle freilassen

Es ist am besten, wenn du dich dafür in die Natur begibst, weil es hilfreich ist, viel Raum zur Verfügung zu haben. Im Idealfall wählst du einen Ort, an dem du gern bist und dich frei fühlst. Wenn du dort bist, schließe deine Augen, nimm ein paar Atemzüge und gib dir

Zeit, in Kontakt mit deinem Körper und deinen Gefühlen zu kommen. Dann richte deine Aufmerksamkeit zu deinem Gefühl, das du sonst immer wieder einzuschließen versuchst. Wo spürst du es? Nimm deinen Körper wahr und stell dir vor, dass du dieses Gefühl in einen Flummi bewegst. Die Größe des Balls kannst du frei wählen. Gib dir die Zeit, alles, was mit diesem Gefühl in Verbindung steht, in den Flummi hineinzupacken – so lange, bis sich alle Gefühle in ihm befinden. Nimm nun noch einmal deinen Körper wahr und spüre in den Ball hinein, den du gerade gefüllt hast. Dann nimm ihn aus deinem Körper und stell dir vor, wie du ihn in deiner Hand oder deinen Händen hältst. Entscheide, ob du den Ball noch eine Zeit lang festhalten willst. Dann – sobald sich der Moment für dich richtig anfühlt – lass ihn los und wirf ihn vor dir auf den Boden. Beobachte, was passiert. Schau dem Flummi hinterher, wie er sich von dir wegbewegt. Nimm den Raum wahr, in dem du bist, und spüre deinen Körper. Lass alles, was geschieht, wirken. Erkenne, dass dieser Flummi nie stillstehen kann, sondern dass er immer in Bewegung ist. Das ist es, wonach er strebt und was sein Wunsch ist. Frei zu sein und sich überallhin bewegen zu können. Lege zum Schluss deine Hände auf den Körper und fühle noch einmal nach. Was ist anders? Was ist das Geschenk? Was nimmst du für dich mit? Was bedeutet für dich Loslassen?

Warum es sinnlos ist, gegen »schlechte« Gefühle zu kämpfen

Du kannst kein Gefühl bekämpfen. Zudem ist ein Kampf meist sehr anstrengend und kostet viel Energie. Was ist leichter? *Gegen* dein Übergewicht zu gehen oder *für* all das, was du erstrebenswert und lohnenswert erachtest? Noch einmal: Du kannst ein Gefühl nicht bekämpfen. Denn ein Gefühl besteht aus Emotionen und diese aus Energie. Was du tun kannst, ist, die Energie der Emotion zu bewegen - in deinem Körper und auch aus deinem Köper hinaus. Das geht vor allem dann gut, wenn du dir erlaubst, all die Energie, die sich in einem Gefühl befindet, auch zu spüren. Ähnlich wie ich es soeben in der Flummi-Übung beschrieben habe, in der du die Energie bündelst und aus deinem Körper hinausbewegen kannst. Vielleicht kämpfst du schon seit Längerem gegen ein Gefühl, das du dir nicht gestattest. Womöglich denkst du, dass du diesen Kampf gewinnen und das Gefühl womöglich sogar besiegen kannst, selbst wenn du es für einen Riesen hältst. Wie in der Geschichte über Don Quijote ist das ein Kampf gegen Windmühlen, denn du wirst weder den Riesen noch die Windmühlen besiegen können. Entscheidend ist es, loszulassen und das Gefühl, das du bislang versuchst zu bekämpfen, niederzulegen. Das kann erst einmal das Gefühl einer Niederlage auslösen, weil du glaubst, den Kampf verloren zu haben. Du wirst jedoch die Erfahrung machen, dass es ein Sieg ist, der durch die Niederlage entsteht. Denn sobald du dein Kämpfen niederlegst, wirst du in dieser Niederlage deinen eigentlichen Gewinn erfahren. Dazu gebe ich dir die Übung der Siegesniederlage.

ÜBUNG – Niederlage für Sieger

Um deine Übung gebührend zu beginnen, starte mit einer Niederlage, indem du dich selbst niederlegst. Und zwar in Rückenlage auf den Boden. Schließe deine Augen und richte deine Aufmerksamkeit auf deinen Atem. Gib dir Zeit, um in Kontakt mit deinem Körper zu kommen und deine Gefühle wahrzunehmen. Spüre deinen Empfindungen im Körper nach und versuche einmal, ob du ihre Bewegung wahrnehmen kannst. Bleib für einige Minuten in dieser Wahrnehmung und dem Bewusstwerden deiner Gefühle. Richte dann deine Aufmerksamkeit auf das Gefühl, gegen das du sonst ankämpfst. Erlaube dir, es in seiner ganzen Kraft zu spüren, und lokalisiere es in deinem Körper. Stell dir vor, wie du dieses Gefühl aus deinem Körper heraus in den Boden bewegst. Das kann eine ganze Weile dauern. Es ist möglich, dass es ganz leicht geht; wenn es dir schwerfällt, stell dir vor, wie du aus dem Boden heraus Energie in dich hineinziehst. Die Erde ist voll mit negativ geladenen Teilchen – den Elektronen –, die in unserem Körper freie Radikale einfangen können und auch negative Gefühle zu fassen bekommen. Durch diese Verbindung verändert sich die (An-)Spannung im Körper, und das wiederum hilft dir dabei, das Gefühl loszulassen. Stell dir vor, wie du in der Verbindung zwischen dem Boden und deinem Körper die Energie fließen lässt und damit dein Gefühl niederlegst. Wenn du spürst, wie sich das Gefühl aus deinem Körper hinausbewegt, gib dir danach Zeit, dein neues Körperempfinden bewusst wahrzunehmen. Spüre nach und stell dir vor, wie du durch deinen Körper fliegst und ihn dir mit deinem neuen Gefühl von innen anschaust. Wie fühlen sich deine Organe an? Wie fühlen sich deine Beine, deine Arme an? Haben sich Spannungen gelöst? Spür noch einmal ganz bewusst nach und nimm die feinsten Änderungen wahr. Richte abschließend deine Aufmerksamkeit auf deinen Atem und lass dich von ihm durch deinen Körper zurück ins Hier und Jetzt leiten. Öffne dann ganz sanft und langsam deine Augen.

Wenn du magst, notiere dir direkt die Erfahrungen, die du gemacht hast. Was hast du gespürt? Gab es Bilder oder Symbole, die dir begegnet sind? Schreibe einfach auf, was dir in den Sinn kommt. Mach nach dieser Übung eine Pause und geh wenigstens zwanzig Minuten spazieren, um das Geschehene sacken und sich setzen zu lassen.

Verzicht vs. Gewinn

Wie viel Spaß macht es dir, auf etwas zu verzichten? Ganz ehrlich. Macht es wirklich Spaß und schenkt es dir Motivation? Auf psychologischer Ebene betrachtet, fühlt sich Verzicht in den meisten Fällen nicht besonders gut an, denn unser Belohnungssystem strebt stets nach mehr. Mehr Erfahrung, mehr Erfolg, mehr Freude und so weiter. Wenn du also verzichtest, nimmst du dir damit womöglich genau diese Erfahrung. Dazu eine Miniaufgabe an dich. Nimm dir etwas zum Schreiben. **Mach das, bevor du die Aufgabe liest.** Dafür beende ich jetzt die Anleitung, damit du dir etwas zum Schreiben holen kannst.

Okay. Du hast nun etwas zum Schreiben. Denn einfach nur ohne Schreibzeug weiterzulesen, würde dir genau diese magische und sehr kraftvolle Miniaufgabe zerstören. Du wirst erkennen, wie wertvoll es für dich sein wird, dass du mit Stift und Papier bewaffnet bist.

ÜBUNG – Mot(ivat)or

Stell dir vor, du würdest dich genau *jetzt* dafür entscheiden abzunehmen. Welche Gedanken schießen dir durch den Kopf, die mit Verzicht zu tun haben? Schreibe sie alle stichpunktartig auf. Lass deine Gedanken einfach wild durch die Gegend springen und notiere dir alles, was dir dabei begegnet. Gib dir Zeit für diese Aufgabe, denn du wirst erkennen, dass dir dein Verstand und auch dein Unterbewusstsein nach und nach immer mehr Dinge offenbaren.
Spür mal in dich hinein und beantworte dir die Frage, wie groß deine Motivation ist, wenn du mit den Dingen, die du aufgeschrieben hast, in die Zukunft blickst. Wie viele Erfahrungen stecken in

deinen Gedanken? Wie viel von dem, was du gedacht hast, löst Emotionen aus, die dir Energie schenken, und wie viele davon rauben dir Energie? Solange dabei kein Gefühl von »Ja, ich will!« entsteht, ist die Wahrscheinlichkeit eines Scheiterns nahezu vorprogrammiert.

An dieser Stelle möchte ich dir noch kurz etwas zu Verzicht erklären. Grundsätzlich ist Verzicht nicht zwingend negativ für uns. In dem Moment, aus dem heraus wir in einem Verzicht einen Gewinn oder Nutzen erkennen, ergibt ein Verzicht Sinn. Jeglicher Antrieb in uns wird durch Sinnhaftigkeit verstärkt, weil wir damit auch unseren Verstand miteinbeziehen und dieser dann als weitere Instanz dazu beiträgt, uns für etwas zu motivieren. Stell dir vor, wie du in Zukunft energiegeladen und freudig gestimmt bist. Du siehst dich aktiv und beweglich und du siehst dich gesundes Essen zu dir nehmen. Das Gefühl von Stolz, Stärke und Lebendigkeit ist ein unglaublicher Antrieb, der dir starke Bilder schenkt. In jeder Motivation steckt auch immer ein Bild, jeder Gedanke drückt sich in Bildern aus. Das geht in Millisekunden. Jedes einzelne Wort, das du in diesem Buch liest, ist selbst ein Bild. Die Aneinanderreihung der Worte in einer bestimmten Reihenfolge bildet dann ein größeres Bild.
Gegen Ende dieses Buches wünsche ich dir, dass du ein umfassendes Bild davon gewonnen hast, was es bedeutet und braucht, um auf ganzheitlicher Ebene natürlich abzunehmen. Bevor du dir also Gedanken machst, worauf du alles verzichtest oder verzichten musst, mach dir bewusst, was du alles gewinnen kannst. Dazu nun die nächste Aufgabe für dich.

ÜBUNG – Herzenswünsche

Was kannst du alles gewinnen, wenn du dich dafür entscheidest, deinen Weg zu beginnen, um in deinen Wunschkörper, dein Wohlfühlgewicht und in das Leben zu gehen, das du dir von Herzen wünschst? Schreibe alle Aspekte auf, jedes kleinste Detail, das dir in der positiven Vision deiner selbst in den Sinn kommt. Nimm dir Zeit, deine Gedanken schweifen zu lassen, sodass du dich von deinem Verstand und dem, was dir dein Unterbewusstsein an Bildern gibt, leiten lassen kannst. Halte keinen Gedanken zurück, egal wie verrückt er auch sein mag. Träume dürfen grenzenlos sein. Sie helfen dir, etwas zu sehen und zu fühlen, was noch nicht da ist.

Anmerkung: Mach dir bewusst, was du tun musst, um »Probleme«, die durch Änderungen oder Verzicht entstehen, durch positives Verhalten ersetzen zu können. Sprich mit anderen darüber, was dir wichtig ist. Erkläre ihnen oder lass sie daran teilhaben, was du dir für deine Zukunft wünschst und welche Vorstellungen und Bilder du für dich hast. Mach den anderen auch bewusst, dass sie selbst auch etwas davon haben, wenn es dir besser geht. Denn immer dann, wenn es dir gut geht, hat das auch positive Effekte auf andere. Vor allem auf die Menschen, denen du wirklich wichtig bist. Sie freuen sich darüber, wenn es dir gut geht, und sie werden Freude daran haben, dich darin zu stärken, deine Ziele zu erreichen, und dich auf deinem Weg unterstützen.

Warum dich Nachdenken fast immer blockiert

Wenn ich dich frage, was du dir für deine Zukunft erträumst, gibt es da etwas, das dich in deinen Visionen limitiert? Und wenn ja, was ist das? Mit hoher Wahrscheinlichkeit ist es dein Nachdenken. Menschen, die zu viel, zu lange oder auch viel zu intensiv über etwas nachdenken, werden oft Zweifel wecken. Hast du dich jemals gefragt, woher diese Zweifel kommen und wodurch sie genährt werden? Was machst du denn, wenn du nachdenkst? Denk mal nach! Ich gebe dir einen Moment, damit du das für dich einordnen kannst.
Und? Nachgedacht? Hast du eine Antwort gefunden, und wenn du sie gefunden hast, wo war sie abgelegt? In den allermeisten Fällen denken wir beim Nachdenken an etwas, das wir bereits kennen, und wir erinnern uns an etwas Bekanntes, Erlebtes oder Gelerntes. Wir schauen zurück und suchen unser Archiv nach brauchbaren Informationen durch. Dabei werden wir weder neue Erkenntnisse noch zündende Ideen entwickeln können. Diese liegen fast immer im Raum des Unbekannten oder außerhalb von uns. Mit außerhalb meine ich einen Raum von Wissen, Bewusstsein und Möglichkeiten, der sich tatsächlich auch quantenphysisch nicht direkt in uns befindet. Etwas, das *außerhalb* unserer Vorstellungskraft liegt. Das heißt nicht, dass wir da nicht drankommen. Es bedeutet vielmehr, dass wir die Möglichkeit haben, uns mit dem, was um uns herum ist, zu verbinden. Und genau das tun wir nicht über das Nachdenken, sondern über unsere Intuition und unser Gefühl.
Vielleicht hast du in deinem Freundes- oder Bekanntenkreis Menschen, die echte Visionäre sind. Dazu eine Übung für

dich, die dir deine ganz persönliche Superkraft geben kann. Was du dafür tun musst? Nimm ein Blatt Papier (oder dein Notizbuch) und einen Stift zur Hand und widme dich der folgenden Übung. Schreibe auf, was dir zu meinen Fragen einfällt. Mach dir auch hier wieder klar: Zeit ist wichtig. Denn in der Ruhe, die du dir für die Aufgaben und auch für das Lesen nimmst, liegt deine Kraft.

ÜBUNG – Die Kraft der Visionäre

Welche Eigenschaften machen Menschen zu einem Visionär? Schreibe sie auf und sammle alles, was dir dazu einfällt.
Gibt es Eigenschaften eines Visionärs, die dir helfen könnten? Wenn ja, welche sind das und wodurch würden sie dich stärken?
Sticht eine von den Eigenschaften besonders heraus, die dir als Superkraft helfen könnte, um deinen Wunschwohlfühlkörper zu erreichen?

Visionäre sind Helden der Intuition. Sie sind Träumer, denn sie stellen sich etwas vor, das in der Zukunft liegt. In ihren Träumen visualisieren sie etwas, das es so noch nicht gibt. Visionäre sind immer dann erfolgreich, wenn sie beginnen, den Weg auf sich zu nehmen, das zu tun, was notwendig ist, um das zu erreichen, was sie sich vorstellen. Dabei sind sie stets bereit, alles niederzulegen, was auf dem Weg zum Ziel nicht hilfreich ist und sie daran hindert, ihren Traum zu erreichen. Sie sind dankbar für alle Erfahrungen, und sie erkennen die Niederlagen als wichtigen Erfahrungsschatz ihres Weges an, da Niederlagen notwendig sind, um daraus zu lernen und die bestmögliche Version ihrer Vision entstehen zu lassen. Sie denken auf ihrem Weg zum Ziel nicht viel nach, sondern nutzen die Erfahrungen, die ihrer Vision dienlich sind.

Lege nieder, was du loslassen kannst. Tu das, was notwendig ist, um das zu erreichen, was du dir erträumst.

Wieso »Reinfühlen« die Macht hat, dein Leben zu verändern

Auf meinen Seminaren, Vorträgen und in der Arbeit mit meinen Klienten sage ich ganz oft »Fühl mal rein« anstelle von »Denk mal nach«, denn das Nachdenken wird dir kaum neue Erkenntnisse schenken. In dem Moment, wenn du dich in eine Situation oder Idee hineinfühlst, löst du dich aus dem Prozess des analytischen Denkens und damit aus deinem Verstand. Du öffnest dadurch ein Tor zu einem Raum von mehr Möglichkeiten. Es ist der Raum deiner Intuition und deiner Fähigkeit, dich selbst, deine Umgebung und auch deine Zukunft neu zu erfahren. Es gibt Studien, die herausgefunden haben, dass unser Herz eine besondere Fähigkeit der Intuition besitzt, die uns ermöglicht, etwas vorauszuahnen.[28] Über unsere Gefühle, die in unserer westlichen Gesellschaft nach wie vor sehr wenig Bedeutung zugemessen bekommen, stehen wir nicht nur in einer ständigen Verbindung mit uns selbst – denn wir fühlen immer etwas –, wir stehen auch in ständiger Verbindung mit unserer Umwelt, vor allem mit anderen Menschen, die wir ebenso fühlen können. Wenn ich dich frage, wie dein letzter Urlaub war, wirst du dazu sofort auch ein Gefühl

spüren können. Wenn ich dich frage, wie du dir deinen Weg des Abnehmens vorstellst, wirst du dazu ebenfalls direkt ein Gefühl spüren.
Menschen, die Visionäre sind, haben auch ein Gefühl, wenn sie sich etwas vorstellen, und sie vertrauen ihrem Gefühl, obwohl sie nicht *wissen,* was die Zukunft bringt. Was sie womöglich intuitiv wissen, ist, dass das Gefühl nie richtig oder falsch sein kann, sondern einfach nur ein Gefühl zu etwas ist. Sobald du also spüren solltest, dass sich etwas in dir zusammenzieht, frage dich: »Was ist der Auslöser dafür, dass in mir Druck oder Anspannung entsteht?« Hast du etwas in deinem Leben erlebt, vor dem dich dein Unterbewusstsein beschützen will? Das ist die Aufgabe deines Unterbewusstseins, und dein Verstand kann dir dabei helfen, die unbewussten Muster und Schutzmechanismen, die dich womöglich beengen oder blockieren, aufzudecken und zu prüfen.
Falls es so sein sollte, dass es immer wieder dazu kommt, dass dich ein Gefühl beengt, wenn du in die Zukunft schaust, dann löse dich aus diesem Gefühl und nutze dazu die Übung »Gefühle freilassen« aus Kapitel 3. In einem Zustand von Kohärenz – also einer harmonischen Verbindung zwischen Herz und Gehirn – gelangen wir zu einer verbesserten Intuition und besseren Denkfähigkeiten. Diese Kontaktaufnahme gelingt uns über unser Fühlen und nicht über das Nachdenken. Dazu eine Übung für dich.

Dein Herz denkt

Bevor du dich jetzt womöglich fragst, was das mit deinem Wunschgewicht zu tun hat, möchte ich dir die Wirkungen dahinter erklären. Unser Herz ist das Organ mit dem stärksten elektromagnetischen Feld. Damit beeinflusst es alle Organe und unseren gesamten Organismus. Unser Herz steht in ständigem Austausch mit unserem Gehirn, wobei etwa 80 % der Informationen vom Herzen zum Gehirn und 20 % vom Gehirn zum Herzen verlaufen. Unser Herz umfasst etwa 40 000 sensorische Neuronen, die wie ein zweites Gehirn funktionieren. Das Besondere an ihnen ist, dass sie unabhängig von unserem Gehirn arbeiten – und wenn sie arbeiten, bedeutet das, dass sie denken. So wie unsere Neuronen im Gehirn denken, wenn sie arbeiten und sich mit anderen Neuronen verbinden.[29, 30]

Wissenschaftler in den USA untersuchten über EKG und EEG die elektromagnetischen Schwingungen zwischen Herz und Gehirn und konnten zeigen, dass es einen Zustand gibt, in dem sich diese beiden Organe in ihrer Schwingungsfrequenz angleichen.[31, 32] Diesen Zustand nennt man Kohärenz, was als eine harmonische Verbindung verstanden werden kann, weil sich Herz und Hirn im wahrsten Sinne des Wortes aufeinander einschwingen. Bei Kohärenz gelangen wir in einen Zustand, in dem unser Gehirn in einem Bereich von 40 bis 100 Hz schwingt. In diesem Bereich – in der Wissenschaft als Gammawellen bezeichnet – sind Intuition, Wahrnehmung und Bewusstsein erhöht. Gammawellen haben auch einen positiven Einfluss auf unser Immunsystem und verringern Stresshormone. In unserem Bewusstseinszustand im Alltag (Beta) haben wir überwiegend eine elektromagnetische Schwingung zwischen 12 und 40 Hz.

Es gibt noch weitere Frequenzen, in denen unser Gehirn schwingen kann, die alle abhängig davon sind, in welchem Bewusstseinszustand wir uns befinden: Entspannung, Dösen, Schlafen oder Tiefschlaf sind hier Beispiele für andere elektromagnetische Zustände. Wenn du also Kontakt zu deinem

Herzen aufnimmst, kannst du eine bewusste Verbindung zu deinem Gehirn herstellen und Kohärenz bewirken. Dadurch erschaffst du dir einen neuen Raum von Möglichkeiten, weil du nicht darüber nachdenkst, was du schon erfahren und gelernt hast, sondern weil du reinfühlst, was neben Erinnerungen und dem, was du in deinem Archiv abgelegt hast, für andere Chancen und Entscheidungen zugängig sind.
Falls du an dieser Stelle skeptisch bist, ob dieser Zugang wirklich existiert und du durch diese Verbindung wirklich etwas Neues erkennen oder entwickeln kannst, so kann ich dir darauf nur eine sinnvolle Antwort geben: Probier es aus, sei offen und neugierig für das, was du Neues erleben und erfahren kannst. Solange Menschen etwas glauben wollen, werden sie genau daran festhalten. Die Fähigkeit, etwas Neues zu erschaffen, ist vor allem davon abhängig, sich von dem zu lösen, was uns bekannt ist. Genau dieses Unbekannte macht vielen Menschen Angst, was sich durch Skepsis, Misstrauen oder negative Bewertungsmuster ausdrückt und uns dann daran hindert, neue Erfahrungen zu sammeln. Entscheiden kannst nur du das. Eine mögliche Sorge kann ich dir schon jetzt nehmen. Was andere darüber denken, ist völlig egal, denn du musst mit niemandem darüber sprechen, wenn du übst, in eine Herzverbindung zu gelangen. Du kannst diese Übung einfach nur für dich selbst machen. Und wenn du dir sogar die Zeit gibst, die Herzverbindung regelmäßig anzuwenden, kannst du ja immer noch frei entscheiden, ob du deine möglichen positiven Erfahrungen mit Menschen teilst, denen du dich anvertrauen willst oder denen du damit eine mögliche Hilfe sein kannst. Alternativ kannst du ihnen auch einfach dieses Buch schenken, dann haben sie für sich die Wahl, das herauszupicken, was ihnen am hilfreichsten erscheint. Ich wünsche dir, dass du diese Übung machst

und dich dabei einfach selbst ausprobierst. Neues entsteht immer nur dann, wenn wir Neues tun.

Wofür diese Übung, wenn du doch abnehmen willst? Jedes Kilogramm Körperfett ist eine Ansammlung von Energie. Nicht nur als gespeichertes Körperfett in Form von Kalorien, sondern auch in Form von Emotionen. Wenn du also Energie verbrennen oder lösen willst, ist es notwendig, auch die Emotionen darin zu lösen. Im Zustand der Kohärenz oder, wie ich es nenne, Herzverbindung, kannst du dabei einen entscheidenden Beitrag leisten.

> *Noch einmal zur Erinnerung: Jedes Kilo Körperfett hat seine ganz eigene Geschichte, und genau diese gilt es zu beachten und dann die möglichen Blockaden zu lösen. Damit bewegst du dich ganzheitlich durch deinen und mit deinem Körper. Das ist nicht Work-out, aber Work-in und damit eine andere und wichtige Form deines körperlichen Trainings.*

ÜBUNG – Herzverbindung

Eines vorweg. Womöglich hast du genau wie ich in deinem Leben gelernt, dass du Erwartungen haben sollst. Das ist in unserer Gesellschaft total normal und ziemlich gut verankert. Anstatt etwas zu erwarten oder auf etwas zu warten, kannst du die Entscheidung treffen, dich zu erfahren. Durch das, was dir in dieser Übung begegnen kann. Dabei liegt die Magie in dem einfachen Wort »kann«. Denn in der Übung muss nichts passieren, sondern es besteht die *Möglichkeit*, dass du dabei etwas erfährst, was du bis jetzt auf diese Art und Weise noch nicht erfahren hast. Womöglich ist es schon eine neue Erfahrung, einmal etwas ohne Erwartungshaltung zu tun. Das allein ist schon ein Gewinn. Genau deshalb empfehle ich dir, die Herzverbindung regelmäßig, am besten täglich, zu üben. Damit trainierst du dich darin, erwartungsfrei zu sein und dich auf etwas einzulassen, was du nicht kontrollieren musst. Etwas, bei dem du dich fallen lassen und vertrauen kannst. Ich empfehle dir, diese Übung morgens direkt nach dem Wachwerden oder abends vor dem Zubettgehen zu machen. Gerade zu Beginn hilft es dir, wenn du in einer ruhigen Umgebung bist, um möglichst keine Ablenkung oder Störungen von außen zu haben.

Um deine Aufmerksamkeit auf etwas zu lenken, ist die einfachste Möglichkeit, einen Punkt an deinem Körper zu berühren, auf den du deine Aufmerksamkeit richten möchtest. Lege dazu eine Hand auf dein Herz und schließe deine Augen, denn damit richtest du deinen Blick nach innen. Stell dir vor, dass du mit deinen Augen auf dein Herz guckst. Richte deine Aufmerksamkeit dann auf deinen Atem und stell dir vor, wie du zu deinem Herzen hinatmest. Gib dir Zeit, diese Verbindung aufzubauen und sie für dich zu erfahren. Richte dein Bewusstsein auf ein positives Gefühl. Es gibt vier Gefühle, die eine besondere Wirkung auf unser Herz haben und eine Herz-Hirn-Kohärenz verstärken können: Verständnis, Dankbarkeit, Fürsorge und Mitgefühl. Wähle eines davon aus. Du kannst auch andere liebevolle Gefühle wählen. Um die Herzverbindung zu verstärken, kannst du das Gefühl, auf das du deine Aufmerksamkeit richtest, innerlich oder auch laut aussprechen.

Wenn wir uns verschließen, schützen wir uns nicht vor Gefühlen, sondern wir schließen das Gefühl ein und nehmen es gefangen.

Vergeben und frei sein

Hast du etwas getan, was du dir selbst nicht vergeben kannst? Oder hat dir jemand etwas angetan, was du der Person nicht vergeben kannst? Vielleicht hast du etwas miterlebt, das dich wütend gemacht, enttäuscht oder verzweifeln lassen hat. Ein Ereignis, das unverzeihlich ist und das du nicht vergeben kannst. Vergebung ist ein großer Akt, denn sie zeugt von der Fähigkeit, sich aus einer schmerzhaften Erinnerung zu lösen. Solange wir diesen Schmerz erinnern und uns dabei all das, was geschehen ist, noch einmal vor Augen führen und es damit erneut durchleben, werden wir in dieser Erinnerung gefangen sein. Damit haben wir selbst den größten Schaden. So werden wir zu Zeitreisenden, die die Vergangenheit in die Gegenwart holen. In dem Wort »vergeben« steckt der Schlüssel, der uns dabei helfen kann, uns von alten Erinnerungen zu befreien. Das Gefühl, das dich womöglich immer wieder befällt, einengt oder beschwert und von dem du dich befreien willst, ist das, was du loslassen kannst oder willst. Wie ist dieses Gefühl entstanden? Gibt es einen Menschen, der dieses Gefühl in dir ausgelöst hat? Oder anders ausgedrückt, hat dir ein Mensch dieses Gefühl gegeben? Der Schlüssel der Vergebung liegt darin, dass wir die Energie, also die Emotionen, wieder zurückgeben an den Ort oder den Menschen, von dem wir sie bekommen haben. Freiheit entsteht in dem Moment, in dem du dich aus dem schmerzhaften Gefühl löst, das du für dich erfahren hast, anstatt es für immer festzuhalten in dem Glauben, es nicht vergeben zu können.

Wir können unsere Vergangenheit nicht ändern. Was wir verändern können, ist die Art und Weise, wie wir diese empfinden und bewerten.

Es geht nicht darum, dass du deine Vergangenheit vergisst oder ausradierst. Du wirst deine Vergangenheit nicht ändern können. Was du tun kannst, ist, die Bewertung dessen, was dir in deinem Leben passiert ist, zu verändern. Du kannst dich entscheiden, dass das Gefühl, das in einer vergangenen Situation präsent war oder entstanden ist, heute und in der Zukunft keinen Platz mehr in deinem Leben einnehmen darf. Genau dieser Moment ist der wichtigste Schritt in deiner Verhaltensveränderung, denn dadurch gewinnst du Selbstbewusstsein und einen neuen Handlungsspielraum, mit dem du dich selbstbestimmt für ein anderes Verhalten, andere Nahrungsmittel oder auch andere Bewegungsarten entscheiden kannst. Frei – ohne Zwang, Verzicht, Plan und Kontrolle. Sobald du in Freiheit wählen und entscheiden kannst, hast du mehr Energie, die dir Kraft gibt, Neues zu tun. Neues, das dir guttut und dir und deiner Gesundheit dient. Dieser Moment wird in dir neue Energie freisetzen, woraus wiederum neues Verhalten entsteht, das dann direkten Einfluss auf deinen Körper und dein Wunschgewicht haben wird. Damit bist du auf dem Weg, in Leichtigkeit und Freiheit abzunehmen und all dein Wissen über die *richtige* Ernährung und *optimale* Bewegung zu leben.

Dir selbst vergeben

Um dir aufzuzeigen, was es bedeutet, sich selbst zu vergeben, möchte ich dir die Geschichte einer Klientin erzählen, die sich selbst vergeben hat. Seit einem Autounfall vor mehr als 15 Jahren, bei dem ihre beste Freundin ums Leben kam, wurde sie täglich von Gewissensbissen geplagt und machte sich Vorwürfe. Meine Klientin war mit ihrer Freundin unterwegs in den

Urlaub, als sie auf der Autobahn in einen heftigen Unfall verwickelt wurden. Dabei verlor meine Klientin die Kontrolle über ihr Auto, sie wurden gegen die Leitplanke geschleudert, und der Wagen überschlug sich. Ihre Freundin wurde dabei so schwer verletzt, dass sie noch an der Unfallstelle verstarb. Meine Klientin war durch den Unfall bewusstlos, daher erreichte sie die Nachricht vom Tod ihrer Freundin erst im Krankenhaus. Seitdem verging kein Tag, an dem meine Klientin sich nicht mit Vorwürfen, Wut, Trauer, Verzweiflung und Schuldgefühlen plagte. Sie konnte sich ihren tödlichen »Fehler« einfach nicht verzeihen. Ich fragte sie nach dem Gefühl, das sie am meisten belastete. »Der Schmerz der Schuld«, war ihre Antwort. Im Coaching machte ich mit ihr eine Übung, zu der ich dich an dieser Stelle anleiten möchte, damit du sie für dich selbst anwenden kannst, um dir mögliche Schuldgefühle oder andere Gefühle zu vergeben.

ÜBUNG – (Schuld-)Gefühle vergeben

Schließe die Augen und richte deine Aufmerksamkeit auf deinen Atem. Spüre, wie dein Atem in deinen Körper fließt und wie er sich wieder hinausbewegt. Nimm die Verbindung wahr, mit der dein Inneres mit dem Außen verbunden ist. Gib dir Zeit, in Ruhe bei dir anzukommen. Begib dich aus der Ruhe heraus noch einmal in die Situation, in der du warst, *bevor* das Gefühl, von dem du dich befreien willst, entstanden ist. In einen Moment, in dem du dich gut gefühlt hast. Was hast du in dieser Situation gesehen, gehört, wahrgenommen und gefühlt? Nimm deine Körperempfindungen ganz bewusst wahr. Was fühlst du in deinem Körper? Welche schönen Gefühle begegnen dir? Gib diesen Gefühlen Raum, damit sie sich in deinem Körper ganz ausbreiten können, und lass dich davon füllen.

Im Beispiel meiner Klientin war es das Gefühl der Dankbarkeit, ihrer Freundin so nahe zu sein, und die Vorfreude auf den gemeinsamen Urlaub. Auch das Gespräch, das sie geführt hatten, hatte sie mit Liebe erfüllt. Welches Gefühl hast du? Nimm es in dein Herz. Lass dein Herz dieses Gefühl in deinen Körper pumpen und in jede einzelne Zelle fließen. Wie fühlt sich das an? Genieße dieses Gefühl und sprich zu dir: »Ich bin bereit, jedes Gefühl in Liebe anzunehmen.« Lass diesen Satz wirken, spüre nach und fühle deinen Körper, wie er auf diesen Satz reagiert. Sag diesen Satz noch fünf weitere Male zu dir selbst und gib dir jedes Mal Zeit, ihn wirken zu lassen. Nun nimm das Gefühl, von dem du dich befreien und das du dir vergeben willst, und stell dir vor, wie du es in dein Herz nimmst und es neben das andere Gefühl legst, das du gerade in dir erfahren hast. Lass diese Gefühle nebeneinanderliegen. Beobachte und spüre, was du in dir wahrnehmen kannst. Gib dir Zeit und vertraue deinem Körper.
Lass die Gefühle in deinem Herzen miteinander in Kontakt sein. Vielleicht reichen sie sich die Hände. Oder sie nehmen sich in den Arm. Möglicherweise beginnen sie zu tanzen. Beobachte und fühle rein, was du wahrnehmen kannst. Alles darf sein. Erkenne, dass es in deinem Herzen keinen Kampf benötigt, denn dort gibt es einen anderen Weg der Lösung. Erlaube dir, dass dieser Weg sanft und friedvoll ist. Nimm an, verbinde die Gefühle und lass deinen Körper sich neu erfahren. Gib dir so viel Zeit, wie du benötigst, und komm dann langsam wieder zurück in dein Hier und Jetzt. Öffne deine Augen und gib dir nach der Übung Zeit, deine Erfahrung sich setzen zu lassen.

Meine Klientin konnte durch diese Übung ihr Gefühl des Schmerzes und der Schuld liebevoll annehmen. Das schönste Geschenk für sie lag darin, dass ihre beste Freundin sie dabei begleitet hatte. Denn die Gefühle, die sie beide miteinander verbunden hatten, waren diejenigen, die meiner Klientin die Möglichkeit schenkten, sich selbst zu vergeben. Sie fühlte sich nach dieser Übung »wohlig warm, beschützt und beseelt«. »Ich hätte es nie für möglich gehalten, dass ich mir das jemals vergeben kann. Jetzt habe ich wieder das Gefühl, in Verbindung mit meiner Freundin zu sein und dass sie mir dabei geholfen hat, mir selbst zu vergeben.« Ich wünsche dir, dass du dir selbst erlaubst, dir zu vergeben. Unabhängig davon, was du erlebt hast, hast du immer das Recht, frei in dir selbst zu sein. Für dich, für die Freude, für die Liebe, für dein Leben.

Missbrauch – Vergebung kann Befreiung sein

Missbrauch ist in unserer Gesellschaft noch immer sehr verbreitet, und die Dunkelziffer derer, die Missbrauchserfahrungen gemacht haben, ist hoch, denn viele Menschen haben Angst, zur Polizei zu gehen und ein Vergehen zur Anzeige zu bringen. Vor allem dann, wenn die Taten im Familienkreis stattgefunden haben. Aus meiner Erfahrung kann ich sagen, dass viele übergewichtige Frauen in meinen Coachings Opfer von Missbrauch wurden und sich dann ins Essen geflüchtet haben, um die Erlebnisse zu verdrängen. Gerade als Kind fehlen häufig die Möglichkeiten, sich mit dem Trauma auseinanderzusetzen und sich echte Hilfe zu holen. Oft genug passiert es, dass Kindern, die sich einem Elternteil, einem Familienangehörigen oder einem anderen Erwachsenen anvertrauen, nicht geglaubt wird oder dass das, was sie sagen, als kindliche Fantasterei oder falsch interpretiertes Verhalten abgetan wird. Das ist, vor allem wenn es die eigenen Eltern sind, die dem Kind nicht glauben, fast noch schlimmer als der Missbrauch selbst. Denn gerade Mama und Papa sind es, denen vom Kind bedingungsloses Vertrauen entgegengebracht wird und die für Schutz und Sicherheit verantwortlich sind. Wird dem betroffenen Kind kein Glauben geschenkt, kann sein Fundament von Schutz und Urvertrauen wegbrechen. Essen kann dann als Lösungsstrategie genutzt werden, weil es die Gefühle von Schutz und Sicherheit auf biochemischer Ebene verstärkt. Maßloses oder übermäßiges Essen kann auch als Schutzfunktion genutzt werden, indem sich ein regelrechter Schutzpanzer angegessen wird. Dies wirkt häufig ins Erwachsenenalter hinein, da die traumatische Erfahrung Angst vor körperlicher Nähe ausgelöst haben kann und ein übergewichtiger Körper sowohl physisch als auch psychisch als Barriere dient, weil dick sein von vielen Menschen als unattraktiv angesehen wird.

Der Konflikt, der sich daraus für Betroffene ergibt, ist vielfältig, denn auf der einen Seite gibt es die Angst vor körperlicher Nähe, genauso aber auch den sehnlichen Wunsch nach ebendieser und dem Gefühl des Angenommenseins und der Geborgenheit. Was also kann man tun, um sich aus dieser schmerzlichen Erfahrung zu befreien? Eine aus meiner Sicht wichtige Möglichkeit liegt in der Vergebung. Es erscheint (nachvollziehbar) als unmöglicher Akt, so etwas zu vergeben, denn der Schmerz und das Leid, das sich für Betroffene ergibt, ist nur für diese Menschen selbst erfahrbar. Demgegenüber steht das emotionale Gefängnis, in dem sie sich befinden, da sie sich nicht aus den Emotionen befreien, die mit dem Ereignis des Missbrauchs verbunden sind.

Ich möchte an dieser Stelle erklären, wie eine Befreiung möglich werden könnte. Dazu noch einmal eine kurze Erinnerung daran, was ein Gefühl ist. Jedes Gefühl, das wir empfinden, ist immer individuell, weil jeder Mensch individuelle Erfahrungen in seinem Leben sammelt. Ekel, Scham, Angst, Schmerz, Wut und andere Gefühle werden auf verschiedenen Ebenen und in unterschiedlicher Intensität erfahren. Zu jeder Erfahrung gibt es Erinnerungen, die auf körperlicher Ebene gespeichert und energetisch abgelegt werden. Diese Emotionen haben die Fähigkeit, uns zu beherrschen, wenn sie sich in uns nicht frei bewegen und nicht frei aus uns heraustreten können. Daraus kann das Gefühl entstehen, gefangen zu sein, woraus sich wiederum Verhaltensformen entwickeln können, mit denen wir uns selbst schaden. Übermäßiges Essverhalten ist eine dieser schädigenden Ausdrucksformen.

Das kannst du tun, um jemandem zu vergeben

Je nachdem, was du erlebt hast, ist es hilfreich und sinnvoll, dich nicht noch einmal an das Erlebte zu erinnern, und das, was du erfahren hast, noch einmal zu durchleben. Es reicht aus meiner Sicht aus, wenn du dir erst einmal bewusst machst, welches Gefühl, das in Verbindung mit einem Ereignis steht, von dem du dich emotional lösen willst, dich am allermeisten einschränkt und womöglich gefangen hält. Dieses Gefühl ist durch einen anderen Menschen entstanden. Damit hast du also Emotionen aufgenommen und angenommen, die du womöglich bis heute in dir verschlossen hast. Emotionen haben genau wie du das Bestreben danach, sich frei zu bewegen. Was also könntest du nun tun, damit diese Emotionen wieder frei werden? Bevor du in die Übung eintauchst, erkläre ich dir, was du tust, wenn du in Kontakt mit dem Gefühl und den darin enthaltenen Emotionen bist.

Stell dir vor, dass dein Körper ganz viele Fenster, Türen oder Tore hat, die du öffnen und schließen kannst. Wie in einer großen Burg. Begib dich gedanklich nun an einen Ort, an dem du dich richtig gut, geschützt und geborgen fühlst. Ein Ort, an dem du zur Ruhe kommst. Dein ganz persönlicher Garten Eden, in dem du dich frei bewegen kannst und wo es keine Erwartungen oder Grenzen gibt. Du kannst dabei auch deine Augen schließen, um dir diesen Ort vor deinem inneren Auge zu visualisieren, wenn dir das leichter fällt. Nimm Platz und genieße das Gefühl. Nun stell dir vor, wie du alle deine Fenster, Türen und Tore öffnest, die du an deinem Körper hast, um das Licht, die frische Luft und die Umgebung deines Lieblingsortes in dich hineinzulassen. Gib dir ein paar Atemzüge, die Gefühle in dir aufzunehmen, zu genießen und willkommen zu heißen. So wie du all diese wundervollen Energien in dir spüren kannst, nimm wahr, wie sich die Emotionen frei durch deinen Körper, in dich hinein- und auch wieder aus dir herausbewegen. Lass die Kraft dieser starken, liebevollen Energien in dir wirken. Spüre die Kraft darin, was es bedeutet, wenn sich Energien und Emotionen frei bewegen können. Achte darauf, dass du langsam atmest und tiefe Atemzüge nimmst.

Sprich bitte folgenden Satz zu dir:

»Ich erkenne, dass Energien frei sind, und ich erlaube mir, jede Energie frei sein zu lassen.«

Wiederhole diesen Satz sieben Mal und spüre, wie es sich anfühlt, dir zu erlauben, Energien frei sein zu lassen. Gib dir drei Atemzüge Zeit, bis du den Satz das nächste Mal wiederholst, sodass er in Ruhe wirken und in dich eintauchen kann.

Nun verbinde dich mit dem Gefühl, das du befreien willst, und erlaube dir, dass es sich ebenso frei bewegen darf wie alle anderen Gefühle, die du in deinem Körper spüren kannst. Erlaube diesem Gefühl, sich nun auch aus deinem Körper herauszubewegen – durch die Fenster, die Türen und Tore aus deinem Körper. Spüre in den freien Raum hinein, der in dir entsteht, indem du dir erlaubst, dieses Gefühl aus deinem Körper heraustreten zu lassen. Gib diesem Gefühl die Freiheit zurück und erkenne, dass es sich aus dir heraus überall hinbewegen darf. Fort von dir, fort von deinem Lieblingsort und weit darüber hinaus. Sprich auch hier bitte sieben Mal den Satz »Ich erkenne, dass Energien frei sind, und ich erlaube mir, jede Energie frei sein zu lassen«. Atme dabei tief und gib dir drei Atemzüge Zeit, bis du den Satz wiederholst. Vergebung bedeutet, Freiheit zu schenken. Einem Gefühl, den Energien darin und dir selbst. Erlaube dir, dass dieser neue Raum in dir entstehen und wachsen darf. Du bist frei darin zu geben, und Vergeben ist der wundervollste Teil des Gebens.

Eine Einladung zur Liebe

Während ich noch Sport studierte und auch einige Jahre später in meiner Tätigkeit als Personal Trainer, dachte ich immer, dass die größte Kraft, die ich haben könne, ein starker Körper sei. Deshalb verwendete ich sehr viel Zeit darauf zu trainieren, um einen muskulösen Körper zu bekommen. Heute weiß ich, dass ein fitter Körper ein sehr wichtiger Teil für ein gesundes und kraftvolles Leben ist. Ich beobachte, dass viele Menschen sehr viel Energie dafür verwenden, ihren

Körper zu stählen, Muskeln auf- und Fett abzubauen. Sie trainieren meist sehr intensiv und sind dabei häufig zu hart mit sich selbst. Das betrifft Menschen, die übergewichtig sind, und auch sehr viele durchtrainierte Menschen, die extrem viel Zeit in Fitnessstudios oder anderen Trainingseinrichtungen verbringen.
Ich habe etwa 25 Jahre gebraucht, um zu erkennen, dass Kraft nicht nur aus meinen Muskeln kommt. Gefühle sind viel mächtiger als der stärkste Muskel unseres Körpers. Kein einziger Muskel hat die Macht, uns zu bestimmten Verhaltensformen zu bringen, wie es unsere Gefühle können. Jedes Gefühl ist ein Gemisch aus unterschiedlichsten Formen von Energie. Und genau diese Energien sind es, die sich als Emotionen in unserem Körper bewegen und ihn in Bewegung setzen, was dann durch Verhalten zum Ausdruck kommt. All die Jahre, in denen ich sehr intensiv und hart trainiert habe, um Muskeln aufzubauen, waren Wut, eiserne Disziplin und ein ganz bestimmtes Ideal von Körperbild meine größten Antreiber. In all diesen Jahren habe ich mich nie wirklich geliebt. Ich war mein größter Kritiker, und mein Anspruch an mich selbst hat mich dazu angetrieben, noch intensiver und noch härter zu trainieren. Egal wie stark ich war, ich wollte noch stärker werden. Ich war gefangen in dem Gefühl, stark sein zu müssen. Und Stärke hatte für mich auch immer etwas mit Härte zu tun. Wir brauchen nicht hart zu sein, um stark zu sein. Sind wir hart, sind wir nicht stark, sondern schwächen uns, weil wir uns in Härte verschließen.

ÜBUNG – Härte ist nicht Stärke

Stell dich einmal hin und spanne deinen ganzen Körper so fest an, wie du nur kannst. Spanne alle Muskeln an. Balle deine Hände zu Fäusten, spanne deine Beine an, presse deinen Po zusammen, bring Spannung in deine Schultern und zieh deinen Bauch zusammen. Mach dich einmal richtig hart. Wie lange kannst du das aushalten? Wie viel Energie hast du dann in deinem Körper zur Verfügung, um dich selbst oder etwas in Bewegung zu setzen? Wie viel Blut kann dann durch deinen Körper fließen und dich mit Energie versorgen? Halte diese Anspannung wenigstens eine Minute lang. Spanne wirklich alles so fest an, wie du kannst, und mach dich dabei so hart wie möglich. Lass die Anspannung wieder los. Schüttle deine Arme und deine Beine aus. Hüpfe sanft auf der Stelle und lockere deinen Körper. Nun stell dich noch einmal hin und schließe deine Augen. Nimm Verbindung zu deinem Herzen auf und richte deine Aufmerksamkeit dorthin. Achte auf deine Atmung und spüre in deinen Körper hinein. Entspann dich und mach dich einmal ganz weich. Lass los und folge deinem Atem in deinen Körper. Nimm fünf tiefe Atemzüge und komm mit deiner Aufmerksamkeit langsam wieder zurück in dein Hier und Jetzt.
Was ist der Unterschied? Wie fließt die Energie in deinem Körper, wenn du dich hart machst, und wie, wenn du dich weich und sanft machst?

Sanftheit ist das Tor zur Liebe, und Liebe hat in unserem Leben die größte Kraft. Menschen, die frisch verliebt sind, haben fast keinen Hunger, weil das Gefühl der Liebe sie so mit Energie flutet, dass sie kaum Energie aus Nahrung benötigen. Und doch geht Liebe durch den Magen. Vor allem dann, wenn wir Nahrung liebevoll zu uns nehmen und nicht dazu benutzen, als Ersatz für ein Gefühl zu dienen oder Gefühle zu

betäuben. Liebe ist offen, sanft und warm. Liebe hat eine unglaubliche Kraft, und sie befähigt uns dazu, mit uns selbst und anderen Menschen wertschätzend und wertvoll umzugehen. Wir haben die Chance, unsere Liebe zu erkennen und ihr den Raum zu geben, den sie in uns und um uns herum einnehmen kann. Denn wenn wir liebe*voll* sind, brauchen wir nichts zu füllen, weil nichts leer ist. Wenn wir liebevoll sind, spüren das auch Menschen in unserer Nähe. Vor allem diejenigen, die selbst auch offen und sanft sind. Je härter wir sind, desto weniger fühlen wir und desto mehr suchen wir im Außen, um uns etwas zu holen, damit wir uns mit Dingen oder einer körperlichen Erscheinung er*füllen.*
Liebe ist stärker als der stärkste Muskel. Liebe hat die Macht, uns zu leiten. In ein Leben, das uns aus uns selbst heraus erfüllt und frei ist von Erwartungen, Dingen oder Menschen, die uns etwas geben sollen, was wir längst in uns tragen – von Geburt an bis zu unserem letzten Atemzug. Ich wünsche dir, dass du deinen Weg in Liebe gehst. Immer dann, wenn du Härte spürst, halte für einen Moment inne und mach diese Übung: Mach dich einmal ganz hart und mach dich danach ganz weich. So erinnerst du dich an die Kraft der Liebe und der Sanftheit. Für dich, für ein Leben in Freude, Freiheit und Leichtigkeit.

Ausblick

Übergewicht steht in Verbindung zu deinem tiefsten Selbst. Übergewicht ist der Weg deines Körpers, mit dem er sich zum Ausdruck bringt und dir zeigt, dass du Energien in deinem Körper befreien darfst. Übergewicht ist die Sprache deines Körpers, der dir sagen möchte, dass du dich annehmen und lieben darfst und dass du das Recht und die Möglichkeit hast, frei zu sein und alte Erinnerungen loszulassen. Erkenne, dass dein Körper dir niemals schaden will. Dein Körper ist dein Instrument, das immer in Resonanz mit deiner Welt ist. Dabei nimmt die äußere Welt Einfluss auf deine innere Welt – und umgekehrt. Du hast die Macht und die Möglichkeit, deine innere Welt über dein Bewusstsein zu lenken. In dir liegen alle Gefühle, und du kannst entscheiden, welche du dir erlaubst und welche dich in deine Kraft und Freude bringen. Deine vollkommene Erlaubnis an dich selbst wird dir alle Möglichkeiten eröffnen, die du dir für ein erfülltes Leben wünschst. Jede Erlaubnis, die du dir gibst, wird dir einen neuen Weg zeigen, den du gehen kannst. Sei dir immer bewusst, dass Wege dazu da sind, sie zu gehen, und nicht nur, sie zu sehen. Du musst diese Wege nicht allein gehen. Manche Wege sind mit einer Begleitung besser umsetzbar oder werden dadurch erst möglich. Sei liebevoll mit dir und erlaube dir, Hilfe anzunehmen, die dich auf deinem Weg bestärkt. Löse dich auch aus Verbindungen, die dich blockieren und schwächen. Sei ehrlich zu dir selbst. Du bist es wert und hast deine persönliche Ehrlichkeit immer verdient. Sei dir bewusst, dass deine Ehrlichkeit schmerzhaft sein kann. Für dich selbst und andere. Deine Freiheit und dein liebevolles Selbst brauchen deine

Ehrlichkeit. Jeder Schritt, den du bewusst gehst, ist es wert. Jede Anstrengung wird dich belohnen. Dabei ist der Lohn nicht immer direkt ersichtlich, meist wird er dir erst später wirklich bewusst, und meist braucht es viele Schritte. Erkenne deine Reise. Diese Reise mit allen Facetten und Möglichkeiten ist das Leben. Möge dieses Buch ein wichtiger Begleiter sein auf deiner Reise zu deinem natürlichen Wohlfühlgewicht in Leichtigkeit und Lebensfreude.

Von Herzen
Felix

Weitere Hilfe

Ich weiß, dass Abnehmen ein Weg ist. Auf diesem Weg braucht es immer wieder Impulse, Erinnerungen, liebevolle und positive Verstärker.

Ich selbst habe lange Zeit geglaubt, dass ich keine Hilfe von einem Therapeuten oder Coach brauche, und ich kenne viele Menschen, die das nach wie vor glauben, weil sie der Meinung sind, ihre Probleme selbst lösen zu können. Heute sehe ich das anders. Nicht nur weil ich es an mir selbst erfahren habe, sondern weil ich auch in meinen Seminaren, Onlinekursen und Coachings immer wieder erfahren darf, wie wichtig eine Hilfestellung von außen ist. Wir können uns nicht immer selbst die richtigen Fragen stellen, denn die richtigen Fragen sind oft die schwersten Fragen, die unser Unterbewusstsein ja gerade unterdrückt und zu verhindern versucht. Die Blockaden in unserem Unterbewusstsein können wir nicht allein aufdecken und lösen, sondern wir brauchen liebevolle und empathische Hilfe von Menschen, die uns begleiten, annehmen, Fragen stellen und auch bestärken. Wir können nicht immer alles alleine machen oder lösen, schon deshalb nicht, weil wir soziale Lebewesen sind, die auf ein Miteinander und einen Austausch mit anderen angewiesen sind. Allein sind wir immer begrenzt und können nicht in unser volles Potenzial gelangen. Der beste Lehrer hatte immer viele Lehrerinnen und Lehrer, um dorthin zu gelangen, wo er heute ist. Und wahre Lehrer bleiben ihr ganzes Leben lang Schüler, weil sie sich stets ihre Neugierde und Freude erhalten, Neues zu erfahren und zu lernen. Wir entwickeln uns unser gesamtes

Leben weiter, es sei denn, wir entscheiden uns irgendwann, stehen oder sitzen zu bleiben, indem wir nur noch vor dem Fernseher sitzen oder uns zu Hause einigeln und jeglichen Kontakt und Austausch mit Menschen einstellen.
Coaching bedeutet für mich, Menschen in ihre Kraft zu bringen und beständig in ihrem Wachstum zu begleiten. Coaching bedeutet für mich auch, mit Freude und einem offenen Herzen das Leben und die Menschen zu lieben. Denn aus meiner Liebe und Freude heraus entsteht ein Raum für mich selbst, der mich beständig lernen und wachsen lässt, und dieser Raum öffnet sich ebenso für die Menschen in meiner Nähe, für meine Klientinnen und Klienten. Gesundheit, Glück, Liebe, Freiheit und Freude sind immer ansteckend. Denn diese Emotionen bewegen sich frei in uns und aus uns heraus. Damit nehme ich als Coach maßgeblichen Einfluss auf die Entwicklung meiner Klientinnen und Klienten, indem ich selbst in positiven Gefühlen bin und diese als Verstärker in meiner Coachingarbeit nutze.
Halte dich nicht mehr zurück, dir Hilfe zu holen, wenn du spürst, dass du nicht weiterkommst. Mach dir bewusst, dass du deine Ziele viel leichter erreichen kannst, wenn du Menschen hast, die dich unterstützen und begleiten.

Auf meiner Homepage, meinen Social-Media-Kanälen Facebook und Instagram und auf meinem YouTube-Kanal gebe ich regelmäßig Tipps und Gedankenanstöße und stelle Fragen, die Menschen bewusst bestärken und sie auf ihrem Weg in eine natürliche Gesundheit begleiten. Wenn du daran interessiert bist, den Weg, den du in diesem Buch kennengelernt hast, weiter zu beschreiten, empfehle ich dir mein Coaching-Programm »Offenbarung«, bei dem ich persönlich mit dir arbeite, um Emotionen zu lösen, die dich noch blockieren oder beherrschen. Alle Informationen dazu sowie weitere Tipps wie zum Beispiel zu den Themen Ernährung, Bewegung oder auch Einzelcoachings findest du auf meiner Homepage www.felixklemme.de.

In meinen anderen Büchern findest du darüber hinaus auch Hilfe zu den Themen Ernährung, Training, ganzheitliche Gesundheit und Wirkung der Natur auf unsere Gesundheit.

Hinweise

In diesem Buch spreche ich darüber, welche Rolle Emotionen bei unserem Essverhalten spielen und wie die Arbeit mit den Emotionen ein aus dem Normalbereich geratenes Essverhalten regulieren kann. Ich garantiere zu keiner Zeit, dass meine Coachingtechniken und Anleitungen immer zu einer Lösung führen. Vor allem im Bereich schwerer traumatischer Lebensereignisse und akuter psychischer Erkrankungen empfehle ich immer, professionelle oder auch medizinische Unterstützung einzuholen. Ich bin weder Arzt noch Therapeut, sondern Coach. In dieser Tätigkeit habe ich in den letzten zehn Jahren eigene Methoden entwickelt und erfolgreich mit vielen Menschen an ihrer Essproblematik gearbeitet. In diesem Buch teile ich einige ihrer Geschichten und Erfahrungen, erhebe dabei aber keinen Anspruch auf die Wirksamkeit einer ganz bestimmten Methodik. Der Erfolg meiner Arbeit basiert immer auf dem Willen meiner Klienten zur Veränderung. Meine Methodik und meine Arbeit im Allgemeinen dienen immer nur dem, was ich für meine Klienten als hilfreich und bestärkend erkenne. Dabei leitet mich nicht nur mein Verstand, sondern auch mein Herz.

Ich glaube, dass unser größtes Potenzial im Mitfühlen liegt und im Streben darin, ein liebevolles, wertschätzendes und bestärkendes Miteinander zu erschaffen und zu erhalten. Darin sehe ich den Kern und den Schlüssel meiner Arbeit mit Menschen. Voraussetzung dafür ist die Bereitschaft, sich einem anderen Menschen gegenüber zu öffnen und zu vertrauen. Selbstvertrauen und Selbstbewusstsein beginnen in uns selbst und sind der Weg hin zu Freiheit, Leichtigkeit,

Freude und einem lebendigen und erfüllenden Leben – einem Leben, das dann nicht mehr durch Essen gefüllt werden muss, sondern sich aus unserem reichen Selbst nährt.

Dank

Mein ganz besonderer Dank gilt all meinen Klientinnen und Klienten. Durch euch durfte ich all die Jahre so viel lernen und wachsen. Durch euch habe ich die wertvollste Ausbildung erfahren, die wir als Mensch bekommen können: den vertrauensvollen Einblick in die persönliche Welt der Gefühle und Emotionen im Hier und Jetzt, der Zukunft und der Vergangenheit. Durch jede Begegnung, durch jedes Coaching durfte ich wachsen, und so bin ich stets Lehrer und Schüler, der leiten und lernen darf.

Ich danke dir. Für dein Vertrauen, deine Zeit und die Energie, die du investiert und mir geschenkt hast, dieses Buch zu kaufen, zu lesen und zu bearbeiten. Ich danke dir, wenn du mir eine Rezension hinterlassen möchtest, indem du deine Erfahrungen aus diesem Buch teilst. Und womöglich darf ich dir danken, wenn du dieses Buch an jemanden verschenkst, weil du einem Menschen damit eine Freude machen möchtest.

Literatur

1 https://transinformation.net/das-herz-hat-sein-eigenes-gehirn-und-bewusstsein/ (abgerufen am 16. August 2020)

2 Dallman, M.F.: »Stress-induced obesity and the emotional nervous system«, in: *Trends Endocrinol Metab*. 2010;21(3):159–165. doi:10.1016/j.tem.2009.10.004

3 Entringer, Sonja: »Impact of stress and stress physiology during pregnancy on child metabolic function and obesity risk. Current opinion«, in: *Clinical Nutrition and Metabolic Care*. 16.3 (2013): 320

4 Bauer, Joachim: *Das Gedächtnis des Körpers. Wie Beziehungen und Lebensstile unsere Gene steuern*. 8. Aufl., München 2013

5 Spork, Peter: *Der zweite Code: EPIGENETIK oder Wie wir unser Erbgut steuern können*. 6. Aufl., Hamburg 2014

6 Beckmann, Gero; Rüffer, Andreas: *Mikroökologie des Darmes: Grundlagen – Diagnostik – Therapie*. Hannover 2000

7 Minihane, A.M.; Vinoy, S.; Russell, W.R. et al.: »Low-grade inflammation, diet composition and health: current research evidence and its translation«, in: *British Journal of Nutrition*. 2015;114(7):999–1012. doi:10.1017/S0007114515002093

8 Castro, A.M.; Macedo-de la Concha, L.E.; Pantoja-Meléndez, C.A.: Low-grade inflammation and its relation to obesity and chronic degenerative diseases. doi:10.1016/j.hgmx.2016.06.011

9 Shmerling, Robert H.: Autoimmune disease and stress: Is there a link?, Posted July 11, 2018, 10:30 am, Updated August 22, 2018, 4:31 pm; https://www.health.harvard.edu/blog/autoimmune-disease-and-stress-is-there-a-link-2018071114230 (abgerufen am 16. August 2020)

10 Faresjö, M.: »The Link between Psychological Stress and Autoim-

mune Response in Children«, in: *Critical Reviews in Immunology*. 2015;35(2):117–134. doi:10.1615/critrevimmunol.2015013255

11 Stojanovich, L.; Marisavljevich, D.: »Stress as a trigger of autoimmune disease«, in: *Autoimmunity Reviews*. 2008;7(3):209–213. doi:10.1016/j.autrev.2007.11.007

12 Wilson, Perry F.: Does Psychological Stress Trigger Autoimmune Disorders?; https://www.medpagetoday.com/blogs/themethodsman/73571 (abgerufen am 16. August 2020)

13 Ridaura, Vanessa K. et al.: »Gut microbiota from twins discordant for obesity modulate metabolism in mice«, in: *Science*. 2013, 341. Jg., Nr. 6150, S. 1241214

14 Ridaura, Vanessa K. et al.: »Gut microbiota from twins discordant for obesity modulate metabolism in mice«, in: *Science*. 2013, 341. Jg., Nr. 6150, S. 1241214. doi:10.1126/science.1241214

15 Harvard Mental Health Letter: Stress and the sensitive gut; https://www.health.harvard.edu/newsletter_article/stress-and-the-sensitive-gut (abgerufen am 16. August 2020)

16 Tabatabaeizadeh, S. A. et al.: »Vitamin D, the gut microbiome and inflammatory bowel disease«, in: *Journal of Research in Medical Science*. 2018;23:75. Published 2018 Aug 23. doi:10.4103/jrms.JRMS_606_17

17 Yamamoto, E. A.; Jørgensen, T. N.: »Relationships Between Vitamin D, Gut Microbiome, and Systemic Autoimmunity«, in: *Frontiers in Immunonology*. 2020;10:3141. Published 2020 Jan 21. doi:10.3389/fimmu.2019.03141

18 Bashir, M1; Prietl, B. et al.: Gut microbiome massively changed by high dose vitamin D; https://vitamindwiki.com/tiki-index.php?page_id=6676 (abgerufen am 16. August 2020)

19 Moloney, R. D.; Desbonnet, L.; Clarke, G. et al.: The microbiome: stress, health and disease. Mamm Genome 25, 49–74 (2014); https://doi.org/10.1007/s00335-013-9488-5 (abgerufen am 16. August 2020)

20 »Darm-Hirn-Achse: Was Darmbakterien mit Depressionen zu tun haben«, in: Spektrum.de; https://www.spektrum.de/news/was-darmbakterien-mit-depressionen-zu-tun-haben/1156781 (abgerufen am 16. August 2020)

21 https://www.frontiersin.org/articles/10.3389/fnagi.2019.00284/full
https://www.nature.com/articles/d41586-018-05113-0
http://www.eurekaselect.com/150145/article
https://www.health.harvard.edu/diseases-and-conditions/the-gut-brain-connection
https://link.springer.com/article/10.1007/s12035-019-1572-8
(alle abgerufen am 16. August 2020)

22 Dallman, M.F.: »Stress-induced obesity and the emotional nervous system«, in: *Trends in Endocrinology and Metabolism*. 2010;21(3):159–165. doi:10.1016/j.tem.2009.10.004

23 Sabatier, N.; Leng G.; Menzies, J.: »Oxytocin, feeding, and satiety«, in: *Frontiers in Endocrinology* (Lausanne). 2013;4:35. Published 2013 Mar 20. doi:10.3389/fendo.2013.00035

24 Dallman, M. F.: »Stress-induced obesity and the emotional nervous system«, in: *Trends in Endocrinology and Metabolism*. 2010;21(3):159–165. doi:10.1016/j.tem.2009.10.004

25 Harrold J.A.; Dovey, T.M.; Blundell, J.E.; Halford, J.C.: CNS regulation of appetite. Neuropharmacology. 2012;63(1):3–17. doi:10.1016/j.neuropharm.2012.01.007

26 Black, David S.; Slavich, George M.: »Mindfulness meditation and the immune system: a systematic review of randomized controlled trials.« Published in final edited form as: *Ann N Y Acad Sci.* 2016 June; 1373(1): 13–24. doi:10.1111/nyas.12998.

27 Buric, Ivana, et al.: »What ist the molecular Signature of Mind-Body Interventions? A systematic Review of Gene expression changes induced by Meditation an related practices«, in: *Frontiers in Immunology.* Published: 16 June 2017. doi:10.3389/fimmu.2017.00670

28 Bem, Daryl J.: »Feeling the future: experimental evidence for anomalous retroactive influences on cognition and affect«, in: *Journal of personality and social psychology* 100.3 (2011): 407

29 https://www.heartmathdeutschland.de/das-kleine-gehirn-im-herzen/#:~:text=Afferente%20Neuronen%20senden%20Informationen%20zu,da%20aus%20h%C3%A4ufig%20zum%20Kopfgehirn (abgerufen am 16. August 2020)

30 https://www.wissenschaft.de/bildervideos/bild-der-woche/ein-herz-im-gehirn/ (abgerufen am 16. August 2020)

31 Cvijetic, Slaven: What Are Gamma Brain Waves? How to Produce More Gamma Waves With Meditation; https://hubpages.com/education/What-are-Gamma-Brain-Waves-How-to-produce-more-Gamma-Waves-with-Meditation (abgerufen am 16. August 2020)

32 Cvijetic, Slaven: What Are Brain Waves (Theta, Delta, Alpha, Beta Brain Waves)? What Is Brainwave Entrainment?; https://hubpages.com/education/What-are-Brain-Waves-Theta-Delta-Alpha-Beta-brain-waves-What-is-brainwave-entrainment (abgerufen am 16. August 2020)

Zum Autor

Felix Klemme ist Diplom-Sportwissenschaftler, ausgebildet in Psychoneuroimmunologie, Life-Coach und hat ein eigenes, geschütztes Coaching-Modell entwickelt. Er wurde bekannt durch die Doku-Serie »Extrem schwer« auf RTL II und gewann den Neos Award für den Personal Trainer des Jahres 2015. Felix Klemme ist ein gefragter Speaker und Unternehmenscoach und bietet deutschlandweit Tagesseminare zu den Themen Motivation, ganzheitliche Gesundheit und Kommunikation an. Mit seinen Online-Programmen »Einfach abnehmen« und »Offenbarung« erreicht er immer mehr Menschen und arbeitet dabei auf einzigartige Weise mit Kopf, Herz und Gefühl.

Welches Gefühl hattest du vor dem Essen?	Wer oder was hat dieses Gefühl ausgelöst?	Wie hast du dich während des Essens gefühlt?

Welches Gefühl hattest du nach dem Essen?	Was und wie viel hast du gegessen?	Uhrzeit	Welche Erkenntnis gewinnst du daraus?

FELIX KLEMME

NATÜRLICH SEIN

Das ganzheitliche Life-Coaching-Programm

In seinem Grundlagenwerk stellt Felix Klemme das von ihm entwickelte Life-Coaching-Konzept Natural Network vor. Schon sehr viele Menschen hat er so in die Lage versetzt, sich auf ganzheitliche Weise mit sich selbst zu beschäftigen und ihr Leben nachhaltig zu verändern.

Sein Einfühlungsvermögen und seine Natürlichkeit kombiniert mit neuesten Erkenntnissen aus Sportwissenschaft und Psychoneuroimmunologie machen das Konzept verständlich und individuell einsetzbar. Alltagstaugliche Übungen, Ernährungstipps und Denkanstöße zum Verändern von Gewohnheiten runden die einzelnen Themenschwerpunkte ab.

Sie möchten mehr zum Thema Work-Life-Balance lesen? Auf unserer Webseite *einfach ganz leben* finden Sie wertvolle Tipps, um das Nebeneinander von Privat- und Berufsleben entspannter zu gestalten, und alltagstaugliche Anregungen für kleine und große Auszeiten.

KNAUR